全国高等医药院校计算机类规划教材

U0746068

医药计算机应用基础

第 2 版

主　编　沈亚诚　蔡永铭

中国医药科技出版社

内 容 提 要

全书分为两部分，第一部分为基础知识，共6章，分别介绍了医药网络技术知识及其应用、计算机与医学影像技术、医药卫生管理信息系统、数据库基础、管理信息系统设计入门和药品管理信息系统的开发。第二部分为实验操作指导，实验内容与各章对应，可供学习基础知识时参考使用。

本书可作为高等医药院校本科、专科非计算机专业的计算机应用课程教科书，也可供各类计算机应用培训班和技术人员自学使用。

图书在版编目 (CIP) 数据

医药计算机应用基础 / 沈亚诚，蔡永铭主编 .— 2 版 . —北京：中国医药科技出版社，2014.1

ISBN 978-7-5067-6495-7

Ⅰ . ①医⋯ Ⅱ . ①沈⋯ ②蔡⋯ Ⅲ . ①计算机应用－医药学 Ⅳ . ① R319

中国版本图书馆 CIP 数据核字（2013）第 284969 号

美术编辑 陈君杞

版式设计 邓 岩

出版 中国医药科技出版社

地址 北京市海淀区文慧园北路甲 22 号

邮编 100082

电话 发行：010-62227427 邮购：010-62236938

网址 www.cmstp.com

规格 787 × 1092mm 1/16

印张 19 1/4

字数 337 千字

初版 2011 年 1 月第 1 版

版次 2014 年 1 月第 2 版

印次 2020年8月第6次印刷

印刷 北京印刷一厂印刷

经销 全国各地新华书店

书号 ISBN 978-7-5067-6495-7

定价 44.00 元

编委会

主　编　沈亚诚　蔡永铭

主　审　易法令

副主编　张志常　赵文光

编　委（按姓氏笔画排序）

李　舒（中国医科大学）

谷凌雁（广东药学院）

沈亚诚（广东药学院）

张志常（中国医科大学）

易法令（广东药学院）

赵文光（广州中医药大学）

胡　珊（中山大学）

蔡永铭（广东药学院）

前　言

随着计算机应用技术的迅速发展，计算机知识学习的普及和大众化，高等院校计算机应用知识也必须不断更新，根据这一特点和要求，本书在选材上做了大胆的尝试，在第一版的基础上增加了医药网络技术知识及其应用、计算机与医学影像技术的内容。医药类专业的学生通过学习本教材之后，能对计算机在医药领域的应用进一步了解，并激发他们的学习兴趣，为将来在工作中更好地利用计算机技术做好准备。

本书最突出的特色是内容新颖，与医药行业的发展紧密相结合；多举实例，通俗易懂，有一定的启发作用，使读者能举一反三。

全书分为两部分，第一部分为基础知识，共6章，分别介绍了医药网络技术知识及其应用、计算机与医学影像技术、医药卫生管理信息系统、数据库基础、管理信息系统设计入门和药品管理信息系统的开发。阐述了计算机在医药数据处理上的应用方法，如数据库系统设计、程序设计等。第二部分为实验操作指导，实验内容与各章对应，可供学习基础知识对参考使用，以帮助学生进一步理解所学内容。

本书可作为高等医药院校本科、专科非计算机专业的计算机应用课程教科书，也可供各类计算机应用培训班和技术人员自学使用。

由于时间仓促，加上作者水平有限，书中难免有不当之处，敬请读者批评指正。

编者

2013 年 10 月

目 录

第一部分 基础知识

第二部分　实验操作指导

第一部分

基础知识

第一章 医药网络技术知识及其应用

[内容简介]

本章主要介绍医药信息检索、医药电子商务和网络医疗的基本内容。

[学习目标]

理解医药信息检索、医药电子商务和网络医疗的基本内容，了解常见医药信息网站，并能从中获取有用的信息。

第一节 医药信息检索与利用

一、信息检索

（一）信息检索的定义

信息检索是从任何信息集合中识别和获取所需信息的过程及其所采取的一系列方法和策略。广义的信息检索包括信息的存储和信息的检索，所以又称为“信息存储与检索”（information storage and retrieval）。信息的存储主要包括在一定专业范围内的信息选择基础上进行信息特征描述、加工并使其有序化，即建立数据库，这个工作现在已经基本由专业机构借助计算机这一工具承担，不需要读者自己来做读书卡片，或按一定方式组织读者卡片了。但由于个人计算机的普及和性能的提高，也可以采用国内外流行的文件管理软件（如医学文献王、Endnote、Reference manager 等），并借助各类数据库的套录数据，建立自己感兴趣的专业数据库，以便经常检索和阅读。这也是一种信息的存储。

信息的检索是借助一定的设备与工具，采用一系列方法与策略从数据库中查找出所需信息。在现代信息检索技术条件下，信息检索从本质上讲，就是指人们希望从一切信息系统中高效、准确地查询到自己感兴趣的有用信息，而不管它以何种形式出现，或借助于什么样的媒体。

（二）信息检索的类型

信息检索可以按不同的标准划分类型。

1. 按存储和检索的内容划分 可分为事实型信息检索、数据型信息检索和文献型信息检索。

（1）事实型信息检索（fact retrieval） 凡是利用百科全书等检索工具从存储事实的信息系统中查找出特定事实的过程称为事实型信息检索，其检索结果是基本事实。事实型信息检索以某一客观事实为检索对象，其检索结果主要是客观事实或为说明客观事实而提出的数据。这些数据往往需要进一步处理，才能得出与事实相应的结论。如近5年在我国申请专利的境外公司的主要变化等。事实型信息检索主要借助各种参考工具书及事实型数据库，有时还需通过文献检索系统。检索结果通常需要归纳多篇相关的文献和统计数据才能得出。

（2）数据型信息检索（data retrieval） 凡是利用参考工具书、数据库等检索工具检索包含在文献中的某一数据、参数、公式或化学分子式等，统称为数据型信息检索，其检索结果为数据信息。数据型信息检索以数据为检索对象，其检索结果是可供直接使用的科学数据。如杨浦大桥的高度和跨度；某年我国人均GDP指数等。完成数据型信息检索主要借助各种参考工具书和数据型数据库。数据型信息检索的检索结果通常具有惟一性。例如杨浦大桥的高度和跨度；2000年我国人均GDP指数等。这些数据无论在什么文献中出现，都是相同的。

（3）文献型信息检索（document retrieval） 凡是利用目录、文摘或索引等二次信息查找某一课题、某一著者、某一地域、某一机构、某一事物的有关信息以及这些信息的出处和收藏单位等，都属于文献型信息检索范畴。

文献型信息检索以文献为检索对象，其检索结果是文献线索，也可以是具体的文献。如检索“我国关于教育产业化研究的论文”。完成文献型信息检索主要借助于检索工具书和文献型数据库。文献型信息检索为相关性检索，检索结果有相关程度大小和相关文献数量多少的区别。例如同样查找“国有企业的体制改革”，由不同的人通过不同的检索系统，可以得出完全不同的相关文献。

文献信息检索是一种相关性的检索，检索的结果是文献线索，还必须进一步查找才能检索到有关的一次信息；数据与事实信息检索是一种确定性检索，检索的结果是可供用户直接利用的信息。一般情况下，文献信息检索通过二次信息来实现，而数据与事实信息检索则通过三次信息来完成。

2. 按系统中信息的组织方式划分 分为全文检索、超文本检索和超媒体检索。

（1）全文检索 是指检索系统中存储的整篇文章乃至整本书。检索时，用户可以根据自己的需要从中获得有关的章、段、句、节等信息。常用的方法是位置间隔和相邻检索、字符串匹配等，并且还可以进行各种频率统计和内容分析。目前全文检索已经在国内外许多数据库中普及。

（2）超文本检索 是以超文本网络为基础的信息检索。传统文本无论是普通书籍还是计算机的文本文件，信息的组织仍然没有摆脱线性结构的局限，也就是说仍得按照检索标识的线性结构或层次进行检索。所谓超文本是指基于文本信息、图像信息、声音信息等文献信息数据的非线性组织形式。把不定长的基本信息单元存放在结点（node）上。基本信息单元可以是单字、句子，章节、文献，甚至是图像、声音或录像片断，结点以链路（line）相联系，链路可以是层次链、交叉引用链、索引链等，构成网状层次结构。超文本的最大优点在于人们可以沿着文献知识内容之间的相关关系，借助于各种有效手段任意发展延伸其思想，不受计算机一般组织文献信息的思路的限制，随心所欲地浏览与其思想有关的各种信息。

（3）超媒体检索　是以超文本、图像、声音等多媒体信息为检索内容的信息检索。超媒体的原文（hypermedia）就是超文本（hypertext）和多媒体（multimedia）结合词。简单地讲，允许超文本的信息结点存储多媒体信息（图形、图像、音频、视频、动画和程序），并使用与超文本类似的机制进行组织和管理，就构成了超媒体。但在实际中，管理和组织多媒体信息比单纯的文本信息复杂得多，所以要将超文本的知识表示方法与多媒体对文本、图形、图像、音频、视频、动画等信息的存储和处理技术相结合。

超文本检索和超媒体检索，均是浏览式查询，采用新型的网络信息搜索工具为用户提供信息服务。网络技术、超媒体技术乃至智能技术，改变了以传统的相对集中和规范为基础的文献数据库及其检索方式，促进了“提问－检索”向“浏览－查询”模式的转变。信息检索已经面向全方位、多元化的信息资源。

（三）信息检索方法

信息检索方法分为手工检索和计算机检索。

1. 手工检索　手工检索（manual retrieval）简称“手检”，是指人们通过手工的方式来存储和检索信息。其使用的检索工具主要是书本型、卡片式的信息系统，即目录、索引、文摘和各类工具书。检索过程是由人们以手工的方式完成的。

2. 计算机检索　计算机检索（computer－based retrieval）简称“机检”，是指人们利用数据库、计算机软件技术、计算机网络以及通信系统进行的信息存储和检索，其检索过程是在人机的协同作用下完成的。计算机会从其存储的大量数据中自动分拣出与用户提问相匹配的信息，而用户则是整个检索方案的设计者和操纵者。其检索的本质没有发生变化，发生变化的只是信息的载体形式、检索手段、存储方式和匹配方法。

随着时代的发展，计算机检索的作用越来越突出，它可以节省大量的时间和精力，其检索速度是手工检索不可比拟的。计算机检索主要是通过检索各种数据库实现的。数据库的类型主要分为文献型数据库和事实型数据库两种；检索方式包括单机检索和网络检索；单机检索包括软盘检索和光盘检索；网络检索包括远程拨号登录检索和国际互联网检索。从发展趋势看，国际互联网检索有着更为强大的生命力。

二、数据库

数据库按收录信息的性质分为文献型、数值型和事实型三大类。

（一）国外数据库

1. 文献型数据库

（1）MEDLARS 系统 MEDLARS（Medical Literature Analysis and Retrieval System，医学文献分析检索系统）是由美国国立医学图书馆研制、开发的，当今世界上最有权威性的医学文献数据库检索系统。现已拥有 40 余个数据库，收录了自 1965 年以来全世界范围内发表的生物医学文献 1300 多万篇，含有书目、题录、文摘及声像资料，涉及医学、药学、卫生学、毒理学、化学数据、癌症治疗方案等信息。可通过国际互联网进行检索（网址：igm.nlm.nih.gov）。

（2）USPTO Web Patent Databases 系统 由美国专利与商标办公室研制。该系统含有 3 个数据库，即：美国专利文献全文数据库、美国专利文献数据库和艾滋病专利数据库，分别收录了 1976 年以来的相关专利。其中艾滋病专利数据库包括美国、欧洲和日本的相关专利。可通过国际互联网进行检索（网址：www.uspto.gov）。

（3）CAS CAS（Chemical Abstracts Service，化学文摘信息服务）是由美国化学文摘社研制的，是世界上最权威的化学信息数据库，包含有将近 15 000 000 篇摘自 8000 多种期刊、专利、书籍的化学文摘和有关的 19 000 000 个化学物质记录。可通过光盘或国际互联网进行检索（网址：www.cas.org）。

2. 事实型数据库

（1）NAPRALERT NAPRALERT（Nature Production Alert，天然产物数据库）是由美国伊利诺斯大学研制的。该数据库主要收录了 1975 年以来有关天然产物中具有生物活性的化学物质的信息，是世界上目前较大的天然产物数据库。该数据库有大约 20% 的文献是收录了 1975 年以前的研究成果，其更新速度为每月大约 600 篇文献。可通过发送电子邮件，提出申请，请数据库管理人员帮助查找有关数据。电子邮件地址为：quinn@pcog1.pmmp.uic.edu。

（二）国内数据库

1. 文献型数据库 文献检索是一种相关性检索，它不直接回答检索者提出的问题，只提供与之相关的文献供其参考。

（1）期刊文献数据库

①中国中医药期刊文献数据库（TCMARS） 由国家中医药管理局中国中医药文献检索中心研制。是国内外存贮量最大、内容全面的中医药学文献数据库。该数据库收录了自 1949 年至今的国内公开出版的 800 多种生物医学期刊杂志中有关中医、中药、

中西医结合、各种民族医药、针灸、气功、按摩、养生等方面的文献报道，共约 42 万条记录，其中 40% 附有文摘。该数据库拥有两个英文版分库，即英文版针灸文献数据库和英文版中药文献数据库，其中 50% 附有文摘。该数据库与世界权威医学数据库 MEDLARS 有很好的兼容性。采用主题标引和分类标引。使用的主题词表中医词汇部分为中国中医研究院中医药信息研究所主编的《中国中医药学主题词表》，西医词汇部分为美国国立医学图书馆主编的《医学主题词字顺表》；使用的分类法是依据第三版《中国图书资料分类法》。该数据库目前提供光盘检索和网络检索。可通过国际互联网络（网址：www.cintcm.ac.cn）或远程拨号登录进行检索。

②中国生物医学文献光盘数据库（CBMdisc） 由中国医学科学院医学信息研究所开发研制的综合性生物医学文献数据库，该库收录了 1981 ~ 1999 年 900 多种中国生物医学期刊，以及汇编、会议论文的文献题录总计约 140 万篇，年增加量 18 万篇左右。该库涵盖了《中文科技资料目录（医药卫生）》、中文生物医学期刊目次数据库（CMCC）中收录的所有文献题录，并将陆续增收引文数据，全部题录均进行主题和分类标引。中国生物医学文献光盘数据库检索系统与目前流行的 MEDLINE 光盘及相应 Internet 检索（网址：www.imicams.ac.cn）系统具有良好的兼容性，具有词表辅助检索、用户界面友好、检索功能完备等特点。

③中文生物医学期刊目次数据库（CMCC） 由中国军事医学科学院图书馆数据库研究部研制的综合性生物医学文献数据库，文献内容涉及基础医学、中国医学、临床医学、预防医学、药学、医学生物学、医学管理及医学情报学等多个学科。该数据库 1994 年正式发行，收录了 900 余种生物医学期刊，年文献增长率达 15 万篇左右，其特点是更新速度较快。中文生物医学期刊目次数据库目前主要提供微机版，包括光盘和软盘。

④中国学术期刊（光盘版）全文检索管理系统 由清华大学国家光盘工程中心研制开发。中国学术期刊医学卷（光盘版）目前收录国内生物医学期刊 400 余种，特点是全文检索，并可以以题录、文摘和全文的形式显示、输出，且检索入口多而速度快。

⑤中国药学文献数据库（光盘版） 由原国家医药管理局科技信息所研制的药学专题数据库。该数据库收集了 300 余种在我国公开出版发行的药学、医药、化工、植物、微生物、医药院校学报等期刊中刊载的有关中西药学理论、药物的科研、生产技术、药剂、药理、临床试验、药物评价、药品生产管理和质量管理、制药设备、新药介绍、综述等内容的文献。

⑥台湾中医药文献数据库 由原福建中医学院图书馆研制。该数据库收录了 1970 年以来我国台湾地区生物医学类、卫生类等公开和内部期刊上发表的有关中医药的文献，以及中医药学术论文、会议文献、研究成果、研究报告、研究论文等，60% 以上有文摘。

（2）报刊文献数据库 中医药报刊资料数据库由国家中医药管理局中国中医药文

献检索中心研制。该数据库收录了 1988 年以来国内 100 余种报刊上发表的有关中医药的动态信息，每年约 3000 条记录，每日更新。该数据库有光盘版，并可通过国际互联网（网址：www.cintcm.ac.cn）或远程拨号登录进行检索。

（3）专利文献数据库　中国专利数据库（CNPAT）由中华人民共和国专利局研制。目前提供光盘版和国际互联网（网址：www.cpo.cn.net）检索。该数据库收录了自 1985 年我国实施专利法以来批准的 474 284 项专利，其中含有大量有关中医、中药、保健等方面的专利文献，每条专利附有文摘和权利保护等内容。可通过全文或字段控制进行检索。

（4）获奖成果数据库　中医药成果数据库由国家中医药管理局中国中医药文献检索中心研制。该数据库收录了自 1949 年以后，部以上医药卫生科技获奖成果共 4000 余项。可通过光盘或远程拨号登录进行检索。

（5）中医古典文献　电子中医药古籍文献（TCMET）由中国台湾中医药委员会研制。可进行《黄帝内经》、《金元四大家》、《景岳全书》的全文检索。可通过国际互联网进行检索（网址：www.tcmt.com.tw）。

2. 事实型数据库

（1）国家中药保护品种数据库　由国家中药保护品种委员会研制。该数据库收录了自我国实施中药品种保护以来所批准的所有中药保护品种。可通过国际互联网进行检索（网址：ww.zybh.com.cn）。

（2）中药复方数据库　由北京中医药大学研制。该数据库收录了从汉朝至清朝主要方书中的 400 000 张中药方剂，涉及 350 余种中医古籍。

第二节　医药电子商务

一、电子商务与医药电子商务的定义

电子商务是信息时代基于互联网技术诞生的一种新型商务形式，其高效低成本的运作方式、开放性全球性的交易平台，为企业创造了更多的贸易机会，在一定程度上改变了整个社会经济运行的方式，在全球范围内已经得到普遍应用。医药电子商务是电子商务在医药行业中的具体应用，是结合传统医药行业特点的全新商务模式，它的诞生给医药行业带来了革命性的变革，引起了国际医药界的广泛关注。

（一）电子商务的定义

电子商务自诞生之日起，就开始受到全球各国不同行业的关注，众多学者也一直在围绕电子商务进行相关研究。但是由于各地区之间信息化程度存在差异，开展电子

商务的模式也不尽相同，目前尚未形成业界公认的权威定义，不同组织和企业根据自身对电子商务的理解对其进行定义和描述。

欧洲经济委员会将电子商务定义为：各参与方之间以电子方式而不是以物理交换或直接物理接触方式完成的任何形式的商品交易。

美国政府将其定义为：电子商务是通过 Internet 进行的各项商务活动，包括广告、交易、支付、服务等活动，全球电子商务将涉及全球各国。

联合国经济合作与发展组织将其定义为：电子商务是发生在开放网络上的包含企业与企业之间、企业与消费者之间的商业交易。

惠普公司将电子商务的定义为：通过电子化手段来完成商业贸易活动的一种方式，它能够使用户以电子交易为手段完成商品和服务等的交换，是商家和客户之间的纽带。

以上定义虽然描述各不相同，但都包含两个方面，一是电子技术，二是商贸活动。其中电子技术是指计算机硬件、网络基础设施、通信技术等处理、传递、交换和获得数据的多技术集合。商贸活动是指各商务主体之间发生的包括信息交换、售前售后服务、销售、电子支付、运输、组建虚拟企业、共享资源等商务行为。简单来说，电子商务就是采用数字化电子方式进行商务数据交换和开展商务业务的活动。

（二）医药电子商务的定义

医药电子商务是在传统医药产业基础上发展而来的一种新兴商务形式，是电子商务的一个组成部分，是信息技术与医药产业完美结合的产物。它的出现大大改变了传统医药行业的运作模式，从企业管理、产品营销、供应链一体化等多个方面给医药行业带来了变革。

美国将医药电子商务称为健康保健电子商务（Healthcare E-commerce），涵盖了医疗保健、信息服务、医药产品生产与销售、集团采购等多个方面的内容，是一个全方位立体化的商务架构。

我国政府在《药品电子商务试点监督管理办法》中将医药电子商务定义为：药品生产者、经营者或使用者，通过信息网络系统以电子数据信息交换的方式进行并完成各种商务活动和相关的服务活动。

相关专家学者将医药电子商务定义为：是以医疗机构、医药公司、银行、药品生产单位、医药信息服务提供商以及保险公司为网络成员，通过 Internet 网络应用平台为用户提供安全、可靠、开放并易于维护的医药贸易电子商务平台。

综上所述，医药电子商务将参与主体定位为医疗机构、医药供应商、医药配送商、医药信息服务提供商、相关政府部门、金融机构、终端消费者等。而医药电子商务正是以上各主体之间利用互联网进行的信息交换、管理服务、商品交易等商务活动的一种形式，简单来说就是利用信息网络技术进行的所有医药相关的商务活动。

二、电子商务与医药电子商务的模式分类

（一）电子商务模式分类

电子商务的参与者是指经济活动中的各参与方，主要包括企业（business，B）、消费者（consumer，C）、政府（government，G）。交互关系是指电子商务活动的各个主体之间的关系，主要存在5种交互关系：企业对企业（B to B）、企业对消费者（B to C）、企业对政府（B to G）、消费者对消费者（C to C）、政府对消费者（G to C）。交互内容是指电子商务活动的各个主体间开展的活动内容，包括网络通信、信息服务、业务管理、商品交易4个方面。现实中各种具体的电子商务形式均可按此分类方法进行分类。例如以在线交易为主营业务的淘宝网，它的业务主体是个人卖家与个人买家，淘宝网主要提供虚拟交易平台帮助双方达成交易，因此可以归类为平台型C to C商品交易模式；为企业提供财务管理、人员管理、供应链管理等综合业务管理服务的用友企业管理软件服务公司，交易主体均为企业，可归类为B to B业务管理模式。电子商务的模式分类如图1-1所示。

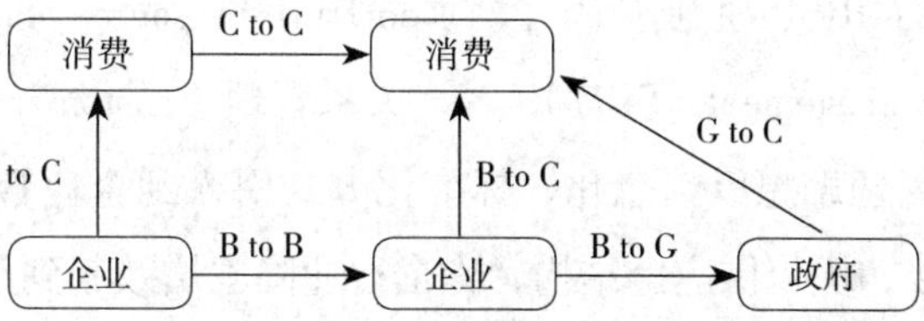

图1-1　电子商务的模式分类

按照出售的商品内容不同，也有学者将电子商务分为实体商品（hard good）、数字化商品（soft good）与线上服务（online service）三类。

（二）医药电子商务模式分类

医药电子商务是电子商务的一个分支，其模式与电子商务具有相似性，因此众多学者沿用电子商务的分类方法对医药电子商务模式进行分类。

根据参与方不同，将医药电子商务分为B to B（企业对企业电子商务）、B to C（企业对消费者电子商务）、B to G（企业对政府机构）、C to G（消费者对政府机构）4种，但是此种分类方法过于笼统，没有对模式进行更为细致的划分，无法反映该模式的业务特征。可以按照企业功能不同将医药电子商务分为6种模式：①以药品集中招标采购为切入点的医药电子商务网站；②以药品供求关系为主的医药电子商务网站；③发布药品技术转让以及研发信息的电子商务网站；④发布医疗器械、医药耗材等信息的电子商务网站；⑤制药机械、科研小设备的医药电子商务网站；⑥提供我国民族医药信息的电子商务网站。此分类方法可以更清晰地反映出各种模式的业务功能与经营范围。

由于医药行业的特殊性，医药电子商务参与主体及各主体之间的交互关系，与电

子商务有所不同。如医药行业严令禁止消费者之间进行医药商品交易或其他与医药的相关活动，因此不可能存在消费者对消费者（C to C）的交互关系。医药电子商务可以存在3种交互关系:企业对企业（B to B）、企业对消费者（B to C）、政府对企业（G to B）。其交互内容可以沿用电子商务分类中的4大类：综合网络通信、信息服务、业务管理、商品交易。

三、医药电子商务的发展应用

（一）国外医药电子商务发展

西方发达国家的医药企业早在20世纪70年代就已经完成了内部信息化改造，为开展医药电子商务打下了坚实的基础。20世纪80年代，EDI技术在大型医药企业得到广泛应用，帮助企业将订货单、发票、提货单、货运单等数据以标准格式通过计算机和通信网络进行传递、交换、处理，减少企业纸面作业，降低成本，加快信息传递速度，提高资金周转率，更有效地控制库存和组织生产。

20世纪90年代，医药企业逐渐开始关注信息化管理，将物料需求计划（manufacturing resource planning，MRP）、企业资源计划（enterprise resource planning，ERP）、供应链管理（supply chain management，SCM）、客户关系管理（customer relationship management，CRM）等先进的管理思想以信息化、标准化方式引入到企业管理实践中，并最终实现全行业的无缝连接，优化供应链结构，为全行业降本增效起到了至关重要的作用。

现在，国外医药企业借助互联网的优势，已经可以实现全球分公司采购、营销、库存、人员、财务的统一管理，并能通过与客户的信息共享，实现全供应链一体化管理，缩短供应链流程，降低供应链成本，降低运营风险。医药电子商务在国外已经发展成熟并得到了充分应用，比较成熟的如全球医药交易中心、麦卡森、卡迪诺等。

（二）我国医药电子商务发展

医药电子商务在我国起步较晚，在20世纪末伴随着电子商务一同传入我国，至今仅有20余年历史。但因其具有传统医药产业无法比拟的优越性，在传入我国后得到了迅速发展，其发展可归纳为概念推广、初步发展和快速发展3个阶段。

1. 概念推广阶段 1996 ~ 1999年间，医药电子商务在我国刚刚诞生，处于概念推广阶段。在此阶段主要出现了众多以医药信息发布、产品推介、信息咨询为主要业务的电子商务网站。医药企业通过互联网进行医药信息的收集发布、产品推广、用药指导等基本信息服务，主要将互联网作为一种新型的宣传媒介，对企业自身及其产品进行宣传推广，扩大影响，进而提高销量。此类网站发展非常迅速，平均每月就会增加2个综合医药站点。

2. 初步发展阶段 1999 ~ 2003年间，随着医药信息化技术的提高以及医疗体制改革力度的加强，医药电子商务进入初步发展时期。1999 年网上药品集中招标采购诞生，政府通过网络进行医疗机构药品采购工作，利用集中的优势控制采购成本，通过透明的网络平台遏制不正之风，充分体现了医药电子商务的作用与优势。2000 年《药品电子商务试点监督管理办法》（国药管办〔2000〕258 号）、2001 年《医疗机构药品集中招标采购工作规范》（卫规财发〔2001〕308 号）、2001《医疗机构药品集中招标采购监督管理暂行办法》（国纠办发〔2001〕17 号），先后多项规范性文件的出台，进一步推动医药电子商务健康有序发展。在此期间诞生了众多优秀的医药电子商务企业，比如九州通医药股份有限公司、海虹医药电子商务公司、先锋环宇电子商务有限公司等。

3. 快速发展阶段　2004 年至今，医疗机构形成了一整套完善的网上采购制度，大量的药品生产企业相继进行企业内部信息化管理改造，药品流通也逐渐与国际接轨形成以信息技术为核心竞争力的发展态势。在全国范围内，出现了大批经食品药品监督管理部门审核批准的药品信息服务网站。网上招标代理模式、第三方医药电子商务平台模式、采购信息化管理模式、网上药品零售模式、信息化物流模式等多种医药电子商务新模式不断涌现，医药电子商务真正进入了快速发展时期。

第三节　远程医疗

一、远程医疗概述

跨入 21 世纪后，IT 技术有了前所未有的发展，人们开始越来越多地利用网络来为自己服务。网络作为人类文明与进步重要象征的载体，越来越显现出它的重要地位和职能，医疗健康行业也同其他行业一样受到了网络浪潮的冲击。随着数字化技术的发展，患者亲自去医院看病的单一模式已经被逐渐改变，取而代之的是网上健康咨询、远程诊断等形式获取医疗信息。医疗网站就是基于网络、技术和知识工程，面向社会，为其客户提供全面医疗信息的服务平台。

远程医疗是伴随着互联网的飞速发展而出现的一种新型的医疗手段。从广义上讲，远程网络医疗系统是现代网络技术、远程通信技术、计算机技术、多媒体技术与医疗技术相结合的一门跨多学科的高新技术。具体而言，远程医疗系统就是通过通信、多媒体和计算机等技术为特定人群提供医学服务的平台。这一系统包括远距离医学检测、监护、咨询、急救、保健、诊断、治疗、信息服务以及远距离教育和管理等，进行远距离视频、音频信息传输、存储以及显示。远程医疗是新发展起来的一种医疗活动方式，它解决了医疗资源越来越不平衡的状况，既节省了医疗费用，也使患者得到了一流服务，并且极大地提高了医院的信誉。从远程医疗的发展历史可以看出，其最终的趋势是朝着无线、移动和便携式方向发展。将来会出现一种个性化的移动医疗系统，使得人们可以随时随地接受医疗保健，真正享受高质量的生活。

二、远程医疗的分类

根据远程医疗的临床应用，可分为远程监护、远程会诊、远程诊疗、远程教育和远程咨询等。

（一）远程监护

远程监护系统中，一般来说，用户设备比较简单，例如只有数字血压仪、数字体温表还有心电图仪等，并且是在普通的电话线上运用。

患者通过电话线将自己的血压、脉率、血氧饱和度、体重等数据，以及自己的异常迹象传递到医院相应站点，由医师对数据进行分析，做出诊断后，再将信息返回给患者。该设备特别受到偏远地区心脏病患者的欢迎，让他们减少了对病情突然恶化的担忧。而且，患者在自己家中心情放松，有可能得到真实的健康信息，更有益于医疗监护。如果患者家里具备网络通信条件，远程监护就会更加方便。比如，术后患者在家可利用网络与医院保持联系，或者进入自己的个人康复指导页面，接收医师的具体康复指导意见。患者还可以通过因特网和医生进行视频对话，得到更加清楚和可靠的具体指导信息。

（二）远程诊疗

远程诊疗系统的建立，一般需要配置各种数字化医疗仪器和相应的通信接口，如数字听诊器、数字血压器、X 射线、CT、MRI、超声等数字化检查仪，并且主要在医院内部的局域网上运行。

患者将自己的 X 片、CT 片、病理切片、心电图以及尿样、血液化验等分析数据，通过网络传给远端医疗专家，医疗专家便可据此对患者的病情及时进行诊断，确定治疗方案，开出处方。并且，诊断结果和处方可以立即用电子邮件或以“点对点”的文件传输形式传送给患者所在的医院、药房或患者本人。对于那些需要进行 X 线检查或磁共振成像检查的患者，也可以直接到具有这些设备的巡诊医疗车上进行检查。因为这些设备都配备了移动通信设备，它能将检查的结果，包括图像和数据等，用无线电波传输到远程医疗中心，以供医疗专家进行诊断。

远程诊疗系统对急救医学起到了非常重要的作用。面对突发性事件时，急救过程中可能遇到环境恶劣、路途遥远、伤情严重而复杂、伤员多等众多困难。这些特点决定了它与平时的常规医疗模式不同，必须采取更快速高效的医疗模式，远程诊疗正适应了这一需要。利用远程诊疗系统通过专家提供及时、准确的医疗指导，对患者进行分类，做出伤情判别，危急患者先送抢救，轻伤患者留在当地处理，这样既合理使用了医疗资源，同时又为及时准确治疗赢得了时间。

（三）远程会诊

远程会诊系统是面向各医院的同行专家之间交流咨询各类疑难杂症的系统，并且是在市内或城市间的广域网上运行，其终端用户设备包括电子扫描仪、数字摄像机以及话筒、扬声器等。

在会诊前，求诊方应将患有罕见的疑难杂症的患者的有关信息，如病史档案、检查数据、心电图以及超声、X光、CT、磁共振等影像资料提前采集发给会诊专家，使处在异地的双方如同面对面地观看各种文字、图片等病历资料，会诊专家在线分析、研讨诊断与治疗方案，并提出指导性意见，确定最好的方案，这样更有利于患者得到质量更高的医疗服务。

（四）远程教育

远程教育系统采用视频会议方式在宽带网上运行，但其应用软件的功能可以灵活多样。比如，小医院的医生可以观看大医院著名医师的诊疗过程及手术实况的传播，场景真实、生动，如同身临其境，有利于医生素质的快速提高，而且大大缩短了教学双方的空间和时间距离。在这种多媒体远程教育系统中,使用的不仅仅是语言、文字和符号，还有图像、多媒体课件和视频信息。目的是使接受教育者通过多种感觉器官接受多种形式的信息，启动他们大脑的形象思维和逻辑思维，达到加深、加快理解的目的。

医疗卫生工作人员对各类医学信息的需求越来越大，利用远程教育系统，各个医院还可以共享病例个案、医学文献等资源，医疗卫生工作人员通过这个系统交流经验，互通有无。

（五）远程咨询

远程咨询系统的建立比较简单，可以设置热线电话，也可以建立医疗服务站点，提供给患者或者需要保健知识的人们。

远程咨询的内容包括在服务站点介绍医院装备设施、临床科室分类及特长，医师背景资料，病区情况，自我保健知识和常见疾病的预防、常用药的注意事项等。远程咨询系统便于大众了解健康知识，并对如何预防疾病提供咨询，还可以提供个性化服务等；便于患者足不出户就可以找到合适的医院和好的医师就诊，大大节省了患者的时间，尤其对出行不便的患者更加提供了方便。

三、远程医疗的发展

（一）国外发展状况

开展远程网络医疗较早的是欧美各国，欧共体在1986年设置的研究基金AIM（advanced information medicine）主要用于资助有关远程医疗的项目。已经实施的有法国的流行病统计网、葡萄牙的医院间脑电图传输系统、西班牙的远程血压监测系统和危急报警系统等。英国的布法罗大学等还成立了远程医疗系专门从事这方面研究。与此同时，欧美的许多公司也纷纷将远程医疗作为其发展领域，其中包括 HP、IBM、Intel 等大公司。微软韩国分公司与芯片制造商 Intel、医药信息门户网站 Mdsave、医学咨询机构健康联盟等公司合作，发起成立一个 Healthcare.NET 公司，构架网上医院所需的信息技术基础设施，并推出“开放式医院”服务体系。“开放式医院”是一种网络社区健康服务体系，通过这一体系，地处偏远的小型医院能够使用大医院的医疗器械、设施和人力，最大限度地利用有限的医疗资源，避免重复投资造成的浪费，向患者提供更好的医疗服务。这一做法使小医院不会因为缺乏人力资源而失去患者，并可以为患者提供持续的医疗服务，最大限度地共享人才资源优势，同时也调动了专家的积极性。“开放式医院”将使医疗行业中的每一个部分，不管是医院还是患者，都能够通过互联网进入一个独立的环境中分享信息，最大限度地促进医疗质量。这种医疗服务体系的最终建成将使每个人都拥有属于自己的医护计划。

美国最早研制的远程医疗系统用于对宇航员进行无创伤性监测和战场伤病员急救。此后，医疗机构开始应用远程医疗，并逐步开展了远程会诊、远程咨询、医学图像的远距离传输、远程控制手术等项目。国外远程医疗主要应用于：开展远程会诊和治疗，利用各种通信线路如 ATM、ISDN、PSTN 等借助电视会议或其他通信系统进行医学服务；进行医学资料计算机管理和网络化，共享医学数据；目前一些西欧国家已研制并试用包含基本医疗信息 IC 卡，使任何一家联网医院都可以得到有关患者的最新治疗信息。

（二）国内发展情况

我国大力发展的通信和信息联网的基础设施建设，为发展远程医疗创造了条件。自 20 世纪 90 年代中期开始，在“金卫工程”的带动下，远程医疗的项目纷纷上马。我国较早开展的研究和应用包括远程会诊和心脏监测两方面。远程会诊首先在著名大医院与地区医院之间开通，此外还力图借此对疑难病症获取国际专家的辅助意见。目前，远程医疗已覆盖临床医学的多数学科，包括内、外、妇、儿、康复、护理、监护、影像、口腔、五官、精神病、皮肤、心理、医学教育等诸学科。医学界、工程界都有越来越多的人加入远程医疗的行列。

远程医疗是一个渐进的实施过程中，第一是医院管理的信息化，然后是医院的临床信息化，并进一步整个医院的信息化，并最终实现远程医疗。网络医疗模式在我国医疗管理中的建设主要在以下两个方面。

1. 医疗保障网络和服务延伸到社区　社区是人们家庭生活的起点，是人们健康生活的出发点和落脚点。医疗保健管理和服务网络建设，必须与健康人的生命需求特点紧密结合起来，依靠服务来接近人们的健康需求。一般要根据城市社区发展规划和社区人口规模，设立社区卫生服务网络的安全管理和社区卫生服务网络，将许多社区卫生服务机构纳入医疗保健管理和服务范围。通过基础的医疗保健供应体系，使社区里的患者在家里就能够轻松地获得基本医疗服务。社区卫生网络服务提供者提供不同种类的“社区卫生医疗服务包”，“社区卫生医疗服务包”不仅包括基本医疗诊所和制药服务，还应包括预防疾病、慢性疾病监测、健康教育咨询，老年护理等项目。医疗保险基金管理和保险管理人应对医疗服务提供者进行监督和跟踪，对“社区卫生医疗服务包”进行内容评估。

2. 建立医疗服务网络转诊制度　目前，中国的基本医疗保险广泛应用的是定点医疗保健制度，从而使被保险人的自我选择医生的权力更大，增加了健康服务供应商之间的竞争。然而，由于医疗保健支出是完全独立的，具有特殊性，为了避免盲目寻医，反复就医的医疗问题导致个人医疗费用的浪费，在医疗卫生服务管理上，可以借鉴英国和德国的全科医生“守门人”系统和美国的HMO医疗管理模式，它实施管理的医疗保健系统为我们提供了一个值得学习的经验。中国医疗保障管理和服务网络的有效进行，为这种管理的医疗服务模式逐步引入奠定了基础。要创建一个从一般疾病到专科疾病，从门诊到医院，从基层组织到一个集成的综合组织，从疾病治疗到康复之间的双向转诊制度。这个周期系统的开始和结束都在社区，以确保被保险人首先从社区开始进入卫生保健系统，然后最后再重回社区。因此，医疗保健管理和服务网络管理系统为核心的健康保险服务应采取以下措施：首先，实施的社区定点医生系统，其中每个被保险人在这个社区选择一个全科定点医生作为他们的主治医生，并由他负责提供整个“社区卫生医疗服务包”的内容。二是由定点医师负责社区转诊流程。只有在社区卫生服务技术不能处理的情况下，通过网络信息检索，向社区负责及时提供专科医疗机构或医院服务，在专科医疗机构或医院治疗结束后再返回社区。第三，为了确保社区定点医师转诊权的合理利用，实施社区医疗费用总量控制措施和社区定点医师激励机制，杜绝定点医师乱转诊，或为追求经济利益，不及时转诊。

随着科技的进步、网络技术的不断发展和信息化水平的不断提高，传统的医疗模式将被临床诊断加远程辅助诊断的模式所取代，未来甚至可能发展到纯粹的远程诊断治疗，网络医疗必将改变现有的医疗模式。

习　题

1. 简述信息检索的概念、分类。
2. 简述计算机检索的概念。
3. 有几种电子商务交易模式？哪种模式在整个电子商务市场所占比例最大？
4. 医药电子商务有哪些交易模式？

第二章　计算机与医学影像技术

[内容简介]

本章主要介绍医学影像技术发展历程，医学影像系统成像的物理特性，图像处理在医学中的应用和计算机医学影像技术展望等。

[学习目标]

了解医学影像技术发展历程、应用和发展。

全面了解医学影像设备的分类和组成。

理解与掌握现代医学影像技术应用基础、MATLAB 图像处理技术。

第一节　医学影像技术发展历程

从 1895 年德国物理学家伦琴（图 2-1）发现 X 光并由此拍出世界上第一张伦琴夫人手部的 X 线透视照片（图 2-2）以来，医学影像技术从无到有、从不完善到功能齐全、分类精细，经历了 100 多年的发展过程。X 线技术与设备都有很大的进步与提高，以医学影像设备的发展为例，大致分为 5 个阶段。

一、X 射线的发现

1895 年 11 月 8 日，德国物理学家伦琴（Withelm Conrad Roentgen，1845 ~ 1923）在做真空管、高压、放电实验时，发现了一种肉眼看不见，但具有很强的贯穿本领，能使某些物质发出荧光或使胶片感光的新型射线，即 X 射线或称 X 线，早期用于临床的骨折和体内异物的诊断。到 20 世纪 60 年代中、末期已形成了较完整的学科体系，称为放射诊断或放射学（radiology）。当时由于常规的 X 线技术是将人体三维立体结构显示在二维平面感光屏或胶片上，形成的影像是叠加的二维平面图像（简称平片），因此对人体软组织的分辨率能力较差，这在一定程度上影响了诊断的准确性。

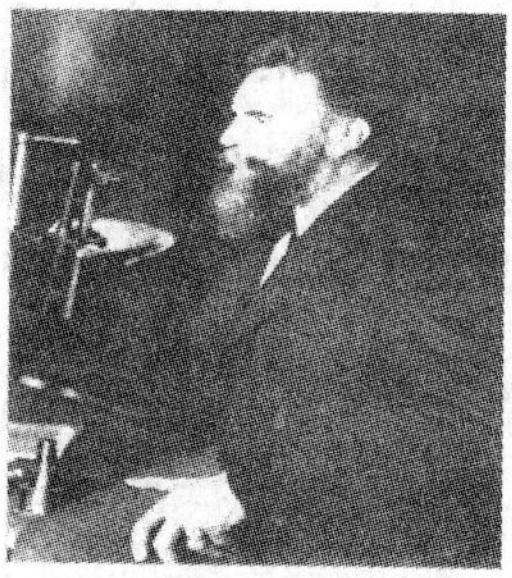

图2-1　伦琴

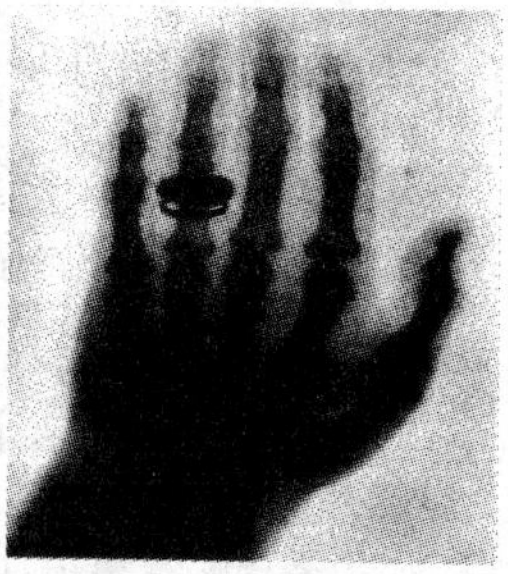

图2-2　第一张X片

二、超声技术的出现

20 世纪 50 年代和 60 年代超声和放射性核素也相继出现。1942 年奥地利科学家达西科（Dussik）首先将超声技术应用于临床诊断，应用超声如同 X 射线一样能穿透颅骨把颅内的病变显示出来，后来改进并采用了脉冲反射式 A 型超声诊断，从此开始了医学超声影像设备的发展。1954 年瑞典人应用 M 型超声显示运动的心脏状态和心功能，称为超声心动图。人类从 20 世纪 50 年代开始研究二维 B 型超声，至 20 世纪 70 年代中期，实时二维超声开始应用，在体外检查可实时显示体内相关部位结构的切面图，使超声诊断有了突破性的进展，从而扩大了应用范围，可以诊断大部分结构异常疾病。随着设备的更新与影像分辨率的提高，至今二维超声仍是超声诊断中最基本的技术。如图 2–3 和图 2–4 所示。

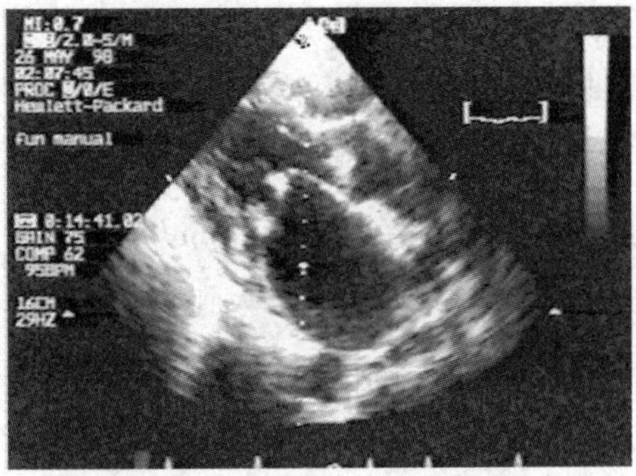

图2－3　超声检查(二尖瓣粘连)

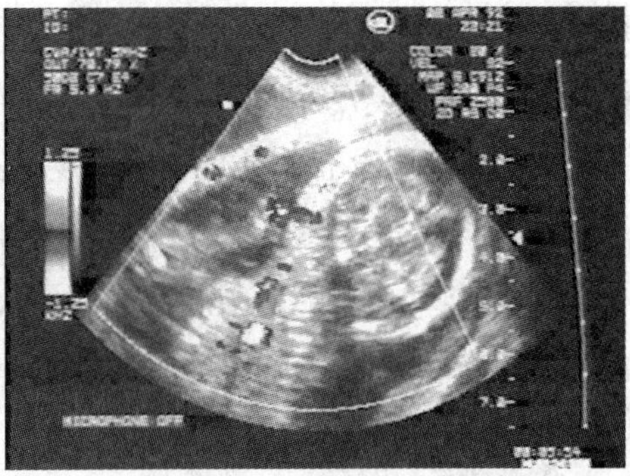

图2－4　彩色超声检查(胎儿发育)

20 世纪 70 年代初期，脉冲多普勒超声问世，并且在二维图像上可以选择部位测定血流频谱，对于心脏及血管疾病的诊断很有帮助。20 世纪 80 年代初期彩色多普勒血流成像的应用，在显示脏器结构切面图的同时，显示血管内血流的剖面图，并以伪彩色表示血流方向、速度及血流性质，拓展了彩色超声诊断的领域。进入 20 世纪 90 年代以后，超声技术进展极快，采用了诸如高频率、高分辨声匹配探头、各类腔内探头等技术，发展了介入治疗的新方法。由于超声诊断设备不像 CT 设备或者 MRI 设备那样昂贵，还可获得器官的任意断面影像，同时可以观察运动器官的活动情况，成像快，诊断及时，无痛苦与危险，因此，在临床上的应用已经普及，是医学影像设备中的重要组成部分。

超声技术因为声波的无损伤性好、对软组织的分辨率较高，用于医学诊断使患者在接受检查时，可以不受到 X 线的照射损伤，很快被广泛地普及应用到人体的各大组织器官的检查中，尤其是腹部超声检查更是多见。现在彩色超声和多普勒超声大大拓宽了超声诊断检查领域，使得医学影像诊断水平上了一个新台阶。

三、CT机的诞生

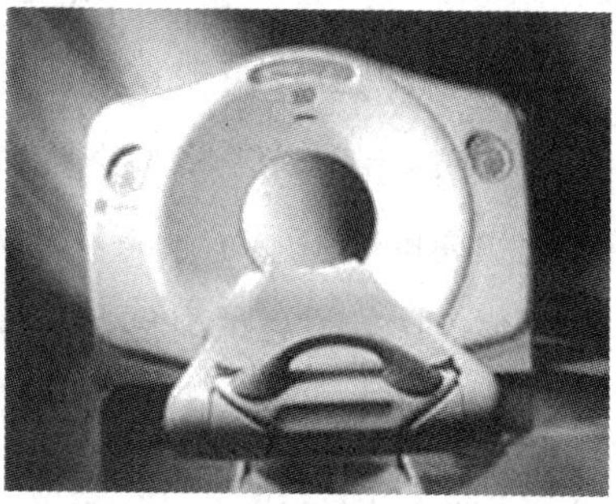

图2-5　世界上第一台4层CT扫描机

1971年，世界上第一台CT机由柯马克（A.M.Cormack）和英国EMI公司的豪恩斯费尔德（G.N.Hounsfield）研制成功并发明出计算机人体断层摄影术（图2-5），用于颅脑的CT扫描并在伦敦一家医院正式安装使用。1979年因此项发明，柯马克（A.M.Cormack）、豪恩斯费尔德（G.N.Hounsfield）获得了生理与医学诺贝尔奖。随着CT技术在临床上广泛应用，日趋完善，而且种类越来越多。它们结构不同，特点各异，在临床应用中互相补充。到今天为止CT经历了5代发展。

CT机的分代主要以X线管与探测器的关系、探测器的数目、排列方式以及X线管与探测器的运动方式来划分。第1代CT机只有一个探测器，采集的影像质量差，仅能用于头部扫描，以平移加旋转的扫描运动方式进行，称为平移/旋转型。第2代CT与第1代CT机相比没有本质的区别。只是CT机探测器的数目增加到5～20个，X线束呈扇形，扫描角度增加为360°，扫描时间仍较长，一般在20s～1min/层。第3代CT探测器数目一般多超过100个，有的接近1000个，X线扇形束扩大到40°～50°，足以覆盖人体的横径，这样扫描就不需要再平移，而只需要旋转就可以了，故称为旋转/旋转型。扫描时间一般均在几秒钟，最快速度0.5s，实现了亚秒级扫描，可用于胸、腹部运动器官的扫描。由于探测器数目的增加及性能的改进，影像质量也有了极大的提高，从这方面可以说CT机自第2代发展到第3代是一个极大的飞跃。第1代到第3代CT机的X线管和探测器都是同步旋转的，而第4代CT机与之不同，探测器呈360°环状固定排列在机架内（目前有的机型多达4800个探测器），X线管则围绕人体和机架作360°旋转，因此把第4代称固定/旋转型（螺旋CT属此型）。第5代CT机与第1到第4代CT机不同，在成像过程中X线管不需环绕机架作机械运动，它是用电子束方法产生旋转的X线源，再穿透人体由探测器接受，影像重建过程则基本和普通CT机相同，这种CT机被称为电子束CT，也称超高速CT，特点是扫描速度很快，50～100ms/层，其扫描速度是普通CT的40倍，螺旋CT的20倍，可用于心脏一类运动器官的扫描。CT设备的改进和发展很快，主要目标是在提高扫描速度、检查效率、影像质量和尽量简便操作等方面。各代CT成像时间比较见表2-1。

表2-1　各代CT成像时间比较

CT	第一代	第二代	第三代	第四代	第五代
每方位的人体断面扫描时间（s）	1	1	0.5	约0.25	小于0.0004
做圆周扫描所需的时间（s）	约为200	约为18	5	约为1	0.01

四、磁共振成像技术与数字 X 线设备的出现

20 世纪 70 年代末 80 年代初，超声、放射性核素、MR-CT 和数字影像设备与技术逐步兴起。磁共振像技术（MRI）是一种非创伤的成像方法，是静磁场中的原子核由射频电磁波激发后发生核磁共振，该共振信号由感应线圈采集，并且利用数学方法重建形成图像。

1945 年由美国加州斯坦福大学的布洛克（Bloch）和麻省哈佛大学的普塞尔（Purcell）教授同时发现了磁共振的物理现象，即处在某一静磁场中的原子核受到相应频率的电磁波作用时，在它们的核能级之间发生共振跃迁现象。因此两位教授共同获得 1952 年诺贝尔物理学奖。从发现磁共振现象到 MRI 技术成熟这几十年期间，有关磁共振的研究领域曾在 3 个领域（物理、化学、生理学或医学）内获得了 6 次诺贝尔奖，足以说明此领域及其衍生技术的重要性。由于设备和软件的开发，它的发展十分迅速，MRI 的质量、分辨力和组织特性的研究不断取得新成果，MRI 的扫描时间已从过去的分级缩短到动画级（100 ~ 200ms），达到了 512×512 矩阵及更高的图像质量。它是医院里最新最先进的医学图像诊断设备之一，是集磁体设计、波谱技术、计算机图像处理技术等多学科的先进技术为一体的复杂设备。

20 世纪 80 年代推出了数字减影血管造影（DSA）和计算机 X 线摄影（CR）成像设备与技术，其后又推出了数字 X 线设备（DR）。

数字减影血管造影术是常规造影术与电子计算机处理技术相结合的一种新型成像技术。血管造影检查是对注入血管造影剂前后的图像进行相减，得到无骨骼、内脏、软组织背景的清晰的血管影像，而血管的形态、结构反映了多种疾病的基本信息。例如：使用图 2-6 中注入血管造影剂前的图像减去图 2-7 中注入血管造影剂后的图像可以获得图 2-8 所表示的数字减影血管图像。

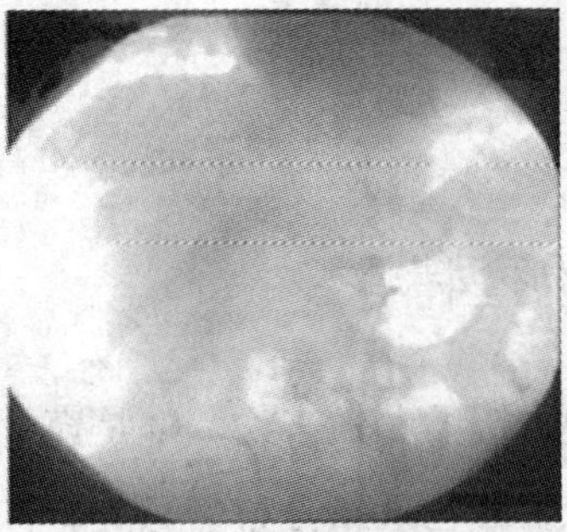

图2-6 注入血管造影剂前的图像

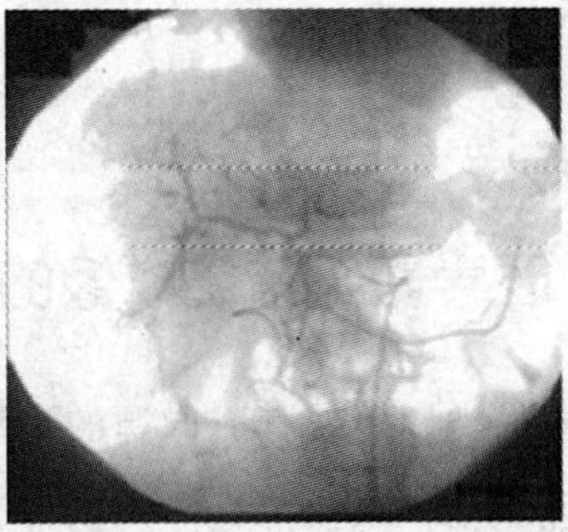

图2-7 注入血管造影剂后的图像

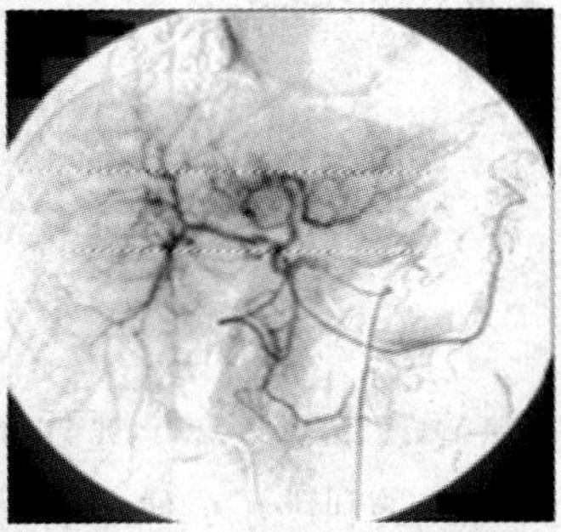

图2-8 数字减影血管图像

计算机 X 线摄影（CR）是将 X 线照摄的影像信息记录在影像板（image plate,IP）上，这种可重复使用的 IP 影像板，替代了胶片，不需要冲印，因此也称为干板。干板经激光

读取装置读取，由计算机精确计算处理后，即可得到高清数字图像，最后经数字/模拟转换器转换，在荧屏上显示出灰阶图像，有利于观察不同的组织结构。使用CR，避免了胶片影像冲印带来的环境污染，干板的重复使用降低了成本，大大提高了影像清晰度。

直接数字化X射线摄影系统（digital ray，DR）是利用电子技术将X线信息的其他载体转变为电子载体，X线照射人体后不直接作用于胶片，被探测器（Detector）接收并转换为数字化信号，获得X线衰减值（attenuation value）的数字矩阵，经计算机处理，重建成图像。同时可利用计算机进行进一步处理、显示、传输和存储，分辨率比普通X线照片高，诊断信息丰富，并且能够更有效地使用诊断信息，提高信息利用率及X线摄影检查的诊断价值。

DR与CR的区别是：DR是一种X线直接转换技术，成像环节少；CR是一种X线间接转换技术，成像环节相对于DR较多。DR系统无光学散射而引起的图像模糊，其清晰度主要由像素尺寸大小决定；CR系统由于自身的结构的原因导致时间分辨率较差，不能满足动态器官和结构的显示。

五、核医学影像技术

20世纪90年代推出了更新、更强的核医学影像设备ECT，包括PET、SPECT等设备。PET也称正光电子成像设备，主要的优势是超强的医学影像识别与诊断的能力，尤其是利用注入体内的增强显影剂或示踪剂，在体内循环可以动态地、靶向目标清晰地显示被检部位形态和功能的异常情况，甚至可以检查出细胞级别的病变，如癌细胞治疗预后或癌细胞扩散转移的情况诊断。

21世纪信息技术、计算机技术和网络通信技术的快速发展，深刻地影响到生命科学和现代医学的变革和进展，而现代医学影像技术日新月异的跟进，很大程度代表和推动这个进程。现代医学影像技术在现代医学、生命科学的新研究、新发现中将发挥不可替代的作用。

第二节　医学影像系统成像的物理特性

虽然医学影像系统有许多种类，但就其成像源的物理系统的共性来说，都是充分和准确的利用了成像源的物理作用，来获得人体内携带有某种物理量分布信息的影像数据。医学影像系统成像主要包括源、检测器和电子系统3个要素。

一、源

源是指能够获得医学影像信息的物理能源。有外源和内源之分，外源是来自体外的源，如 X 射线源、磁场源、超声源、电磁波源、红外线源等，这些人体外部的能源称为外源。外源共同的特点是对人体组织或器官具有已知和可控的作用，如医学 X 线的放射特性、控制以及输出剂量、入射剂量、人体各组织器官对 X 线衰减值都是已知和可精确控制的。另外的一种源是注入人体内的源，如注入人体内部的同位素辐射源，或人体自身的热辐射源等。这些增强显影剂的辐射非常低，对人体无损害，但由此产生的医学影像却非常清晰，并且受检查的部位靶向性准确。外源和内源都是产生医学影像的信号源，要十分精确地控制各种源的有效剂量、衰减周期、成像时间、靶向准确度及图像清晰度。外源和内源需要清楚地了解成像源和人体相互之间将产生哪种作用，并且能够充分把握、控制、检测源的生物安全剂量，质量指标和检测标准。例如 X 线穿过人体时，会经过不同器官和不同密度组织的衰减，超声波在人体中反射并在传播时产生不同的时间延迟等过程，以及注入人体内源的循环与衰减变化情况，我们可以清楚地知道源与人体相互作用的部位（器官），及准确检测出某种源与每部分人体组织器官相互作用后的结果、指标和参数是什么，据此来进行医学影像的诊断或治疗。

二、检测器

检测器的主要作用是在体外检测携带有体内信息的信号。各种医学影像系统中信号检测器的种类、精度、灵敏度决定了医学影像成像的方式和清晰度，因此也是医学影像系统发展的关键技术和重要器件之一。一般来说，检测器的形式与各种源的类型有一一对应的关系，例如，X 线检测器、超声检测器（超声探头）、红外检测器、光电倍增检测器等各种各样的影像信号检测器（传感器）。这些影像信号检测器无论其组成原理和材料特点如何，但共同的作用和主要功能评价指标有很多是一样的，如检测弱信号的灵敏度，检测与处理信号的速度以及检测用的源剂量的低强度，达到向更清晰、更快速、更安全、更多维和更智能的方向发展。

三、电子系统

电子系统一般是以计算机为主要处理设备的控制系统，它可以将检测器上获得的信号转变为数字信号，并通过计算机对复杂图像进行快速的处理和运算，重建出精确的数字医学影像。电子系统中的主要部件是计算机以及相应的图像处理软件构成。目前一些大型、精密的医学影像设备在获得数字化图像后，为了帮助医生进行诊断和分析，往往需要进行一些相应的图像后处理，例如去除噪声、灰阶处理、窗宽和窗位调整等，使图像中模糊的轮廓显示清楚，对图像的某些部分进行面积、周长等进行测量。

第三节 图像处理在医学中的应用

现代医学影像技术使人们可以越来越清晰地看到人体内组织状态及动态功能图像，为进一步提高“医学图像可视化”水平，发挥医学数字图像“立体、透明、动态、清晰”的技术优势，很多实用的图像设备不断开发出具有三维图像重建的功能，像三维 CT、彩色三维超声、核素成像等，同时为深化研究人体重要信息，世界多个国家在研究“数字虚拟人”。

一、三维医学影像

医学图像的三维可视化是指利用一系列的二维切片图像重建三维图像模型的过程，为医生提供器官和组织的三维结构信息和分析工具并辅助医生对病变体及其他感兴趣的区域进行定性与准确的定量分析。

1. 三维数字图像重建 三维数字图像重建的过程可以概括为 4 个步骤。第一个步骤是数据获取，通过医学成像设备（CT、MRI、超声等）对人体进行扫描而得到一组二维断层图像；第二个步骤为可视化预处理，需要将某些断层图像中的噪声进行滤波以提高信噪比。人们还可以根据需要对三维体数据中包含的不同对象进行选择，并实施缩放、平移、旋转、删除、改变其物理属性、剖切等操作，目的是使人能够更好地掌握对象的结构，其中对数据正确的分类与分割是对病变体或器官做定性与定量分析的基础，也为后续的可视化做必要的数据整理与准备工作；第三个步骤为三维建模过程，完成将三维体数据变为几何数据（物体表面的几何描述）的功能，如果对三维体数据直接绘制则可以省略这一过程；第四个步骤为绘制过程，一种是面绘制，采用计算机图形显示算法对三维模型重建出的物体表面进行显示；另一种是直接对三维体数据进行显示，称为直接体绘制。三维重建的流程如图 2 - 9。

医学图像处理和分析的方法一直在不断地发展中，计算机的性能与存储能力的不断提高，使得三维数字图像重建技术不断提高，目前，三维重建技术已经成为制订外科手术计划、治疗处理及放射科以外其他应用的有效方法与手段。

2. 三维立体医学图像的临床应用 随着医学影像技术的不断发展和提高，三维立体医学图像的快速成像技术也日臻完善，因此形成了许多新的医学诊疗的方法和手段，在临床诊治中有越来越广泛的应用。

（1）介入放射学（interventional radiology） 介入治疗是在借助各种高清晰度的医学影像仪器的实时观察的情况下，安全微创地通过导管深入体内，对病灶直接进行观察或治疗的新方法。如实时、三维立体成像引导下的介入治疗，能够实时地、高清晰地向术者提供导管、导向的位置、局部循环结构、栓塞或扩张的效果等介入治疗过程的重要信息。确保了对某些心血管病、脑血管病、肿瘤等重大疾病的介入治疗，为提高介入治疗的准确率和存活率，改善患者愈后的生活质量发挥了重要作用。

（2）立体定向放射治疗（stereoscopic radiotherapy，SRT） 立体定向放射治疗也称为立体定向放射外科学，它是一门新的治疗技术。它是利用 CT、MRI 或 DSA 等设备和技术，加上立体定向头架装置对颅内病变区做高精度的定位，经过专用计划治疗系统，即具有实时三维立体显示和计算机处理功能的手术计划系统，做出最优化的治疗计划，运用精准锐利的小截面光子束（mV 级），中心照射方式快速聚焦病变部位，产生瞬间的高能量，杀死肿瘤细胞或截断血管来完成手术。

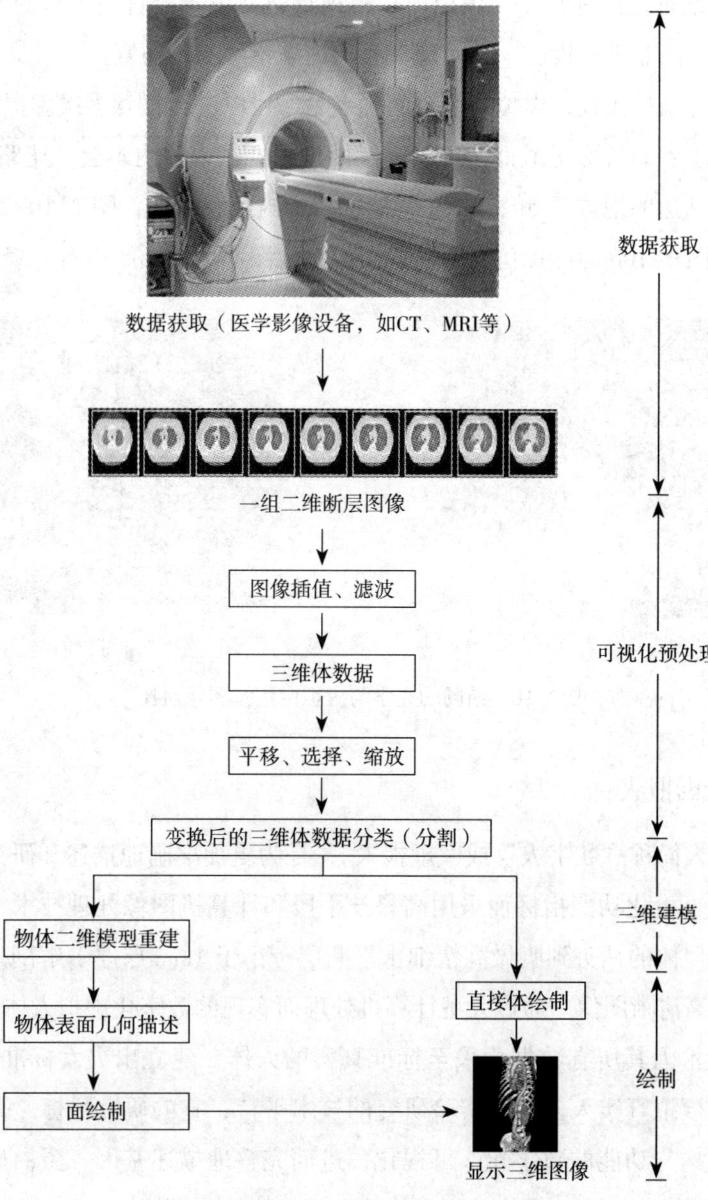

图2-9　三维重建流程

二、虚拟内窥镜

虚拟内窥镜技术是将视点置于三维数据场内部并采用透视投影方式实现重采样和图像合成的三维可视化模式。内窥镜技术在临床疾病诊断中具有广泛的应用，但在检查过程中必须向患者体内插入内窥探头，这样不仅给患者带来不适，而且医生操作起来也十分不便。对于经验不足的医生来说，很可能无从推断病变确切部位或相对的解剖位置。

人体有很多部位真实内窥镜无法到达，如心脏、脊髓、内耳、胆、胰、血管等。虚拟内窥镜采用虚拟现实技术，利用 CT、MR 等设备产生的图像，进行三维重建。与前面提到的三维重建区别在于，虚拟内窥镜视点通常位于器官内进行漫游，投影方式为采样透视投影而非平行投影，以实现对真实内窥镜效果的仿真。

与真实内窥镜相比较，虚拟内窥镜的优点是；可以进行任意多次虚拟内窥镜操作；是非侵入式，患者痛苦降至最低；可确定漫游位置，在人体内不会“迷路”；可到达真实内窥镜无法到达的地方。如图 2-10 所显示结肠内窥镜图像，图 2-10a 为结肠的光学内窥镜图像，图 2-10b 为虚拟仿真内窥镜图像，二图都可见结肠内有一隆起性病灶。

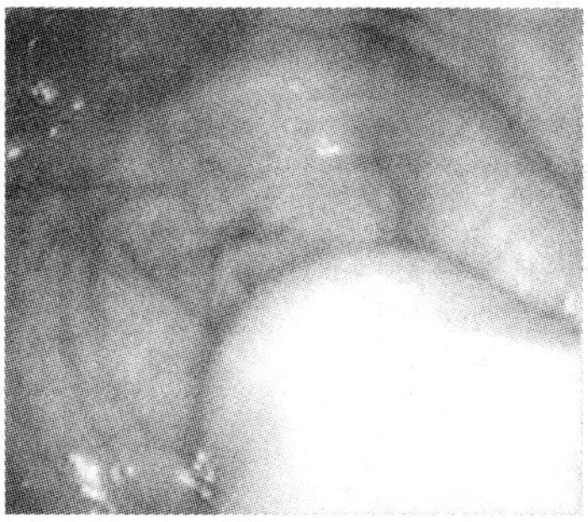

（a）

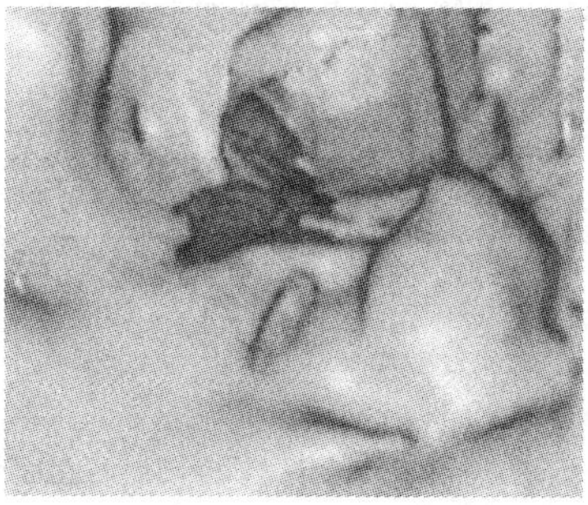

（b）

图2-10　结肠的光学与虚拟内窥镜图像对比

三、数字虚拟人

数字虚拟人简称“数字人”或“虚拟人”，是为更加准确地描述和研究人体自身形态结构和生理、生化功能指标而采用高科技手段和计算机图像处理技术，通过对“标准人体”真人尸体的从头到脚做高精细水平断层（小于 1mm 层厚）解剖处理，并实时采集全部数字高清晰图像。通过大型计算机处理而实现的数字化虚拟人体。

数字人技术因其所有数据均采至标准真实的人体，建立出男女标准人体数据集，就可提供日后模拟真实人体进行实验研究的技术平台，它的研究目标，是通过人体从微观到宏观结构与功能的数字化、可视化，进而完整地描述基因、蛋白质、细胞、组织以及器官的形态与功能，最终达到人体信息的整体精确模拟。

数字化虚拟人包括 3 个研究阶段：虚拟可视人、虚拟物理人和虚拟生物人。虚拟可视人是从几何角度定量描绘人体结构，属于“解剖人”；如果其中加入人体组织的力学特性和形变等物理特性，就是第二代的虚拟物理人；而研究人体微观结构及生物化学特性的则属于更高级的虚拟生物人，它是真正能从宏观到微观，从表象到本质全方位反映人体的交互式数字化虚拟人体。

虚拟人的数据量极大。为了使获得的虚拟人体数据具有普遍意义，在数据采集阶段，一般要有男有女，并且有不同类型、不同民族的人，因此虚拟人体的数据量极大。表 2-2 列出了目前各国已经采集到的虚拟人原始数据的规模。

表2-2 各国已经取得的虚拟人原始数据集

国家	数据集	采集时间	切片精度	切片数量	数据大小
美国	男性数据集	1994年	1.0mm	1878	15GB
美国	女性数据集	1995年	0.33mm	5190	30GB
韩国	韩国可视人	2001年	0.2mm	9000	158.2GB
中国	虚拟人1号（女性）	2003年	0.2mm	8556	149.7GB
中国	虚拟人1号（男性）	2003年	0.2mm	9232	161.6GB

以上列出的是虚拟人的原始数据集的大小，仅仅包含了人体切片数据的几何与颜色信息。除切片数据外，虚拟人数据集还包括其他数据源的数据，例如 CT、MRI、PET、UlTrasound 等。在基本的几何信息的基础上，还将陆续增加人体密度信息以及其他一些物理、生理特性。可以为医学研究、教学与临床提供形象真实的模型，为疾病诊断、新药和新医疗手段的开发提供参考。

四、基于医学影像的计算机辅助诊断

计算机辅助诊断在医学中的应用可追溯到 20 世纪 50 年代。1959 年，美国学者 Ledley 等首次将数学模型引入临床医学，提出了计算机辅助诊断的数学模型，并诊断了一组肺癌病例，开创了计算机辅助诊断的先河；1966 年，Ledley 首次提出“计算机辅助诊断”的概念。计算机辅助诊断的过程包括患者一般资料和检查资料的搜集、医学信息的量化处理、统计学分析，直至最后得出诊断。医学影像中各种影像检查技术包括平片、CT、MRI、超声及 PET 等，均可引入计算机辅助诊断系统。由于放射科医生的诊病过程是阅片、判断过程，会受到医生经验及知识水平的限制和影响；特别是要发现一个患者的细微病灶会面对大量 X 线断层扫描图像，由于阅片疲劳、个人的判读标准不一等原因，医生诊断时往往容易遗漏某些细微改变，如肺结节、乳腺内的细微钙化等；如果借助计算机提示病灶的存在及位置，就可以大大提高疾病的诊断准确率，减少误诊与漏诊。

第四节　医学图像处理与分析

医学图像处理是指在完成医学影像学检查之后，对所获得的图像进行再加工的过程，目的是提高医学图像目视判读的清晰度，进而提高诊断的准确率，减少漏诊和误诊。本节主要介绍医学图像后处理的主要内容及基本算法，并通过 MATLAB 软件实现简单的处理，加深对医学图像后处理的感性认识。

一、模拟图像、数字图像及相互转换

图像是现实世界中一切景物形态的信息集合。常见的图像一般分为模拟图像和数字图像，而数字图像也分为静态图像和动态图像两种类型，模拟图像可以转化为数字图像。

1. 模拟图像　模拟图像就是人们在日常生活中接触到的各类图像，如传统光学照相机所拍的照片、早期医学 X 线摄影、病理图像、心电图等图形图像（图 2–11），以及眼睛所看到的一切景物图像等，它们都是由各种表达连续变化的色彩、亮度（灰度）的模拟信息组成的图像，如图 2–12。

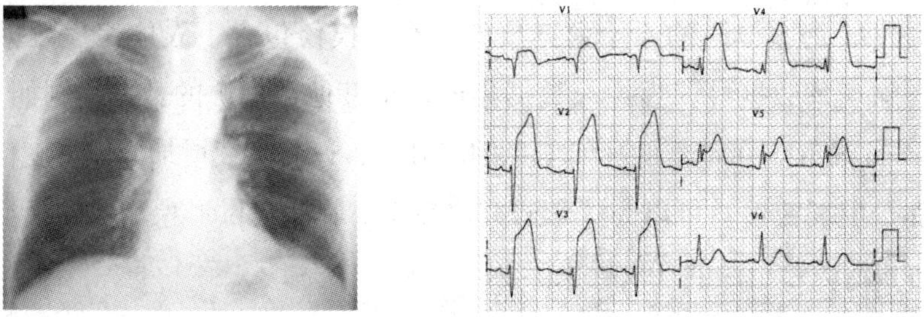

（a）　　　　（b）

图2–11　X线摄影（a）和心电图（b）图像

模拟图像处理的优点是：处理速度快，一般都是实时处理。特别是光学处理装置，通常能并行处理。例如光学照相机的成像就是利用镜头、光圈、速度、调焦等调节后，按动快门瞬时曝光即在胶卷底片上形成所见景物的潜影图像（底片经过显影定影等处理冲印成彩色相片），这个照相的过程就是模拟图像的采集过程。

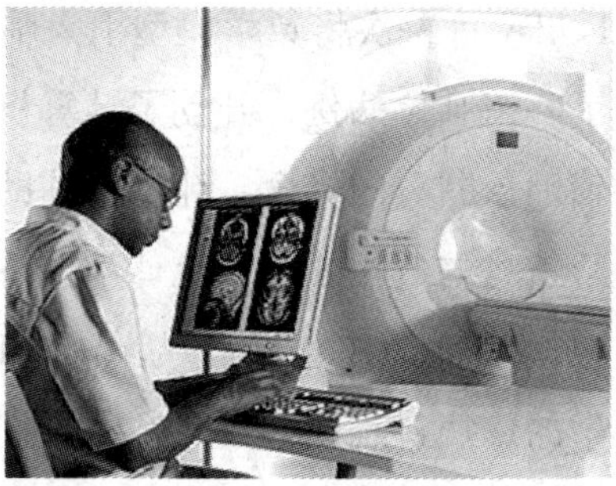

图2–12　模拟图像

模拟图像处理的缺点是：精度差，灵活性不高，处理内容贫乏，难于实现定量分析与判断功能，同时也难于进行复杂的非线性处理。模拟处理技术适合于内容简单而要求速度快的地方。

2. 数字图像　数字图像是指存储在计算机中的一组数字信息的集合，这些数字通过计算机处理后能够再现出图像。数字图像信息往往是通过扫描仪、数码照相机、数字医疗设备等技术手段采集或转换后生成的数字图像信息，这些数字图像信息是由离散的像素点矩阵组成的二维数组表示的计算机信息的集合。如数码相机照片、CT、MRI、DSA 等医学影像都是数字图像。

以计算机断层扫描技术为基础发展起来的 X-CT、MRI、PET 和 SPECT 等是用 X 线或其他激发源（投影、透射、反射）激发出来的带有体内信息的信号进行数字化图像信息采集和处理的医学仪器。因此这类医学图像称为数字图像，如图 2-13。

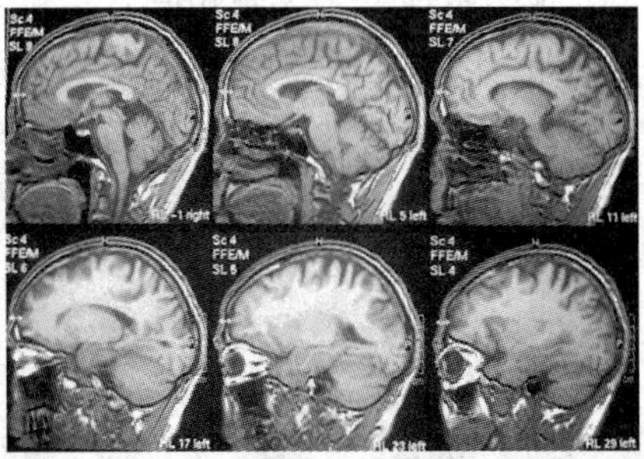

图2-13　数字图像

数字图像在计算机中是以数字的方式存储和处理的，图像最终需要在屏幕上显示，而屏幕是由离散的发光点阵组成的，因此用像素点阵来表示图像是最自然的方式。

数字图像处理技术的优点是：几乎弥补了整个模拟图像处理技术的不足，其灵活性强、精确度高、处理内容丰富，数字图像信息不失真，易于保存和传输，并可进行复杂的非线性处理。

3. 模拟图像转化为数字图像的过程　对模拟图像进行数字化转换主要包括两个环节：即对二维模拟图像进行抽样处理和对每个抽样后的区间进行幅度上的灰度（阶）量化处理。

（1）抽样　抽样处理的具体做法是，首先将一幅模拟图像以一定的宽度（即抽样间距）分别在水平和垂直方向上将图像分割形成 M 行 ×N 列的类似坐标纸上的极小区域。每个被转化成离散的抽样点的细小区域称作图像元素（简称像素）。抽样分割的越精细，产生的像素点就越多，则数字图像就越清晰。抽样处理的结果将产生一个对应模拟图像的每行有 M 个像素点，每列有 N 个像素点组成的离散的像素点阵。整幅图像将产生 M×N 个像素点。

（2）量化　量化处理就是把抽样后的每一个像素点的亮度值逐点真实地采集并记录相应的表示该点明暗程度的灰度值。灰度值的取值范围叫作灰度级，常见的灰度级有 64、128、256、512、1024、2048、4096 级或更高。对于灰度图像量化抽样的像素点，记录反映对应该像素点的亮度明暗值，量化值用 0 ~ 255 的整数值来表示灰度值。每个像素用一个字节来储存，即 8Bit，量化后的灰度值即反映了对应像素点的亮度明暗值。当然这里所说的 8 位二进制数存储的数字图像仅是单波段的灰阶图像而已，如果是彩色模拟图像将其抽样和量化后将产生 RGB 三个波段（或称为颜色通道）的 24 位二进制数存储的彩色数字图像，三者共同决定了像素的亮度和色彩，通常每个像素点的取值范围是在 0 ~ 255 之间，0 表示相应的基色在该像素中没有，而 255 则代表相应的基色在该像素中取得最大值。更高精细级别的抽样与量化处理将产生几乎接近模拟图像的高清晰的数字图像，如现在的数字医学 X 图像在存储量化后已达到每个像素点用 12Bit 来表示，其灰度多达 0 ~ 4096 个级别。对所有的像素都完成上述转化后，图像就被表示成一个整数矩阵。经过数字化处理后，得到的数字矩阵就被作为计算机处理的对象。

抽样与量化过程如图 2–14 所示。

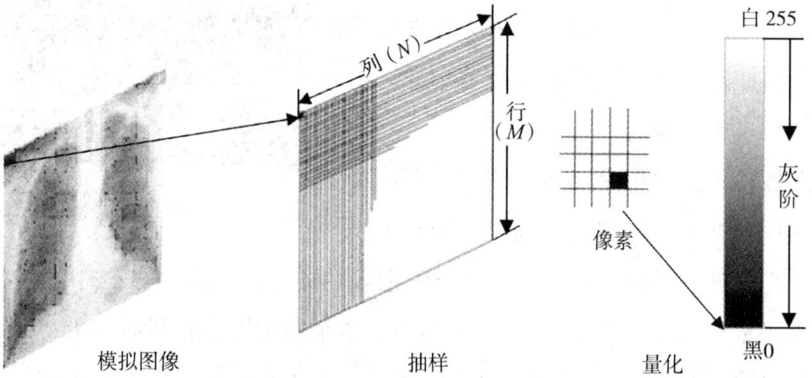

图2–14　抽样与量化

在图像数字化过程中把原来连续变化的模拟图像信息变成离散的数字图像信息会带来一定的信息误差，但由于人的眼睛对于空间分辨率都是有限的，因此只要恰当地选取抽样间隔与量化的灰度级数，提高图像的抽样精度，增加像素点和灰阶级数，上述误差（像素点间距的误差）是可忽略不计的。

二、数字图像的分类及表示方法

（一）数字图像的分类

图像主要有黑白图像、灰度图像、彩色图像等。数字化后的一幅图像，可以用函数 $f(X_i, Y_j)$ 来表示。$f(X_i, Y_j)$ 中 i=1，2，3…m，j=1，2，3，…n，$f(X_i, Y_j)$ 的值代表图像坐标中（X_i，Y_j）点处像素的灰度或颜色值。图像坐标系有直角坐标系和矩阵坐标系，如图 2–15 所示，通常为了便于计算机处理，常采用矩阵坐标系来表示数字图像。

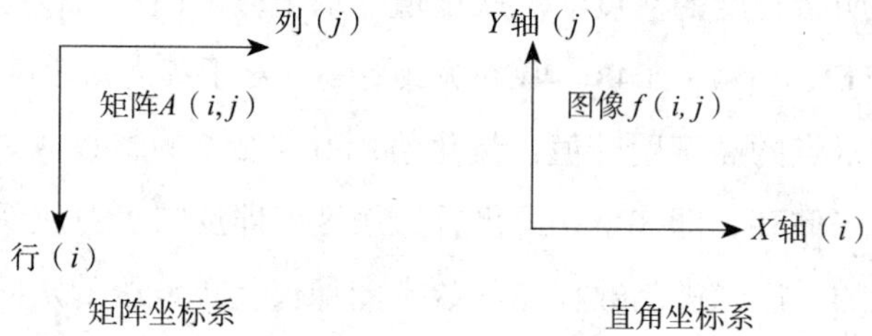

图2–15　数字图像的坐标系

下面以矩阵形式对黑白图像、灰度图像、彩色图像进行描述说明。

1. 黑白图像 是指图像的每个像素只能是黑或者白，没有中间的过渡。黑白图像的像素值可表示为 0、1，如图 2-16。

2. 灰度图像 是指每个像素的信息由一个量化的灰度级来描述的图像，没有彩色信息。数字图像的灰度值是某一点的亮度或色彩在给定亮度或色彩序列中次序的数值，如图 2-17。不同的影像设备生成的数字图像其灰度值具有不同的含义。如，CT、DSA 和 USG 设备的图像灰度值反映是组织密度；SPECT、PET 和 MRI 图像中的灰度值则反映了组织中示踪或某种磁共振物质的浓度。

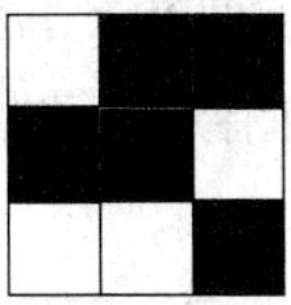

$$I=\begin{bmatrix}1&0&0\\0&0&1\\1&1&0\end{bmatrix}$$

图2-16 黑白图像的数字化表示示意图

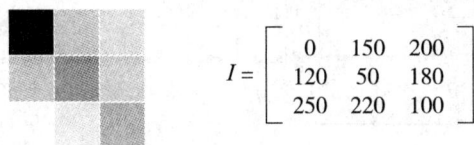

$$I=\begin{bmatrix}0&150&200\\120&50&180\\250&220&100\end{bmatrix}$$

图2-17 灰度图像的数字化表示示意图

3. 彩色图像 是指每个像素的信息由 RGB 三原色构成的图像，其中 RBG 是由不同的灰度级来描述的。彩色图像不能用一个矩阵来描述了，一般是用 3 个矩阵同时来描述，如图 2-18。

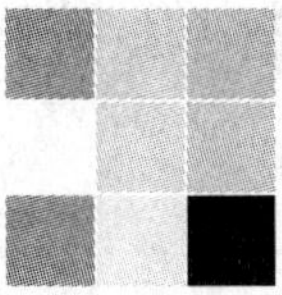

$$R=\begin{bmatrix}255&240&240\\120&0&80\\250&0&0\end{bmatrix}\quad G=\begin{bmatrix}0&160&80\\255&255&160\\0&255&0\end{bmatrix}\quad B=\begin{bmatrix}0&80&160\\0&0&240\\255&255&255\end{bmatrix}$$

图2-18 彩色图像的数字化表示示意图

在现实生活中还有多种多样的图像，根据各类图像灰度层次的多少、光谱轴及时间轴上的组合方式的不同，其数字化后其函数表达的形式也不同，如表 2-3 所示。

表2-3 数字图像的函数表达

图像	数字化后的描述形式	备注
二值图像	$F(x, y)=1$或0	文字、线条图、指纹等
黑白图像	$0\leqslant f(x, y)\leqslant 2n-1$	黑白图像，一般$n=6\sim8$
彩色图像	$\{f_i(x, y)\mid i=R.G.B$	以三基色表示的彩色图像
光谱图像	$\{f_i(x, y)\mid i=1, 2, 3\cdots\cdots m$	遥感图像，$m=6\sim8$或更大
立体图像	$f_l(x, y)$，$f_r(x, y)$	左右视点得到同物体的图像对
动态图像	$\{f_t(x, y)\mid t=t_1, t_2, \cdots\cdots t_r$	动态图像，动画制作等

（二）数字图像的表示方法

从表 2-3 中可以看出，尽管图像类别不同，视觉不同，对应的实际物理背景也不同，但在计算机内部都是二维数组的集合。因此研究数字图像处理，最基本的就是研究一个二维数组在计算机内部的表示方法。

根据不同种类数字图像的数组集合特点的不同，数字图像在计算机内部的表示方法主要有下列几种。

1. 单波段数字图像 黑白图像属于单波段图像，一个二维数组是描述这类图像的基本方法。计算机内储存二维数组的基本方法是以一维数组的形式来储存二维数组的，见图 2-19。

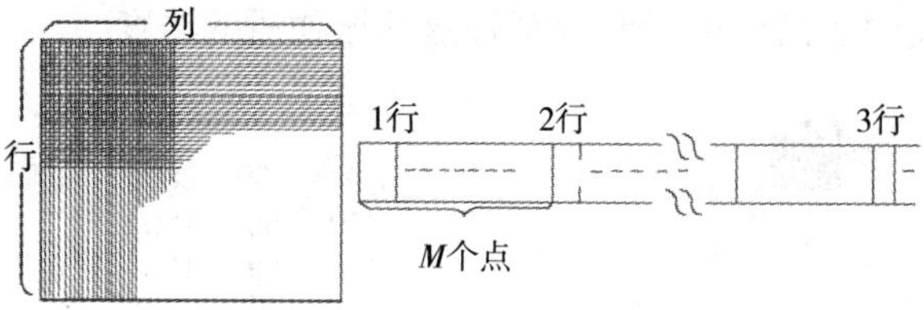

图2-19 单波段数字图像

2. 多波段数字图像 由红、绿、蓝三基色表示的彩色图像及遥感图像均属多波段图像。这类图像由多个二维数组来描述，在计算机内用一维数组储存信息时，常用下列 3 种方式表示。

（1）按每个波段依次储存图像数据，每一种颜色为一个波段（颜色通道），一般用于彩色图像的数字化信息存储，在扫描图像时常采用三次扫描方式，如图 2-20 所示。

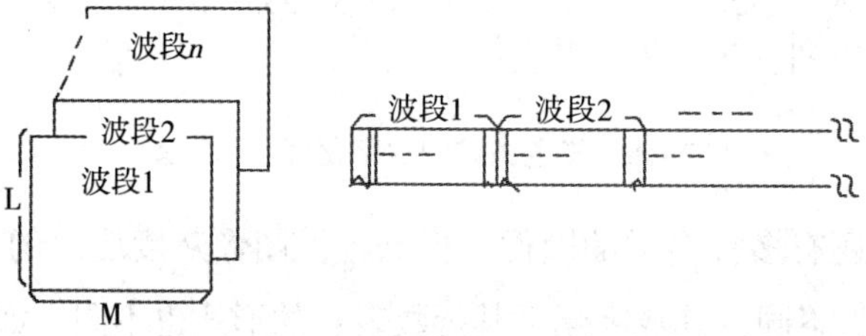

图2-20 按每个波段依次存储

（2）按各波段的同一扫描行依次存储图像数据，如图 2-21 所示。

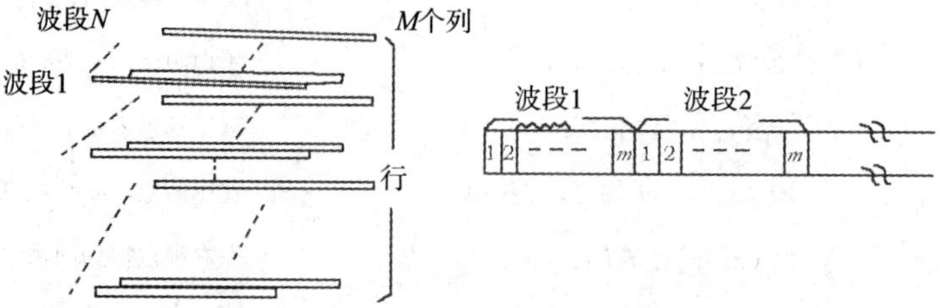

图2-21 按各波段的同一扫描行依次存储

（3）按各波段的同一像素点依次存储图像数据，在扫描图像时采用的一次扫描技术，就是按像素点采样存储。如图 2–22 所示。

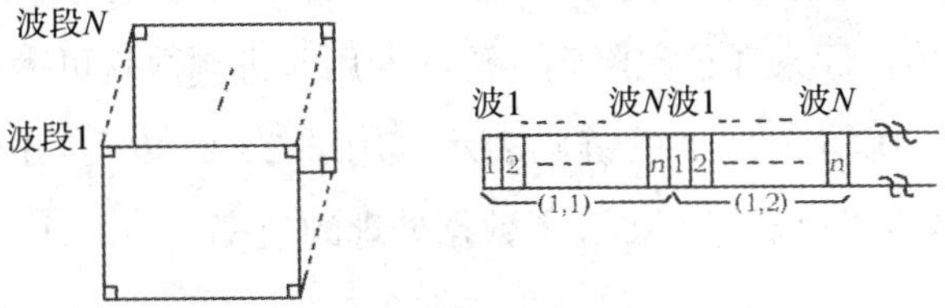

图 2–22　按各波段的同一像素点依次存储

3. 二值图像　二值图像是黑白图像的一种特殊情况。每个像素只有二个灰度值，即每个像素只用一位二进制表示（1 或 0）。一切文字和工程图均可经数字化后用二值图的形式来表示。为节省储存空间，常用如下方式储存。

（1）合并储存　一般储存单元是字节，而二值图像仅用一位二进制码来表示即可。采用的方法是将相邻的 8 个像素点值合并储存在一个字节中，以每个像素占用该字节一个位的方式来表示。优点是节省储存空间，缺点是显示或处理时，必须先把每个字节展开成 8 个像素加了处理的计算量。

（2）线图像压缩储存　线图像是一种特殊的二值图，这类图像由于线条只占全图少量像素，因此可以采用更紧凑的数据压缩结构来储存。经常选用下面 3 种结构来储存。

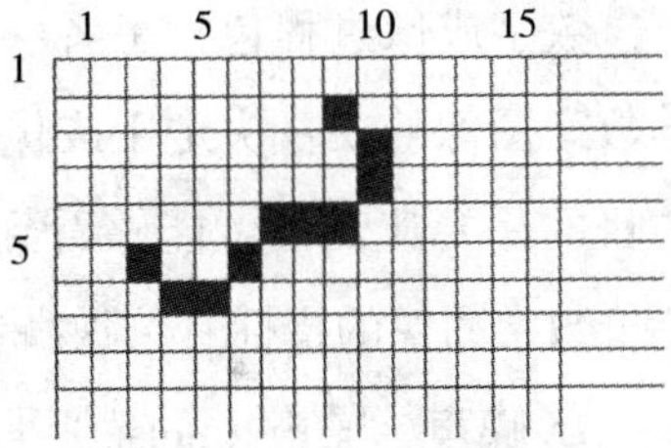

图2–23　坐标序列结构

①坐标结构　即由图中线段某一端头（非封闭线）或任意像素（封闭线）的坐标开始，连续记录与之连通的像素坐标，这种方法实际上仅记录了图像上有黑色（值为 1）的像素，Y 坐标值，而隐含着其他标点的值均为 0。

用这种储存方式时，存储的每个像素坐标（X, Y）所需的位数与图像大小有关。例如，某一幅图像为 512×512 像素表示该图上的任意坐标值，则需 2×9=18 位二进制码。若像素序列全长为 n，则共需 $2n\times 9$ 位即可储存二值图像。如图 2–23 所示。

②坐标序列增量结构　线图像的坐标序列储存结构中，相邻两个像素（x_1，y_1）与（x_2，y_2）之间的变化增量只能是（x_1-x_2=0 或 ±1），（y_1-y_2=0 或 ±1），用该序列中前一坐标的增量来表示时，则 ΔX 或 ΔY 分别可以用两位二进制码表示，即每个增量仅用 4 位二进制码描述。如某图用坐标增量表示时，可以用（3，6）（1，1）（1，0）（1，–1）（1，–1）（1，0）（1，0）（1，–1）（0，–1）（–1，–1）序列表示。若仍设全图像为 512×512 像素，则 N 个像素增量所占存储空间由坐标序列的 $2N\times 9$ 位，降到 $4(N-1)+2\times 9$ 位。则 $N=10$ 的情况下，由 $2\times 9\times 10=180$ 位降到 $4\times(10-1)+2\times 9=54$ 位。

③链码结构　链码是对坐标序列增量结构的进一步改进与紧缩。对一个连通的像素来说，与某一像素的后续像素为 0 ~ 7 中的一个。因此任一后续像素用 0 ~ 7 中 8 个值中的一个来表示，即用三位二进制码表示，如图 2-24 所示。与坐标序列增量结构相比，每一后续链码值由原来 4 位码降到 3 位码即用八进制数就可表示，如某图可用（3，6），7，0，1，1，0，0，1，2，3 的链码表示。用了 $2\times9+（n-1）\times3=45$ 个字节就可以储存，进一步减少了存储量，提高了数据处理的效率。

3	2	1
4	*	0
5	6	7

图2-24　链码结构

三、数字图像质量评价

数字成像过程包括患者、成像系统、系统操作者、图像以及观察者 5 个部分。医学数字图像的质量决定于成像方式、设备的整体性能和操作者选用的成像参数。成像的目的是要让观察者能够看到患者体内的某一客体（病变）及其与周围组织的关系。评价数字图像的指标有：噪声、信噪比、对比度、分辨力和伪影。

1. 噪声　噪声（noise）是在成像过程中，微粒子随机产生的空间波动。这些微粒子都是彼此独立的随机分布在被采集的客体中，就像刚下雨时初落在地面上的雨滴是疏而不均的。信号采集完成后，这些微粒子的信号就不均匀的分布在图像上表现为图像噪声。噪声的大小决定于在一个小区域内不同点之间微粒子的密集程度，噪声从原则上讲是难以消除的。图像噪声的存在，可使获得的影像不清晰，最重要的是噪声的存在掩盖或降低了图像中的某些特征的可见度。可见度的损失对对比度低的物体尤为明显。如对图像中血管末梢的显示。为了抑制图像噪声，可将图像对比度调低，即低窗位、高窗宽，可使图像的视觉噪声明显降低。另外，可以使用图像平滑化的方法来减少噪声。再可选择能得到满意图像的成像因素以获得最小的噪声。

2. 信噪比　信噪比（signal-noise，SNR）是评价图像质量的重要指标之一。所谓 SNR 是指信号强度与噪声强度的比值。信号是指某一兴趣区内像素的平均值，噪声是指同一兴趣区等量像素的标准差。为了避免其他因素如影像均匀度的干扰，兴趣区要小，一般为 100 个像素。叠加在信号上的噪声使像素值以平均值为轴振荡，振荡的幅度越大，SNR 越低，图像就变得越模糊。数字成像是一个受噪声干扰的过程，噪声可直接降低低对比度物体的可见度，还可间接降低图像的空间分辨力。图像质量部分是由每个像素信号与噪声强度的对比关系决定的，减少噪声的干扰通常采用减小噪声强度或者增大形成图像信号强度的方法来解决。

3. 对比度　对比度（contrast）是指兴趣区的相对信号强度的差异。在一幅图像中，对比度的形成可表现为不同灰阶梯度、光强度或颜色。对比度是图像最基本的特征。若用一个量来说明对比度时，它是指图像内两个具体点或区域之间的差别。身体内一个客体要在图像上看出来，那么至少它对周围组织来说有足够的物理对比度。客体在图像中显示时，对物理客观对比度的要求取决于成像方法和成像系统的特征。成像系统建立在图像对比度和客观对比度之间的相互关系，主要表现在它的对比灵敏度。

4. 分辨力　分辨力（resolution）是图像对客体的分辨能力，它包括空间分辨力、密度分辨力和时间分辨力。空间分辨力（spatial resolution）为图像中可辨认的邻近组织空间几何尺寸的最小极限，即对影像细微结构的分辨能力。常用的单位是距离内多少线对，即 Lp/mm。空间分辨力与图像矩阵的大小相关，它与单位面积内含有的像素数目成正比。密度分辨力（density resolution）为图像中可辨认的密度差别的最小极限，即对细微密度差别的分辨能力。密度分辨力与图像中每一个像素间的微粒子数目成正比。时间分辨力（temprol resolution）也称动态分辨力，表征的是系统对运动部位血管的瞬间成像能力。时间分辨力愈高，对运动器官的成像就愈清晰，DSA 的时间分辨力最高。对比分辨力（contrast resolution）表征的是系统对小的血管显示的分辨能力。对比分辨力高的系统，只需使用少的对比剂或不用对比剂，就能得到较好的血管影像。

5. 伪影　伪影是影响图像质量的一个不容忽视的问题，避免或抑制伪影的产生已是大家共同关注的课题。伪影的形成和形态纷乱复杂，诸如 CR、DR、DDR 中的异物伪影；DSA 的饱和伪影和设备性伪影；CT 中的放射状伪影；MRI 中化学位移伪影和回卷伪影等。

四、MATLAB 软件医学图像处理技术

METLAB 软件是一套功能强大的工程计算及数据分析软件，是目前全世界许多图像实验室处理医学图像最常用的软件之一。

（一）MATLAB 工作环境

MATLAB 提供了很多方便用户管理变量、输入输出数据以及生成和管理文件的工具，启动 MATLAB 后对话框如图 2–25 所示，它大致包括以下几个部分。

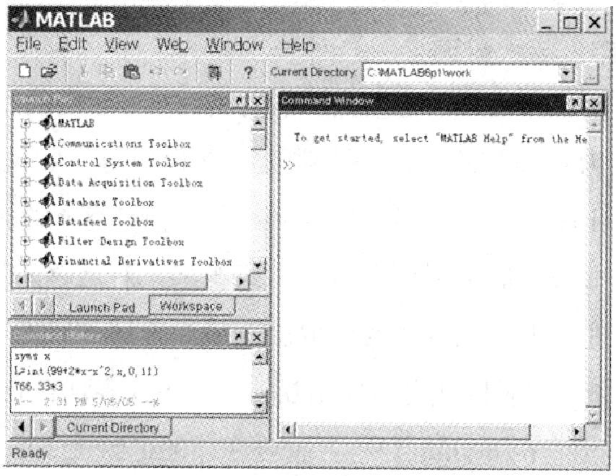

图2-25　MATLAB工作环境

（1）菜单栏　单击即可打开相应的菜单；

（2）工具栏　使用它们能使操作更快捷；

（3）Command Window（命令窗口）　用来输入和显示计算结果，其中符号“>>”表示等待用户输入；

（4）Launch Pad（分类帮助窗口）；

（5）Workspace（工作区窗口）　存储着命令窗口输入的命令和所有变量值；

（6）Current Directory（当前目录选择窗口）　显示当前路径。

MATLAB 的基本命令如表 2-4 所示。

表2-4　MATLAB的基本命令

主题词	含义	主题词	含义
format	设置数据显示格式	feval	函数求值
who	显示变量名	input	提示输入
whos	显示变量信息	disp	输出
clear	清除内存变量	tic	启动秒表
save	保存工作变量到文件	toc	时间读数（秒）
load	从文件装载变量	help	帮助
linspace	区间等分	lookfor	查找
length	获取数组长度	type	列程序清单
size	矩阵大小	which	查找文件目录
max	最大值	double	双精度
min	最小值	str2num	字符串转化为数值
sum	求和	num2str	数值转化为字符串
find	条件检索		

例 2-1　建立一个程序文件，读入图像文件 T1.bmp，并进行显示。

操作步骤：

（1）单击 File | New | M–File 命令，打开编辑窗口；

（2）在编辑窗口中输入以下程序（后面是程序注释，下同）。

X=imread（‘c：/T1.bmp’，‘bmp’）；　　（读入 MRI 图像 T1.bmp）

Imshow（X）；　　（显示该图像）

Title（‘显示一幅 MRI 图像’）；　　（加入图像标题）

（3）单击 File | Save 命令将文件保存为 exam1.m；

（4）单击 Debug | Run 命令，或按 F5 运行该程序。

在 MATLAB 中，基本的计算单元是矩阵，图像数据也是以图像矩阵的形式来表示。MATLAB 中的图像处理工具包由一系列支持图像处理操作的函数组成，图像工具包的函数可以实现图像显示、图像文件输入与输出、几何操作、像素值统计、图像滤波、颜色映射转换、图像类型转换等。另外使用者还可以编写自定义函数来满足特定的需要。

（二）图像的代数运算

代数运算是指两幅输入图像之间进行点对点的加、减、乘、除运算得到输出图像的过程。如果记输入图像为 A（x，y）和 B（x，y），输出图像为 C（x，y），则有如下四种简单形式：C（x，y）=A（x，y）+B（x，y）；C（x，y）=A（x，y）–B（x，y）；C（x，y）=A（x，y）×B（x，y）；C（x，y）= A（x，y）/B（x，y）。

1. 图像加法运算　如图 2–26 所示。

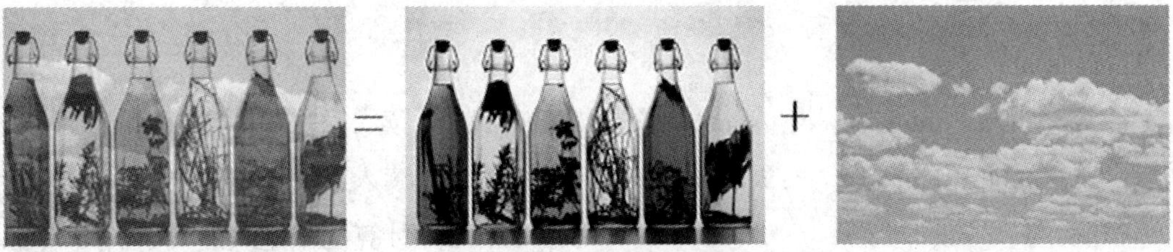

图2–26　图像加法运算

例 2–2　对图像 bottle.bmp 和 cloudy.bmp 进行加法运算。

操作步骤：

（1）单击 File | New | M–File 命令，打开编辑窗口；

（2）输入程序

Clear all　　（清除内存变量）

G1=double（imread（‘c：/bottle.bmp’，‘bmp’））；　　（读入第一幅图像）

G1=double（imread（‘c：/cloudy.bmp’，‘bmp’））；　　（读入第二幅图像）

G=0.5*（G1+G2）；　　（调整像素灰度值，控制在 0 ~ 255 之间）

imshow（uint8（G））；　　（显示图像）

imwrite ((uint8 (G), 'c : /sum.bmp', 'bmp'); （将图像矩阵写入文件）

（3）单击 File | Save 命令将文件保存为 exam2.m；

（4）单击 Debug | Run 命令，或按 F5 运行该程序。

2. 图像减法运算 如图 2-27 所示。

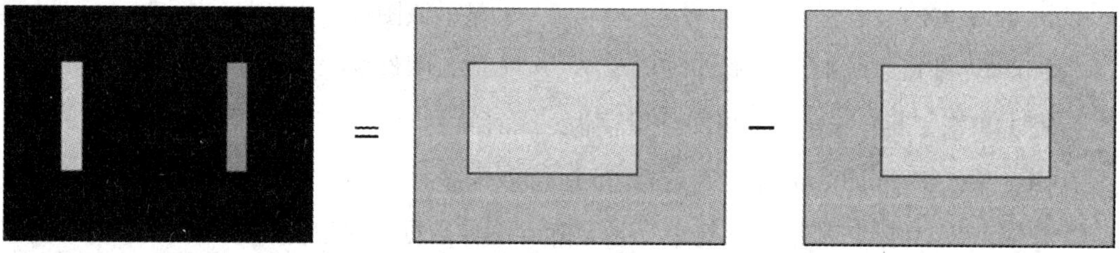

图2-27 图像减法运算

图像相减通常用来分离图像，如临床使用的数字减影技术（DSA）。主要利用两幅图像之差来突出研究对象。图像相减可能使某些像素的灰度值变为负数，一般情况下设定当图像相减结果为负数时用 0 代替。减法运算公式如下。

G（x，y）=G1（x，y）-G2（x，y）

其中：G1（x，y）和 G2（x，y）代表两幅输入图像，G（x，y）代表输出图像。

例 2-3 对两幅图像进行减法运算。

操作步骤：

（1）单击 File | New | M-File 命令，打开编辑窗口；

（2）输入程序

```
Clear all
G1=double (imread ('c : /sum.bmp', ; 'bmp')); (读入第一幅图像)
G1=double (imread ('c : /cloudy.bmp', 'bmp'));(读入第二幅图像)
〔m, n〕=size (G1);                            (计算图像矩阵的大小)
   for i=1 : m
   for j=1 : n
   G (i, j) =2*G1 (i, j) -G2 (i, j);           (减法运算)
   if G (i, j) <0 G (i, j) =0 ; end            (调整像素灰度值，使其 >=0)
end
 end
inshow (unit8 (G))                            (显示输出图像)
```

（3）单击 File | Save 命令将文件保存为 exam3.m；

（4）单击 Debug | Run 命令，或按 F5 运行该程序。

3. 图像乘法运算 如图 2-28 所示。

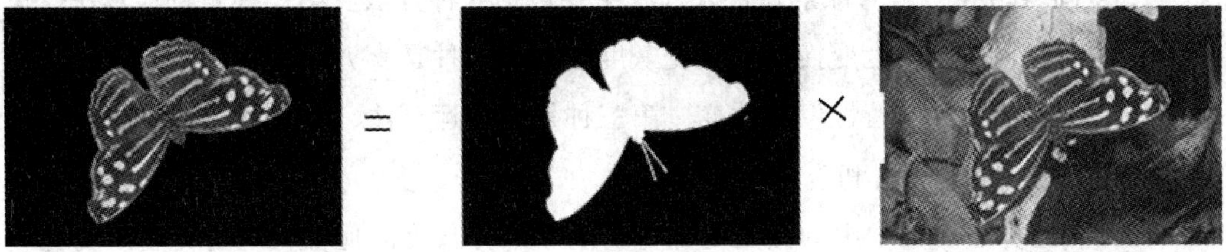

图2-28 图像乘法运算

图像的乘法用于提取或删掉图像中的某部分。例如图像的局部显示，可以用二值蒙版图像 G1（x，y）与原图像 G2（x，y）做乘法，那么得到的输出图像 G（x，y）就是原始图像的局部信息。乘法运算公式如下。

G（x，y）=G1（x，y）*G2（x，y）

其中：G1（x，y）和 G2（x，y）代表两幅输入图像，G（x，y）代表输出图像。

例 2-4 对两幅图像进行乘法运算。

操作步骤：

（1）单击 File | New | M-File 命令，打开编辑窗口；

（2）输入程序

```
Clear all
G1=double（imread（'c:/G1.bmp'，'bmp'））；                （读入模板图像 G1）
G2=double（imread（'c:/G2.bmp'，'bmp'））；                （读入模板图像 G2）
G3=G1*G2；                                                （乘法运算）
G=255*G3/max（max（G3））；       （调整像素灰度值，使其控制在 0 ~ 255 之间）
Imshow（unit8（G））；                                     （显示结果）
```

（3）单击 File | Save 命令将文件保存为 exam3.m；

（4）单击 Debug | Run 命令，或按 F5 运行该程序。

（三）图像增强

图像增强的目的是采用一系列技术改善图像的视觉效果，提高图像的清晰度；或将图像转换成一种更适合于人或机器进行解译和分析处理的形式。图像增强不是以图像保真度为原则，而是通过处理设法有选择地突出便于人或机器分析某些感兴趣的信息，抑制一些无用的信息，以提高图像的使用价值，即图像增强处理只是增强了对某些信息的辨别能力。图像增强是一个相对的概念，增强效果的好坏，除与算法本身的优劣有一定的关系外，还与图像的数据特征有直接关系，同时由于评价图像质量的优劣往往凭观测者的主观而定，没有通用的定量标准，因此增强技术大多属于面向问题，增强方法只能有选择地使用。图像增强方法主要有：空间域增强、频域增强、伪彩色增强等。

1. 空间域增强 是对像素直接处理，主要包括3种方法。第一种是点运算法，也称为灰度级增强，以灰度变换函数改变灰度级；第二种是直方图处理，转换像素的灰度值，使图像灰度分布特性发生改变；第三种是模板运算法，也称为空域过滤器，主要通过模板卷积实现平滑和锐化效果。

（1）点运算法 图像中画面明亮部分与阴影部分灰度的比值称为对比度。对比度高的图像清晰；反之图像模糊。为了提高清晰度或显示细节，需要将图像灰度级整个范围或其中某一段对比度扩展，这就是灰度变换的方法。灰度变换公式为：

$$f(x, y)=T[G(x, y)]$$

其中 G（x，y）是源图像，f（x，y）是增强图像，T 是映射函数。

T 的表达式可以用公式 f（x，y）=T［G（x，y）］=a * G（x，y）+b 描述，a 是变换函数的斜率，当 a>1 时将原始图像中灰度值为（48，218）的部分映射到（0，255），提高了对比度；反之 a<1，将原始图像灰度值（0，255）映射到（0，142）之间，降低对比度。

例 2-5 用点运算法增强图像 dbd.bmp。

操作步骤（仅包含程序）：

```
clear all
g=double（imread（'c：/dbd.bmp'，'bmp'））；
［m，n］=size（g）；                          （计算图像矩阵的大小）
f=zeros（m，n）；                             （为输出图像赋初值均为0）
a1=0.3；a2=2.5；a3=0.3；                      （设置变换函数的斜率）
for i=1：m
for j=1：n
    if g（i，j）<85 f（i，j）=a1 * g（i，j）；（a1，a2，a3 分别代表三段直线的斜率）
    elseif g（i，j）>160 f（i，j）=a3 * g（i，j）；
    else f（i，j）=a2 * g（i，j）；end
end
end
imshow（unit8（f））；
```

（2）灰度直方图法 灰度直方图可以反映像素灰度的分布特点，其中横坐标代表图像的灰度值，纵坐标代表具有相应灰度值的像素数量。

直方图均衡化算法使得灰度分布得尽可能均匀，将输入图像的直方图映射成一个最大平展的直方图。均衡化时首先计算归一化累加直方图：

H（j）=∑h（i）/（M*N），i=0，1，2，…，P−1

其中，M*N 代表图像矩阵的大小，h（i）代表图像的灰度直方图，P 代表灰度级。

然后根据公式 G（x,y）=（P−1）*H（f（x,y））计算具有最均匀直方图的增强图像。

例 2−6　对图像 mri.bmp 进行直方图均衡化。

操作步骤（仅包含程序）：

```
clear all
G=imread（'c：/mri.bmp'，'bmp'）;
F=histeq（G）;
subplot（2，2，1）; imshow（G）;
subplot（2，2，2）; imshow（G）;
subplot（2，2，3）; imshow（G）;
subplot（2，2，4）; imshow（G）;
```

直方图均衡化效果如图 2−29 所示。

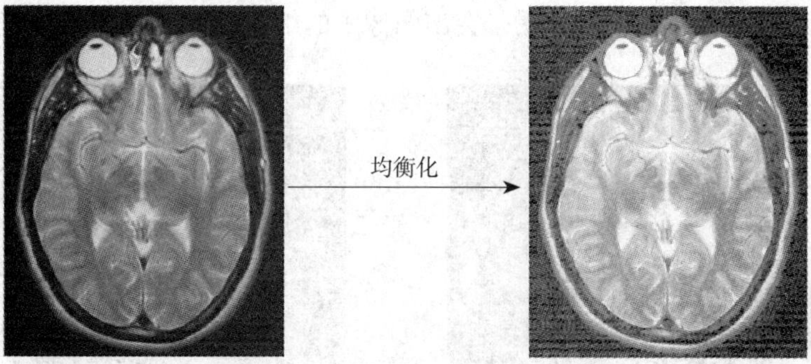

图2−29　直方图均衡化

（3）模板运算法　模板运算法是用滤波器（也称为算子）对邻域的像素值进行运算来确定一个像素的映射值，通常采用 3×3 矩阵过滤器。Sobel 算子是一种常用过滤器，可以锐化图像，一般用于边缘检测。下面以垂直方向滤波为例介绍运算过程。图 2−30 左侧所示是 Sobel 算子滤波器，右侧代表滤波器覆盖的 3×3 图像像素灰度值，滤波后中心像素 f（x，y）的灰度值计算公式如下：

1	0	1	f（x−1，y−1）	f（x−1，y）	f（x−1，y+1）
2	0	2	f（x，y−1）	f（x，y）	f（x，y+1）
1	0	1	f（x+1，y−1）	f（x+1，y）	f（x+1，y+1）

$$G(x, y)= -f(x\text{-}1, y\text{-}1)+f(x\text{-}1, y+1)-2*f(x, y\text{-}1)+2*f(x, y+1)-f(x+1, y\text{-}1)+f(x+1, y+1)$$

G（x，y）是中心像素滤波后的灰度值，接着滤波器移动到下一个位置，重复上述计算，直到滤波器移动到图像的末尾，输出的图像就是经过空间滤波的图像。

例 2−7　对图像 simulation.bmp 进行空间域锐化滤波。

操作步骤（仅包含程序）：

```
clear all
f=double（imread（'c：/simulation.bmp'，'bmp'））;
[m，n]=size（f）;
w=[-1 0 1；-2 0 2；-1 0 1];
G=zeros（m，n）;
for i=2：m-1
    for j=2：n-1
G（i，j）=-f（i-1，j-1）+f（i-1，j+1）-2*f（I，j-1）+2*f（i，j+1）-f（i+1，j-1）
+f（i+1，j+1）;
    end
end
imshow（unit8（G））;
```

空间域平滑滤波器用于模糊处理和减小噪声，例如：在提取大目标之前去除图像中琐碎 的细节，而锐化滤波器目的是突出图像中的细节或者增强被模糊了的细节。

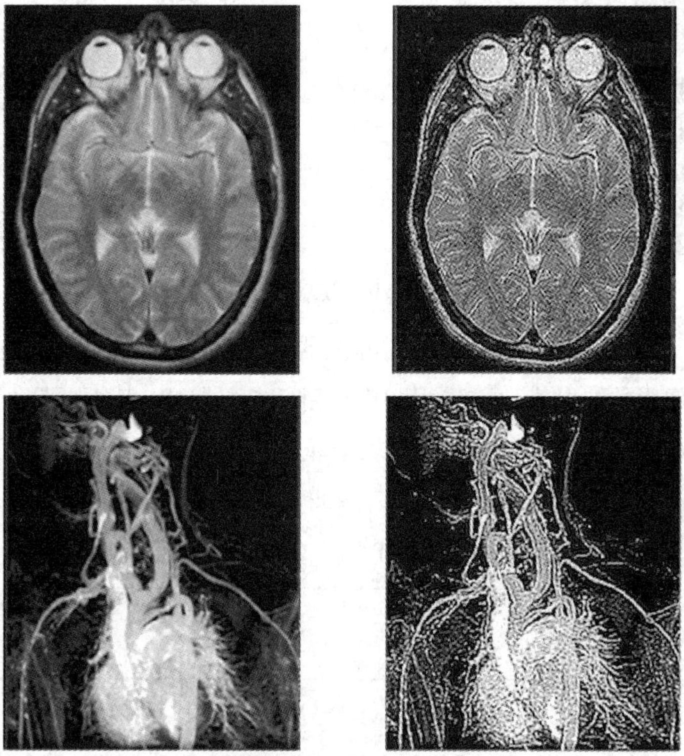

图2-30 图像锐化

2. 频域增强 大多数频域增强是通过傅里叶变换（Fourier transform）或小波变换将需增强的图像转换到频率域，滤波后再经过傅里叶逆变换转换回空间域。

例 2–8 对图像 a.bmp 进行傅里叶变换。

操作步骤（仅包含程序）：

```
X=imread（'c：/a.bmp'，'bmp'）; X1=double（X）;
X2=FFT2（X1）;
sX2=ffshift（X2）;
RR=real（sX2）; II=imaG（sX2）;
A1=sqrt（RR.^2+II.^2）;
B=（A1–min（min（A1）））/（max（max（A1））–min（min（A1）））*255
C=ifft2（X2）;
subplot（1，3，1）; imshow（X）;
subplot（1，3，2）; imshow（B）;
subplot（1，3，3）; imshow（unit8（C））;
```

通常认为图像的主体或图像中灰度变化较缓的区域在频谱中占据的是低频段；图像噪声和图像的边缘在傅里叶频谱中占据的高频段。低通滤波器的作用是衰减高频、通过低频使图像模糊平滑。高通滤波器则相反，它的作用是衰减低频，通过高频，使图像锐利清晰。

3. 伪彩色增强 人的视觉对彩色分辨能力远远高于对灰度的分辨能力，通常人眼能分辨的灰度有十几个等级，但可以分辨 1000 多种彩色层次。伪彩色增强就是根据人的视觉特点，对原来灰度图像中不同灰度值的区域赋予不同的颜色以更明显地区分它们，使目标图像细节更清晰。灰度变换法是常用的伪彩色增强方法。

例 2–9 对图像 a.bmp 进行傅里叶变换。

操作步骤（仅包含程序）：

```
load spine; image（X）;                                        （读入原始图像）
colormap hot;（hot 表示伪彩色图谱，可取 cool、pink、cool、bone、jet 和 copper 等）
```

（四）图像分割

所谓图像分割是指根据灰度、彩色、空间纹理、几何形状等特征把图像划分成若干个互不相交的区域，使得这些特征在同一区域内，表现出一致性或相似性，而在不同区域间表现出明显的不同。简单地讲，就是在一幅图像中，把目标从背景中分离出来，便于进一步处理。随着医学成像技术的不断发展，医学图像分割的算法也层出不穷。图像分割的方法主要包括阈值分割和基于边界的分割方法。

1. 阈值分割 阈值法原理是根据图像中目标和背景的灰度特性确定分割阈值，然后将图像中每个像素的值与这个分割阈值相互比较，从而确定该像素属于目标或背景。图像分割最简单应用就是图像的二值化，法则是灰度值大于或等于阈值的像素设为

255；其余像素设为 0. 一般高亮度是目标，低亮度是背景。

例 2-10 用阈值法分割细胞图像 test.bmp。

操作步骤（仅包含程序）：

```
x=double（imread（‘c：/test.bmp’，‘bmp’）；
［m，n］=size（x）；
T=70；
for i=1：m
 for j=1：n
   if x（i，j）>Tc（i，j）=255；
   else if x（i，j）<=Tc（i，j）=0；end
   end
end
subplot（1，2，1）；imshow（x）；subplot（1，2，2）；imshow（c）；
```

阀值分割细胞图像如图 2-31 所示。

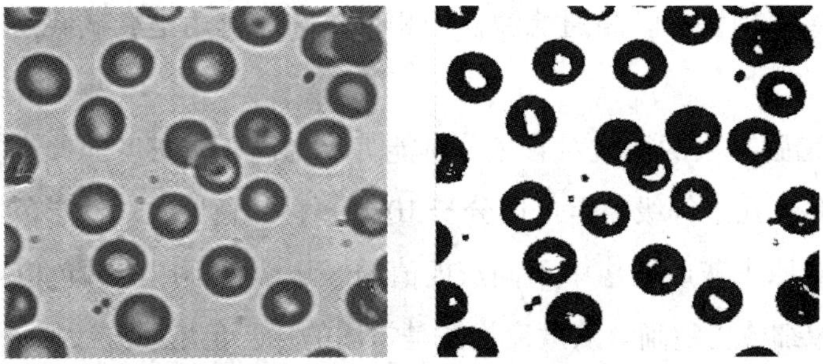

图2-31 灰度级门限化方法图像分割效果图

2. 边缘检测 数字图像的边缘检测是图像分割、目标区域的识别、区域形状提取等图像分析领域十分重要的基础，是图像识别中提取图像特征的一个重要属性，图像理解和分析的第一步往往就是边缘检测。边缘是指图像局部强度变化最显著的部分，主要存在于目标与目标、目标与背景、区域与区域（包括不同色彩）之间，是图像分割、纹理特征和形状特征等图像分析的重要基础。

Sobel 算子分别计算垂直和水平模板卷积和，设大于设定阈值的点为边缘。Sobel 算子的实现函数是：BW=edge（I，‘sobel’，thresh，direction）；direction 代表 sobel 算子检测的方向，可以选择的参数是水平和垂直方向，如图 2-32 所示。

$$\begin{matrix} -1 & 0 & 1 \\ -2 & 0 & 2 \\ -1 & 0 & 1 \end{matrix} \qquad \begin{matrix} 1 & 2 & 1 \\ 0 & 0 & 0 \\ -1 & -2 & -1 \end{matrix}$$

垂直方向模板S1　水平方向模板S2

图2-32 Sobel算子模板

例 2–11　用 Sobel 算子对图像 rice.png 进行边缘检测。

操作步骤（仅包含程序）：

```
I=imread（‘c：/rice.png’，‘png’）；
BW=edge（I，‘sobel’）；
BW1=edge（I，‘sobel’，[0.1]），‘horizontal’）；
BW2=edge（I，‘sobel’，[0.1]），‘vertical’）；
subplot（1，4，1）；imshow（I）；title（‘rice’）；
subplot（1，4，2）；imshow（BW）；title（‘自动’）；
subplot（1，4，3）；imshow（BW1）；title（‘水平，阈值 =0.1’）；
subplot（1，4，3）；imshow（BW2）；title（‘垂直，阈值 =0.1’）；
```

（五）纹理分析

图像纹理是由大量或多或少有序的相似基元或模式组成的一种结构形式，这些基元或模式单独观察时没有特别引人注目的特征，如整体观察则呈现出一定的空间分开布特征。如直接观察组织的超声图像时，不难发现图像基元呈现为一种颗粒状结构，这是由于在超声成像系统可分辨的最小单元内存在着许多不可分辨的微小散射体，超声波在组织内传播时遇到这些等于或小于波长的细微结构时即发生散射，散射波之间相互干涉，导致回波幅度波动所形成。灰度的这种二维空间分布规律构成了组织超声图像的纹理特征，其反映了人体脏器组织的声学特性，进而可以反映出组织结构的改变。诸多研究表明：相同的组织在相同的成像条件下每次都会产生相同的纹理模式；不同组织其超声图像纹理特征不同；同一组织当其内部结构发生改变后，其超声图像的纹理特征亦不相同。利用计算机图像处理技术可对这种纹理特征进行数理模式分析，寻找能反映纹理特征的数理参量，从而达到对组织结构特征进行评价的目的。

在医学临床上经常使用纹理分析技术。某项研究显示肝纤维化时肝脏密度呈现不均匀改变，在 CT 图像上凭肉眼无法观察确定。对感兴趣区，采用灰度共生矩阵的方法，提取能力、对比度、逆差矩、熵等参数作为图像的纹理特征量，经统计学分析正常组和异常组的能力、熵、逆差矩是否存在显著性差异。

（六）图像压缩

图像压缩就是把图像文件的大小进行压缩变小，同时图片的质量又不会失真到不能接受的程度。医学图像是医学诊断和疾病治疗的重要依据，确保恢复图像的高保真度和真实性是医学图像压缩首要考虑的因素。

第五节　医学影像的融合

随着IT技术与各类医学影像检查仪器性能的进步与提高不断推动了当今影像医学的发展，医学影像的融合技术作为图像后处理技术的完善和更新，已经成为影像学领域新的研究热点和医学影像学新的发展方向。

医学影像的融合是指利用计算机技术，将各种影像学检查所得到的图像信息进行数字化综合处理，将多种源产生的数据协同应用、空间配准后，融合各种检查的优势以产生一种全新的、高质量的影像信息来达到计算机辅助诊断目的。

一、医学影像融合技术与分类

在医学图像研究中，信息融合需要通过协同效应来描述，影像融合的实施即实现医学图像的协同。影像融合的关键技术包括图像数据转换、图像数据相关、图像数据库与图像数据理解。① 图像数据转换是指对来自不同采集设备的图像信息进行格式转换、三维方位调整、尺度变换等，以确保多源图像的像素与体素表达同样大小的实际空间区域与组织脏器在空间描述上的一致性；② 影像融合需要实现相关图像的对位，也就是点到点的一一对应；③ 图像数据库的作用是实现典型病例、典型图像数据的存档和管理以及信息的提取，为融合提供数据支持；④ 数据理解是对各种成像设备所得信息进行综合处理和应用，以获得新的有助于临床诊断的信息。

医学影像融合分别从融合技术、处理方法、融合系统拓扑结构等不同角度出发，可分类如下。

1. 按融合技术分类　可分为单模融合、多模融合和模板融合。

（1）单模融合　是指将同一种影像学的图像融合，多用于治疗前后的对比、疾病的随访观察、疾病不同状态的对比、运动伪影和设备固有伪影的校准等方面。

（2）多模融合　是指将不同影像技术的图像进行融合，包括形态和功能成像两大类，多模图像融合主要是将这两类成像方法获得的图像进行融合，其意义在于克服功能成像空间分辨率和组织对比分辨率低的缺点，发扬形态学成像方法分辨率高、定位准确的优势，最大限度地挖掘影像学信息，综合利用这几种检查所提供的信息，对病情做出更确切的诊断。

（3）模板融合　是指将患者的图像与模板（解剖或生理图谱等）图像融合，多用于正常结构的统计测量、不同患者同一类病变的比较、生长发育和衰老进程监测与制订诊断标准等方面。

2. 按处理方法分类　可分为数值融合和智能融合。

（1）数值融合　是将来源于不同成像设备的图像做空间归一化的处理，获得一致性描述后来直接应用。

（2）智能融合　是将来源于不同成像设备的图像做空间归一化处理后，根据研究的需要，选择不同图像中的所需信息进行综合。

3. 按系统拓扑结构分类　可分为集中、分布、分层和混合等方式。

（1）集中式　是将各种成像设备所得的图像都直接送到中央处理器来进行融合处理。这种结构既可实现时间融合，又可实现空间融合，但由于其数据量大，数据样式多，对传输、处理设备要求较高，解决策略复杂。

（2）分布式　是指各成像设备都是一个个自主的局域处理器，完成对采集信息的局域处理，可在本地完成时间融合，同时又可与其他的结点通信，完成最终诊断，这种结构要求成像设备的性能良好并具开放性。

（3）分层式　是在集中和水平式之间引入中间结点，先进行同类成像设备的数据融合，再将结果送至全局处理器，进行异类成像设备的信息融合。

（4）混合式　是按信息之间的内在联系将整个系统分解成若干个互连的小型系统，逐级地进行融合，得出最终的诊断结果。

二、医学影像融合临床应用

利用计算机技术对多项检查成像信息进行融合处理并将成果应用于临床已成为现代医学影像学发展的主要方向，其对于临床的价值主要体现在以下3个方面。

1. 对影像诊断的帮助　①融合后的影像能够清晰地显示检查部位的解剖结构及毗邻关系，有助于影像诊断医生全面了解和熟悉正常组织、器官的形态学特征；②通过采用区域放大、勾画病变轮廓、增添病变区伪彩色等手段，增加病变与正常组织的差异，突出显示病灶，帮助医生及时发现病变，尤其是早期不明显的病变和微小病变，避免漏诊；③在影像中集中体现出病灶在各项检查中的典型特征，有助于诊断医生做出更加明确的定性诊断，尤其是疑难疾病的鉴别诊断。

2. 对手术治疗的帮助　在影像的融合中，采用了图像重建和三维立体定向技术，可以清楚地显示复杂结构的完整形态和病灶的空间位置以及病变与周围正常组织的关系，对临床制定手术方案、实施手术以及术后观察起了重要作用。

3. 对科研的帮助　影像的融合集中了多项检查的特征，同时体现了解剖结构，病理特征，以及形态和功能的改变，并可以对影像信息做出定性、定量分析，为临床疾病的进一步研究提供了较为完整的影像学资料。

如图2-32所示，对某肺部肿瘤患者注射TC-99m-MDP（放射性核素骨显像药物）后，对其同时进行胸部X线CT断层显像和胸部骨断层显像，并对这两种影像进行图像融合。如单从 ECT 图像分析，应诊断为肿瘤肋骨转移（4 个病灶），而 CT 未发现骨骼异常。ECT 与 CT 图像融合后，依据横断层融合定位图像发现最大的病灶位于胸壁软组织上（该病灶为胸壁脓肿侵及肋骨）。可看出利用具有高灵敏度的 ECT 图像和分辨率高的 CT 图像进行同机融合后，克服了两者的缺陷，发挥了各自的优势，极大地提高了核医学影像对病灶的定位和定性诊断的准确性。在图 2-32 中，左侧自上而下为 X 线 CT 横断面、冠状面及矢状面。中间自上而下为胸部 ECT 骨断层显像的横断面、冠状面、矢状面。右侧为 CT 和 ECT 融合图像：在横断面的融合图像中清晰可见病灶定位在胸壁软组织上。

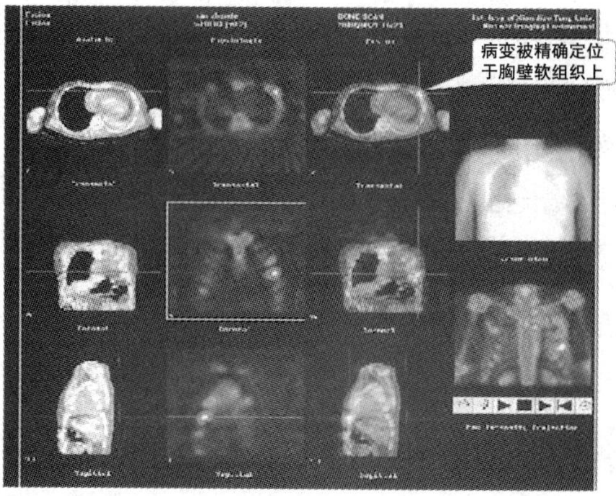

图2-32　肺肿瘤骨转移患者的CT与ECT影像的图像融合

如图 2-33 所示病例。某男，64 岁，CT 发现“右肺中下叶占位性病变，约 4cm × 3cm，边缘分叶征，右肺中叶支气管闭塞，纵隔内明显肿大淋巴结影”。纤支镜检诊断为肺癌。术前作 PET-CT 检查，除原 CT 所发现原发病灶及纵隔淋巴结外，发现右锁骨上有淋巴结转移，从而对治疗方案进行了改变。

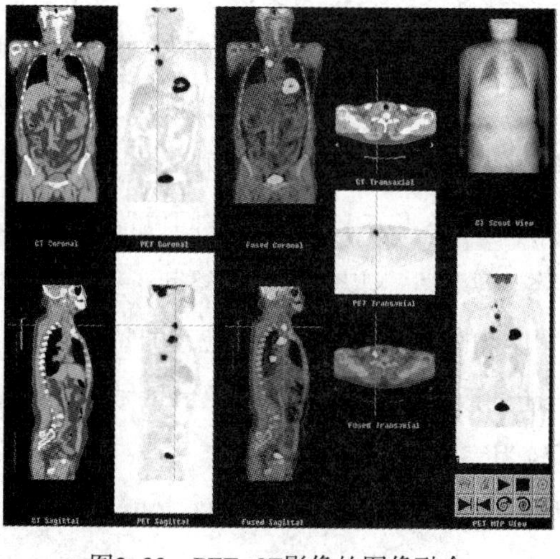

图2-33　PET-CT影像的图像融合

如图 2–34 与 2–35 所示病例。某女，44 岁，B 超怀疑“右乳癌”。乳腺穿刺涂片查到癌细胞。钼靶示右乳外上象限示 3cm × 3cm 大小不规则肿块影，密度不均，内示结节状高密度区，边缘分叶，同侧腋窝示长径 1.2cm 肿大淋巴结。B 超右乳外上象限内见 3cm × 2.4cm 低回声结节，边界不清晰，形态不规则，回声不均质，后方回声轻度衰减。PET–CT 除原发灶外，发现右侧腋窝有转移淋巴结，术中发现哨位淋巴结转移。

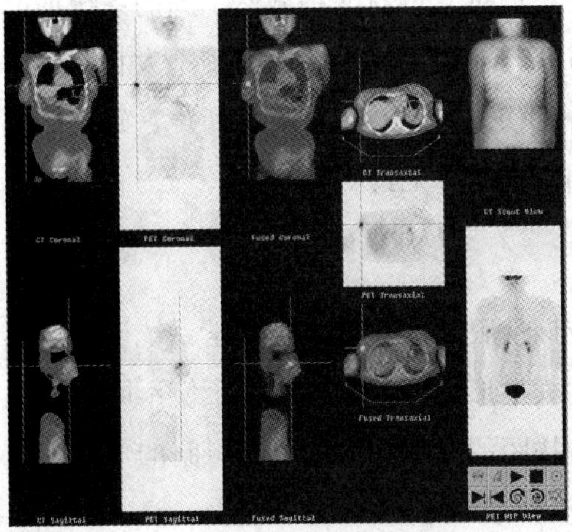

图2–34　PET–CT显示右侧乳腺原发灶部位

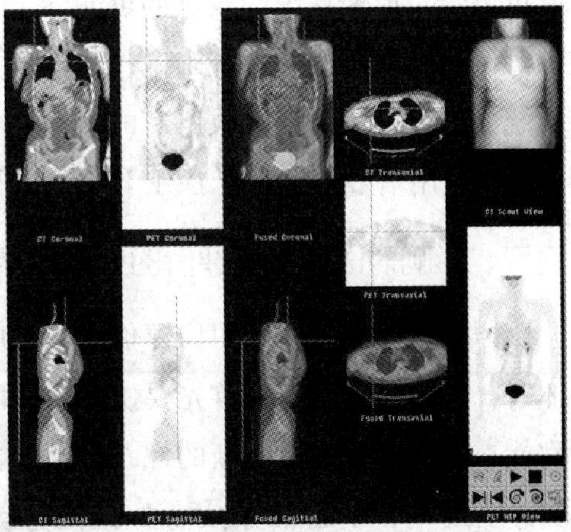

图2–35　PET–CT显示右侧腋窝转移淋巴结

医学影像的融合是利用计算机技术将多项检查成像的特征融合在一起重新成像，影像融合既保留了原有的后处理技术，又增添了新的内容。它是信息融合技术、数字化技术、计算机技术等多项技术在医学影像学应用的深入和扩展。医学影像的融合将会带动医学影像技术的又一次更新，是影像医学新的发展方向。

第六节　影响对医学图像评价的因素

对医学图像评价产生的影响包括成像质量的客观物理因素与人的视觉系统等主观因素。

一、影响对医学图像评价的客观因素

各种成像系统最后供给医生的图像都是经过加工处理的实际信号。但有一些物理因素可影响成像的质量。包括 X 线的发射光谱、待测对象的吸收特性和散射特性、增感屏的吸收特性及其发射光谱。

噪声的物理源与同源本身和检测系统密切相关，因此测量时应按需选择。医学中的放射摄影，有如下几种类型的噪声干扰，即感光乳胶的结团、胶片的物理形变、增感屏磷光物质的无规则漫射、胶片处理中杂斑的形成以及量子杂斑等。

这些噪声干扰源有些是可以忽略或从原则上说是可以消除的，如胶片处理过程中杂斑的形成；然而有的噪声干扰，从原则上说是不可能消除的，如量子杂斑。并且对于快速感光胶片以及高千伏摄影条件，量子杂斑变成很重要的噪声源，这时对于噪声的测量就宜用直接可检测的量子效率 DQE 进行估价（DQE ≤ 100%，只产生不传递）。

对 DQE 评价的意义在于：一是可以指出系统的工作状态与基本的限度相差多少，由此可提示对成像系统的改进的可能性：二是通过它可对两种截然不同的系统加以比较。对计算机断层摄影系统来说，其检测方式与一般的放射摄影系统不大相同，但如果系统的射线检测器能吸收所有的 X 线，则 DQE 约为 100%。对于超声、磁共振成像则可以以应用信号、噪声及 DQE 作为一个研究的初等工具。

二、影响对医学图像评价的主观因素

探讨主观因素对医学图像评价的影响应该从眼睛这个特殊的光学系统说起。观察物体时，要想看清楚它，首先要使它在视网膜上形成清晰的像。为了使不同距离的物体都能在视网膜上形成清晰的像，必须随着物距的改变相应地改变眼睛的焦距。晶状体实际上是一个可变焦距的透镜，这使它具有很强的适应能力。

视网膜图像主要形成在中央凹处的面积上，然后由光接收器——杆状细胞和锥状细胞产生的相对刺激作用传入大脑，由大脑整合获得图像感觉。

医学中所遇到的各种图像基本上是由许多分离的亮点（像素）排列显示出来。因此人的眼睛对于不同亮度之间的分辨能力，在评价图像处理结果中也是必须考虑的重要方面。

人的视觉系统适应光强度的范围很宽。由视觉刺激阈值到强闪光之间，光强度的级别约为 10^{10} 级。医学成像系统中，常将各种信息用具有各种灰度级别的像素点构成阵列，以显示“图像”，其光强度表示为该点的灰度级。灰度级的最小值认为是黑，最大值认为是白，而所有中间值都是由黑连续变为白时的灰度渐变级。

可见，平面上的像素位置可用坐标表示，其灰度级也可用数字表示，因此所谓数字图像就是在空间坐标上和亮度上都是已经离散化了的像素矩阵图像。

为了得到高质量的数字图像，图像清晰度主要取决于像素数目。固然，这些参量的增加将使图像更加接近原始信息。但当像素数目增加时，对系统的存储量和数据处理量也随之增加。

第七节　计算机医学影像技术展望

随着计算机技术、半导体技术及网络化应用的迅速发展与现代数字医学影像设备

的不断进步，在影像诊疗过程中产生了包含海量患者信息的高质量数据。同时充分利用高分辨率、高质量的数据，针对患者感兴趣区域数据进行有效的采集，充分挖掘其中的有用信息，并进一步地提高诊断率与利用分子生物学、核、磁医学等技术对人体生理生化指标、发病机制机理进行的定性、定量分析和治疗成为数字化诊疗与医学图像后处理技术前进与发展的基础。

在当前计算机多核并行处理能力不断增强、价格降低并且临床诊疗要求实时、快速、准确的前提下，医学图像后处理技术从2D诊断进步到3D、4D诊断，同时还产生了虚拟内窥、组织分割、虚拟现实技术与计算机辅助探测技术等多种诊疗方法和手段，并在可视化应用和智能化应用方向上不断取得新进展。

一、医学图像多维后处理技术

医学图像2D后处理技术中，除具备图像放大、旋转、W/L调整、图像比较等功能外，还包括基于容积数据的高级功能，如多平面/曲面重建，使医生可以按照任意的平面或曲面，获得感兴趣面的2D图像，适应人体结构的复杂性。

在3D可视化技术应用中，容积图像处理技术得到了广泛应用。其中容积图像处理中的双斜位MPR/三斜位MPR功能，用于体位校准和校准后的平面与任意曲面的重建，在厚度任意可调的MPR下的MIP、VRT等重建方式，使医生能看到任何感兴趣的图像信息，让容积数据处理实现了没有盲点的高级处理，在提高信息挖掘质量的同时，也提高了容积数据处理的效率。医学影像3D智能化后处理技术应用中，组织分割技术可针对骨骼、四肢血管、腹部血管和颈部血管做有效的自动与半自动提取，提供的多种手动分割工具，可以为诊断与治疗方案提供了三维解剖图像。

随着4D彩色超声技术的诞生，在医学影像检查像素、体素的基础上引入四维－时间向量的概念，在3D超声波图像加上时间维度参数，可以显示人体内脏器官或胎儿在母体内的即时动态活动图像，成为医学影像技术的一次重大的进步与飞跃。

二、计算机辅助探测与虚拟现实技术

计算机辅助探测技术首先被国外应用在针对肺癌和乳腺癌的早期探测。其中，智能化乳腺辅助探测技术集中了图像目标识别、特征提取、智能学习和决策。通过一定量的经过临床病理验证的病例去训练智能库，可以让计算机辅助探测系统达到接近专家的诊断水平。

虚拟现实（virtual reality，VR）技术又称为立体显示技术，在医学可视化领域的应用给临床带来全新的诊断信息。当前的3D技术，都是由平面的CRT或LCD显示器来显示重建出来的3D图像，失去了深度信息，如果采用立体显示技术和立体显示器，医生可以真实地观察到有深度感的人体结构，视觉感觉如同观看立体电影。虚拟现实技术，对于复杂病例的诊断和治疗，起到了其他任何方法都无法替代的作用，也是医生可以无创地最大程度获得患者活体解剖结构的可视化技术。我们在脑部肿瘤和血管的立体显示中，可以更为清楚地看到肿瘤与血管的空间关系。VR 技术的应用对医生的诊断和手术前的手术计划和术中导航等，有着非常重要的实用价值。

在数字化医院发展与建设中，针对包含大量信息的数字化医学图像应用的探索永无止境，图像后处理的新技术、新方法层出不穷，在计算机与网络技术的基础上，向更精确、更清晰、更快速、更安全、更智能的方向发展。作为当代医学生，需要打好坚实的 IT 技术基础，了解医学影像后处理的重要价值，不断关注生命需求与医学技术的发展和进步。

现代医学影像技术的发展推动了医学诊断、治疗水平的进步，为建设数字化医院提供了技术基础和科学的手段。现代医学影像的成像原理本质上是如下的一个过程，即由源包括电离辐射（比如 X 射线、γ 射线）和非电离辐射（比如超声波）的自身性质和源与物质的相互作用，并最终利用计算机等现代技术手段来采集成像数据，按数学方法用计算机重建数字图像，最终在屏幕上进行显示、输出并用于医学诊疗的过程。PACS（picture archiving and communication systems）全称为医学影像存档与通信系统，是近年来随着数字成像技术、计算机技术和网络技术的进步而迅速发展起来的，旨在全面解决医学图像的获取、显示、存贮、传送和管理的综合系统。如同计算机与互联网日益深入地影响我们的日常生活，PACS 也在改变着影像科室的运作方式，一种高效率、无胶片化影像系统正在悄然兴起。我们要了解现代医学影像技术与设备的发展历史和应用现状，全面掌握医学图像今后检查与治疗的新技术、新方法和新动向，使医学生认识到掌握坚实的 IT 技术基础是运用医学影像处理技术，真正挖掘与发挥数字医学图像临床价值的前提。

习 题

一、填空题

1. 至今为止 CT 经历了 5 代发展：滑环技术、螺旋 CT、多层 CT 和__________。

2. 核医学影像设备 ECT 包括________________________等设备。

3. 医学影像系统成像主要包括 4 个共性是________、________、________、______。

4. 医学影像设备分为 5 种类型：X 线摄影系统、磁共振摄影系统、超声诊断系统、与__________。

5. 虚拟内窥镜采用______________技术，利用 CT、MR 等设备产生的图像，进行三维重建工作。

6．医学X线摄影系统包括____等设备。

7．图像的类型主要分模拟图像和____。

8．数字图像是指____。

9．对模拟图像进行数字化转换主要包括两个环节：即对二维模拟图像进行抽样处理和____________________________。

10．医学影像融合按处理方法分类，有____________________和智能融合法之别。

11．数字化虚拟人的研究包括3个阶段是：__________________________。

12．PACS系统全称为________________，中文含义是________________________。

13．PACS系统使用网络传输协议标准为____________________。

14．PACS影像工作站系统包括____________、____________与____________三类。

15．RIS系统全称为____________________，中文含义是________________。

16．DICOM含义是__________________，HL7的含义是______________。

二、简答题

1．现代医学影像技术的起源和发展是怎样的？

2．比较五类现代医学影像设备的临床应用价值。

3．举例说明应用X射线作为照射源的医学影像设备有哪些？

4．谈谈超声检查与其他医学影像检查的不同之处。

5．什么是DSA成像检查？

6．简述图像数字化过程？

7．图像增强的目的是什么？

8．简述医学影像三维重建的过程？

9．简述虚拟内窥镜应用的临床意义？

10．什么是虚拟数字人？

11．简述医学影像融合的关键技术有哪些？

三、上机操作题

1．利用Internet网络检索医学影像技术最新进展情况，并写出1000～1500字论文或综述。

2．利用Internet网络检索有关CR、DR、CT、MRI的最新医学影像后处理技术相关资料，制作成幻灯演示文稿，要求图文并茂，能进行生动详细地演示。

3．利用Internet网络检索我国PACS系统应用状况，并写出1000～1500字论文或综述。

第三章　医药卫生管理信息系统

[内容简介]

本章主要简单介绍目前比较常见的医药卫生信息系统，包括公共卫生管理信息系统、医院诊断管理信息系统、医药生产管理信息系统和 GSP 药品经营管理信息系统等。

[学习目标]

了解常见医药卫生信息系统的目的意义、基本结构和基本操作功能等。

第一节　公共卫生管理信息系统

一、公共卫生管理信息系统概述

（一）公共卫生管理信息系统基本概念

公共卫生是关系到一国或一个地区人民大众健康的公共事业。具体内容包括对重大疾病尤其是传染病（如结核、艾滋病、SARS 等）的预防、监控和医治，对食品、药品、公共环境卫生的监督管制，以及相关的卫生宣传、健康教育、免疫接种等。

公共卫生管理信息系统是为方便有效地管理公共卫生，包括医疗卫生境卫生、疾病监测、行政决策等的系统，为了给公共卫生服务系统的各个层次机构提供公共卫生管理决策的信息而建立的。公共卫生管理信息系统从信息的采集到给决策者提供决策分析的流程如图 3–1。

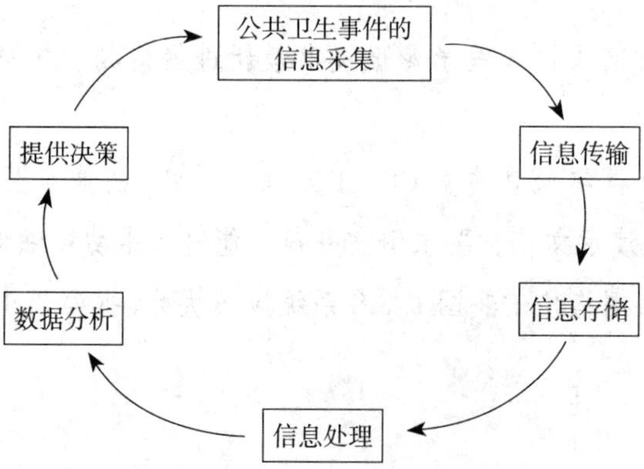

图3–1　公共卫生管理信息系统的总体功能流程图

（二）公共卫生管理信息系统基本内容与构成

公共卫生管理信息系统包括医疗卫生信息系统以及公共环境卫生检测与管理、疾病预防控制、公共卫生设备、食品安全等。公共卫生管理信息系统就是将医疗、卫生、预防等工作信息化，构建成一个信息化管理系统，而又利用系统里面的信息与数据，向各个机构反馈信息，提供更有效的管理机制与决策，提高公共卫生服务的质量。公共卫生管理信息系统同时与高速的网络应用结合，实现信息共享，有效解决信息时效性问题。公共卫生管理信息系统总体设计如图 3–2。

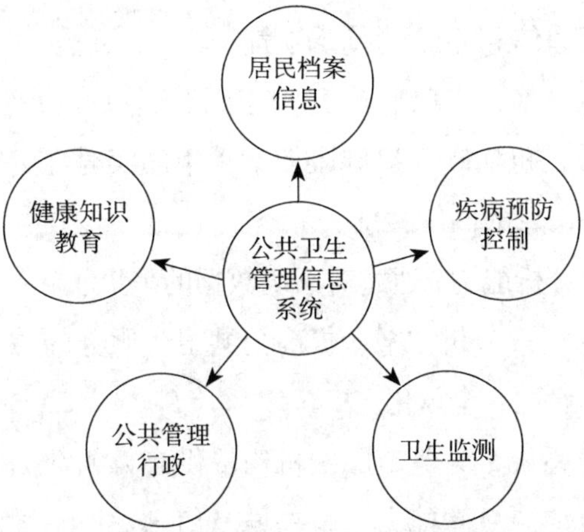

图3–2 公共卫生管理信息系统总体结构

（三）公共卫生管理信息系统的特点

1. 高效性 对所有资源和工作流程进行有效整合，使得公共卫生管理有更高的工作效率。

2. 共享性 利用网络平台，实现一处输入，多处享用，提高各个单位工作效率和信息资源使用率。

3. 实用性 为各部门提供分析决策的各类统计数据，及时了解各部门运行状态，并及时调整工作策略，提高工作效率。

二、公共卫生管理信息系统的总体设计与功能

（一）公共卫生管理信息系统总体的模式结构

公共卫生管理信息系统主要概括为 5 个板块，分别是居民档案信息、疾病预防控制、卫生监测、公共卫生行政管理、健康知识教育，如图 3–3 所示。

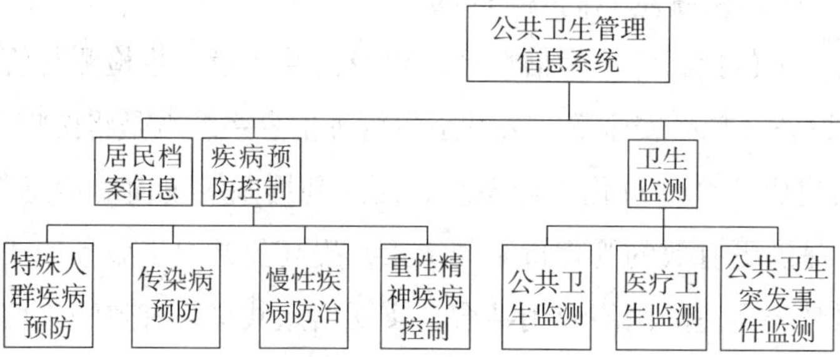

图3-3　公共卫生管理信息系统功能模板

（二）公共卫生管理信息系统的基本功能

应用先进的计算机技术，实现个人基本健康档案管理的系统化、流程化、标准化，满足多方面的管理要求。也实现人口健康档案采集的实时性，解决信息空间时间带来的延时问题，还能实现信息的高度共享。

利用计算机数据的分析能力，通过对系统数据的采集、录入、分析，提取有效数据，为行政机构提供有效的决策分析方案，提高公共卫生服务的质量，使公共卫生管理走向信息化、系统化、现代化、全球化。

通过公共管理信息系统，为各个层次机构提供有力的数据分析，提高公共卫生服务和突发公共卫生事件应急处置能力。解决城乡信息发展不平衡的问题，促进城乡居民逐步享有均等化的基本公共卫生服务。利用网络信息技术，促进城市医院与社区卫生服务机构的合作。

（三）公共卫生管理信息系统子系统的设计与功能

1. 居民档案　居民档案的建立与实时更新，尤其是农村居民基本信息与健康基本情况的档案建立十分重要。因为在我国13亿人口中，有9亿人口是农村人口，只有农村居民的健康有保障，国家的公共卫生管理者才能更全面地分析国家公共卫生情况，提出更有效的管理决策，服务于公共卫生管理。基本功能结构如图3–4。

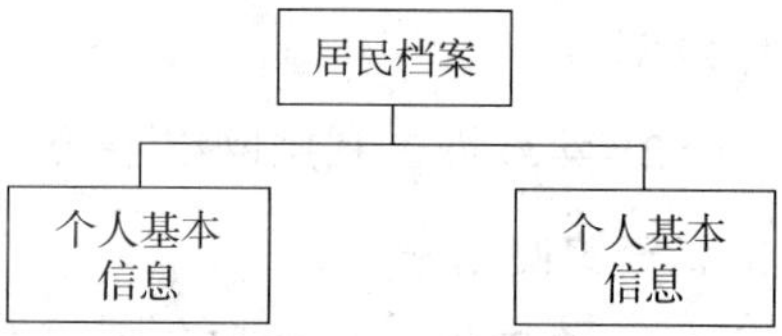

图3–4　居民档案结构设计

2. 疾病预防控制　疾病预防控制主要包括特殊人群疾病预防、传染病预防、慢性病防治以及重性精神病控制，主要是为公共卫生管理者更好地跟踪一些疾病的情况，并根据情况提出适宜的防范措施和做好突发疾病如传染病的控制救治措施。我国13亿人口中，老人、儿童及孕产妇人口占一定比例，而且他们的生命比较脆弱，需要更多地关注，及时了解情况，及时发现并解决问题，才能保障国家未来发展。

传染病发病快，传播快，控制难，公共卫生管理信息系统通过系统的共享性、高效性，解决信息采集的空间和信息传输的时差性问题，及时掌握传染病的发生，及时采取控制治疗方案，最大化减小传染病的传播速度，减少不必要的损失。

慢性病虽然不会对生命造成致命性的伤害，但是有效地了解慢性病的发生、基本情况，做到预防与控制，减少慢性病对个人带来的不适，及时让患者恢复健康，达到公共卫生管理信息系统为保证人们健康、延长寿命的目标。

在国家高速发展的时代里，人们的生活节奏也不得不越来越快，一直承受着巨大的压力，工作压力、学习压力、生活压力等很容易造成人们心理压抑，如果没得到及时的疏导，将容易发展成精神病，煎熬着人们的心灵，同时阻碍社会发展。公共卫生管理信息系统将不断丰富更新有效的精神病的防范措施，以及心理知识的辅导，让人们及时有效地疏导自己的压力，得到精神的安宁，获得健康的心灵，健康快乐生活。

疾病预防控制功能结构如图 3–5 所示。

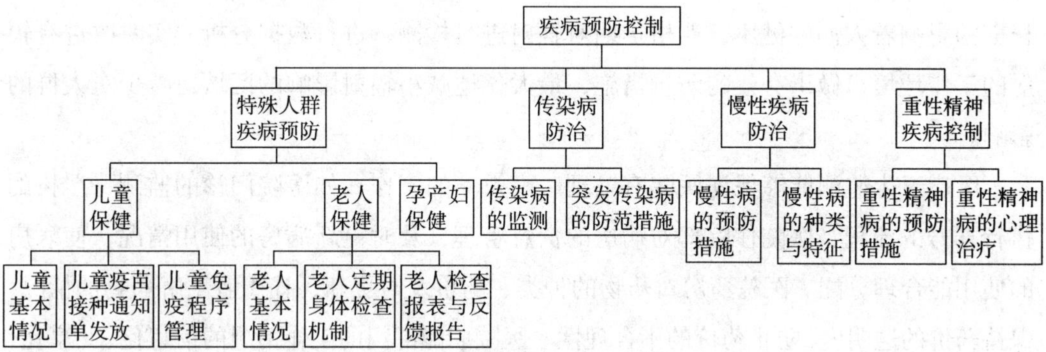

图3–5　疾病预防控制的功能结构

3. 卫生监测　卫生监测同疾病预防控制一样重要，在公共卫生管理系统中占据重要作用，只有卫生监测与疾病预防全面落实，才能更全面地分析公共卫生的管理情况，及时有效调整管理措施，提高公共卫生管理系统的功能性。卫生监测功能结构如图 3–6 所示。

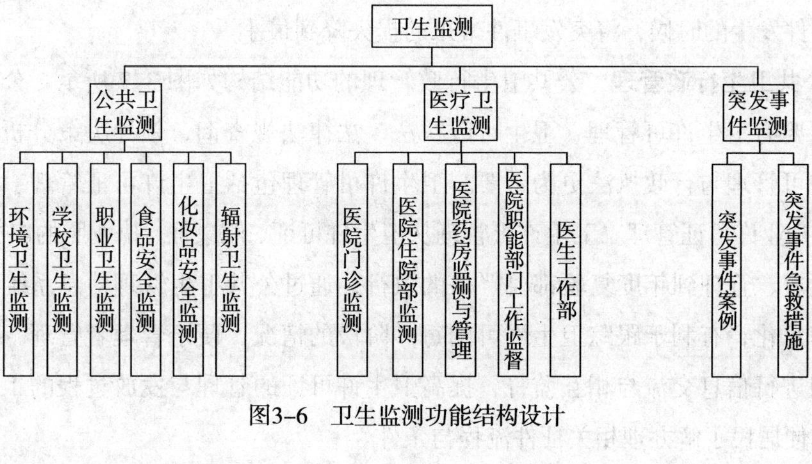

图3–6　卫生监测功能结构设计

公共卫生监测按性质分为三大块：公共卫生监测、医疗卫生监测、突发事件监测。公共卫生监测主要是指对我们自然环境卫生、工作环境、学习环境、食品安全、生活用品化妆品的安全、环境辐射进行的监测。及时了解环境污染及救治情况、环境保护工作状况，保证人们能够在一个健康环保的生活环境生活，保证生活质量。良好的学习、工作环境将提高学习、工作效率，并保证学习工作者的健康。实时地监测学习工作的环境，如校园绿化、噪声污染、工厂的噪声污染、化工品的质量指标等监测，及时提出环境改进的措施，提供良好的环境，保障学习工作者的健康。化妆品占据着市场一定重量的比例，严格对化妆品质量监测，将很大程度地保护着消费者的利益，还一定程度保障消费者的健康。通过信息系统，及时获取分析数据并提出有效的处理措施，防止不合格化妆品流入市场。科技的发展，高科技产品的使用，也带来一定有危害的副产品，如医疗的拍片技术的改进带来的是辐射的增加，信号发射器的辐射等，都将长期的影响着人们的健康，严格定期对辐射进行检测，进行数据分析，实时改进有辐射的工作环境，做出有效的防护措施，最大化地减小辐射影响的区域，减少对人群的影响。

医疗卫生监测能够保证医院有条理、高效率的工作。如医院门诊的监测，严格的执行挂号的流程，医院住院部对病房的信息管理，及时更新病房的使用情况，使病房的使用能合理分配。医院药房对药物的种类、药价及时更新，让患者了解药物的情况，保持药价的透明度，防止药价的不合理性。医院职能部门的工作情况的信息化、共享化，能有效地进行各部门的信息交流，工作决策的提出，同时也起着监督的作用，促进各部门工作的落实效率，不断优化医院管理系统。医生工作站可促进医生的交流，不断提高医生的职业素养、职业道德、职业技术，提高医生的工作能力，不断培养出更多的优秀医师，相互监督，共同为患者打造一个好医院。

突发事件具有应急性强、难控制的特性，系统对突发事件进行信息采集、传输、存储、分析、提取有用数据，总结归纳各类突发事件的共性与特性，做出及时有效的应急措施，在突发事件发生的时候，将突发事件带来的损失降到最小。

4. 公共卫生行政管理　公共卫生行政管理的功能结构如图 3-7 所示。公共卫生行政管理主要有卫生许可管理、卫生行政执法、法律法规查询、领导决策分析构成，其中卫生许可管理与行政执法更为重要。卫生许可管理包括卫生许可证管理、健康证培训管理、执业许可证管理。卫生许可管理从卫生许可证、健康证、执业照的申办、审查、审批、发放、管理到年度复验都要严格的执行，通过公共卫生管理信息系统将卫生许可管理信息化，有利于跟踪卫生许可的每一阶段的情况，便于管理者管理，也有利于各级部门进行信息交流与相互监督，提高卫生许可证的管理与发放过程的工作效率与效果。方便居民了解办理相关证件流程与条件。

卫生行政执法，将卫生行政执法的原则信息化，提高执政者的法律意识，严格按照执政原则落实各部门应该落实的工作。便于居民监督执政者的工作，使执政者有使命感的职责。

法律法规查询，更方便公共卫生各层次机构管理者了解自己的职能，一定程度上起到监督作用。也让持有各证件的持有者了解法律法规，严格按照执行原则行使权力，维护消费者的权利。

通过公共卫生管理信息系统，将领导决策分析进行采集归纳，让各级管理者相互交流，采取更有效的措施，提高公共卫生服务的质量。

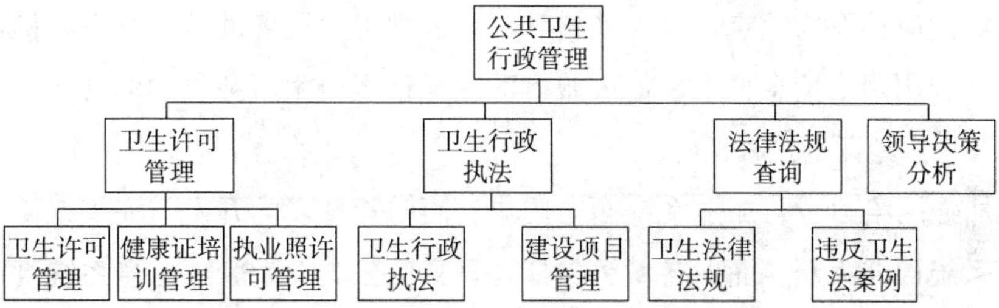

图3-7　公共卫生管理行政管理功能结构

5. 健康知识教育　健康知识教育的功能结构如图 3-8 所示。主要是集结一些简单容易理解的健康知识，让居民学会健康生活。比如，传染病的预防知识，可以让居民了解传染病的病原、传染病的症状以及预防与简单救治措施，可以让人们第一时间进行简单的治疗，减小患病的几率。

饮食健康知识，让居民了解一些科学健康营养的饮食搭配，了解一些已知的食物的相克搭配，防止食物中毒的现象发生，保证居民饮食健康，从日常生活中保证身体的营养状态，提高免疫功能，减少疾病的发生率。

食品营养知识，主要向用户提供各种食物的营养价值以及适宜人群和适宜食用的季节等，让用户可以根据自己的身体状况进行科学健康的营养补充以及维护，提高机体的免疫力，减小发病可能。

运动知识，也是为让用户能够科学地进行锻炼，有效提高身体质量，让身体处于健康良好的状态。

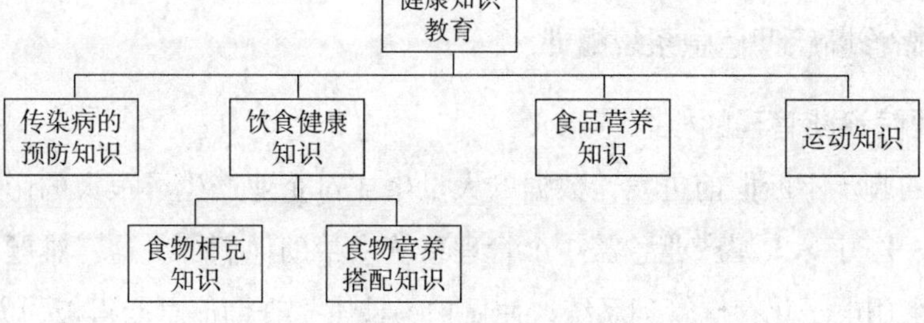

图3-8　健康知识教育功能结构

三、公共卫生管理信息系统的未来发展

（一）公共卫生管理信息系统的完善与普及

（1）建立实用共享的公共卫生管理信息系统。大力推进公共卫生管理信息系统的建设，以推进公共卫生监测、疾病预防、健康教育网络化、医疗卫生系统检测、人口基本信息档案等工作的高效进行，整合资源，加强信息标准化和公共服务平台建设，逐步实现高效统一，互联互通。

（2）加快公共卫生管理信息系统的建设，加强网络的普及，将系统由城市普及到农村。完善以疾病控制为主体的公共卫生管理信息系统，提高预测警告和分级告能力，以建立居民健康档案为重点，构建乡村和城市公共卫生服务的信息平台，推进医院信息化建设，利用网络信息技术，促进城市医院与社区卫生服务机构的合作，积极发展面向农村及边远地区的进程医疗。

（3）加强网络建设，加强系统面向用户、面向管理者的开发与完善，使公共卫生管理信息系统面向大众，面向各城镇包括乡村，使公共卫生管理信息系统真正服务于大众，服务于国家经济、政治的发展。

（二）公共卫生管理信息系统的健康知识网络化

通过公共卫生管理信息系统的完善，利用网络平台，使居民可以通过进入用户系统，在健康知识教育板块了解一些简单的健康知识，做到预防从健康知识的认知开始，从平常生活中的饮食、起居等方面真正改善身体体质，实现预防的延长寿命、提高生活质量的功能。

（三）加强公共卫生管理信息系统的安全与维护的力度

随着公共卫生管理信息系统的不断完善与普遍使用，需要不断地加强系统的安全性，保持系统正常工作，保证使用者和居民档案的信息安全。设立有效可行的法律保护，真正的让公共卫生管理高效信息化的同时安全可靠。

第二节　医院诊断管理信息系统

一、医院诊断管理信息系统概述

（一）医院诊断管理的概念与意义

信息化的脚步不断向前进发，数据的大量生成对企业产生了很大的影响，尤其是电信、金融、医疗等大型产业急需一个管理系统来帮助他们解决这一难题。越来越多的医院开始采用电子化存储管理系统，使保护、检索、查询信息变得极为方便、可靠。

有效地存储和管理数据与信息的快速访问和有效利用相结合是医疗行业电子化发展的基本因素。世界许多成功的医疗机构已经认识到，统一访问、共享和管理数据可以转化为一个有利的竞争优势。实现网络化客户支持可提高客户满意度并降低成本。因此，对医疗行业的各种数据进行集中存储、管理与备份，并在此基础上充分利用现有数据，以适应市场需要，提高自身竞争力，将是我国医疗行业在市场经济中进一步稳固发展的重要保证。目前医疗行业数据安全集中存储备份主要体现在 HIS 医院信息管理系统（hospital information system）。然而随着 HIS 地不断发展，现在出现了更加细致、更加专业的医院信息管理系统。本节将要介绍的医院诊断管理信息系统就是其中之一，医院诊断管理信息系统是一款非常具有针对性的医院管理信息系统，改变了以前医院老式的医疗诊断管理，采用先进的计算机技术，来帮助医院深化改革、强化管理、提高效益，对提高医疗质量、促进资源共享、扩展信息服务、职称教学研究、提高医院竞争力等具有重要的意义。

医院诊断管理是针对患者在入院治疗期间的各项诊断进行统一化管理，包括门诊管理、住院管理、治疗管理、医药管理、医嘱管理等，针对不同的科室可能还有更为细致的划分，或者不同的系统组成。主要目的是对患者在医院接受治疗期间，所接受的所有治疗进行科学有序的管理，使得治疗过程井然有序，全面提高效益，减轻患者的痛苦。就现在的发展状况来看，此类医院信息系统在发达国家已经得到了广泛的应用，并创造了良好的社会效益和经济效益。在当今医院建设当中，医院诊断管理信息系统已经是必不可少的一个部分。

（二）医院诊断管理信息系统简介

医院诊断管理信息系统是一门融合医学、信息处理、管理、计算机等多种学科为一体的应用性科学技术，在很多医院已经得到了良好的应用，为医院带来了巨大的社会和经济效益，大大方便了医生的工作，大幅度缩短了患者就医时间。

医院诊断管理信息系统是一项针对性非常强的系统，即针对某一类疾病就会有一项专门的诊断管理信息系统，例如，对于心血管疾病诊断，已经开发出了心电图数字化诊断管理系统，此系统基于网络平台，将与心电图有关的大量数据进行采集、分析、处理与保存，提高心电工作的效率并实现心电数据的数字化管理。用于远程查询、编辑及存储等，随时给临床医生提供心电图的分析诊断报告，解决纸上保存心电图的局限性，达到图形与文字描述的整体规范化。将患者的所有诊断、治疗信息进行显示统计处理，为医生抢救患者赢得时间。

该系统的实施将在整个医院建设企业级的计算机网络系统，并在其基础上构建企业级的应用系统，实现整个医院的人、财、物等各种信息的顺畅流通和高度共享，为全院的管理水平现代化和领导决策的准确化打下坚实的基础。医院管理信息系统具有成熟、稳定、可靠、适用期长、扩充性好等特点，可以根据各医院科室自身特点量身制作。

（三）医院诊断管理信息系统实施内容与特点

1. 实施内容 医院诊断管理信息系统的实施包括指定信息规划、引进信息系统产品或自行开发信息系统软件，将信息系统与医学业务紧密结合，辅助运行，支持医院业务运转，并长期保障系统运行状态的过程。医院诊断信息系统实施主要包含三个方面的工作：信息规划、项目实施、长期运行维护保障。

2. 实施特点

（1）实施是医院信息化建设的重要工作 医院诊疗信息系统实施工作是医院信息化建设的主要工作，通过实施，使适合医院业务的信息系统平台逐步建立，并不断发展与完善。

（2）实施以技术为基础，以业务为导向 医院诊疗信息系统实施工作以技术为基础，以业务为导向，实施中要合理优化业务流程，要技术与业务贯通，要技术服务于业务。

（3）组织、沟通、协调是实施工作的重要部分 医院诊疗信息系统实施工作是一项综合性工作，而不是单纯的技术型工作，规划组织、沟通协调在实施工作中尤其重要，实施涉及的人员多、周期长。要处理好各个利益相关者之间的关系，如医院内整体与局部之间、各部门之间、上级行政主管部门、患者、产品提供公司等，应最大限度地调动各个利益相关者的积极性，并充分沟通协调，使项目能够良性循环、发展。

（四）医院诊断管理信息系统特点与优势

电子计算机在医院的应用已有30多年的历史，美国著名的麻省总医院开发的COSTAR系统从20世纪60年代初开始发展，至今已成为大规模的临床患者信息系统。现如今，各项非常具有针对性的医院管理信息系统应运而生，医院诊断管理信息系统以其病种针对性强的优点在现代医院信息管理系统中越来越受到重视，发展的步伐也越来越快。

医院诊断管理信息系统的特点与优势总结起来有如下几点。

1. 针对性 医院诊断管理信息系统的发展方向是针对一类病或者一种病开发一款相对应的诊断管理信息系统，进而方便疾病的治疗，提高诊疗效率，减轻患者的痛苦。例如，现有的心电图数字化诊断管理系统以及中医临床中有望推出的中医运气诊断管理系统，都是进行有针对性的诊疗管理，方便医生更好地开展工作。

2. 实时性 利用医院诊断管理信息系统，医生可以时时登录系统关注患者的病情，使得患者的病情记录能够及时地反映给主治医生，避免一些意外的发生，提前做好充分的准备措施。相对于以前的治疗过程，这种实时性的信息管理显然给医院工作带来了巨大的便利，使患者减轻了痛苦。

3. 多样性　既然已具备针对性，多样性的出现就是对针对性更为细化分支的探讨，医院诊断管理信息系统的针对性是相对于单个系统而言的，正如之前所说，一个医院诊断管理信息系统可能是针对一类病情或者一种特定的病而专用的诊断管理信息系统，也有不是为针对特种疾病而设的诊断管理信息系统，而医院诊断管理信息系统是集成度比较高、管理范围比较广的诊断管理信息系统。例如，医院诊断管理系统继承了很多子系统，像很常见的门诊管理信息系统、住院管理信息系统、治疗管理信息系统、医药管理信息系统等。综合了一名患者在医院接受治疗阶段所涉及的方方面面，全都集成在诊断管理信息系统当中。所以说，医院诊断管理信息系统同样还具有多样性。

二、医院诊断管理信息系统组成与功能

（一）医院诊断管理信息系统组成

具体的医院诊断管理信息系统大都不尽相同，所以不可能找出一个统一的医院管理信息系统模板，本书采用集成度比较高的医院诊断管理信息系统。该系统集成了很多子系统，囊括了一名患者从接受治疗到治疗痊愈的整个治疗期间的诊断管理。包括：门诊管理信息系统、住院患者管理信息系统、医药管理信息系统、医嘱管理信息系统，这些子系统（图 3-9）几乎涵盖了医院管理系统的大部分，所以集成度较高，但是其中比重较大的还是诊疗管理信息系统，即一个有针对性的诊断管理信息系统。

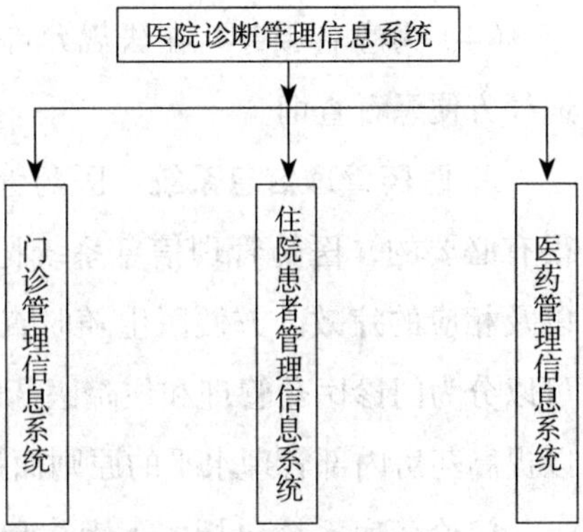

图3-9　医院诊断管理信息系统组成

（二）医院诊断管理信息系统各子系统功能

1. 门诊管理信息系统　门诊部是医院的一个重要部门，是患者进入医院就诊的首要环节，是医院直接面向广大患者提供医疗服务的窗口之一，门诊部的信息化建设直接关系到整个医院的信息化建设的发展水平。如何更方便人们就诊、减少不必要的排队环节、实现患者资料（患者基本情况、就诊记录及检查结果与治疗情况等）永久性存储，避免以往因病历资料及检查治疗结果丢失而造成的延长诊断时间、重复检查、增加患者经济负担，甚至造成医疗纠纷等后果，是医院门诊信息化建设所要解决的。

2. 住院患者管理信息系统　住院患者管理是医院信息管理的重要部分，是医院诊断管理信息系统为临床服务的最集中体现。住院患者信息管理不仅包含管理信息，同时也包含临床信息汇总；不仅包含本次住院信息，也包含既往住院信息，因此住院患者信息是复杂、重要的管理内容。

概括来讲，住院信息管理系统的主要目标包括以下方面。

（1）为医生和护士服务　实现医生和护士医疗文书的计算机处理，提高医护人员的医疗书书写效率和质量，规范医疗行为，减少差错事故；通过网络传递各种信息，缩短诊治周期；提供更为准确完整且方便阅读的诊疗咨询信息，辅助提高医疗质量，并最终形成完整的住院电子病历；为管理层、业务层和患者提供方便，为各种决策提供相应信息支持。

（2）为经济管理服务　使住院患者费用实现自动划价，做到在院患者按人按日进行费用统计，方便医院进行成本核算；防止漏费欠费，堵住收费管理中的漏洞。

（3）为管理服务　充分利用计算机网络的优越性能，实现住院患者信息共享，强化环节质控，有利于过程监控和过程管理，引导质量控制的重心由终末控制向实时环节监督转移；为管理者提供决策所需的动态数据，辅助实现医疗质量提升。

（4）为患者服务　在法规允许的范围内，使可以对患者透明的信息能够通过某种途径方便患者查询。

3. 医药管理信息系统　医药管理信息系统部分集成在诊断管理信息系统当中也是很有必要的，医药管理信息系统记录患者治疗期间或者住院期间所接受的药物治疗，以及相应的疗效。方便医生随时查实，做到每一步都有迹可循。医药管理信息系统还可以分为门诊医药管理和住院医药管理，门诊药房管理系统的设计本着以患者为中心，以提高药房内部管理水平的原则而设计。主要包括门诊药房和药房发药两大系统。

门诊药房系统包括：入库、盘点、报损、调拨及强大的报表打印和查询功能；药房发药系统可极大地方便患者取药，有效地减少患者人排队次数和等待时间。

住院药品管理包括：药品申领、药库领用、其他入库、药库退药、出库处理和盘点管理。接收病区传来的药品医嘱、并进行摆药管理（生成摆药单，支持按日期、科室、发药类型等多种摆药方式），药品费用信息自动传送到住院结算系统，自动扣除住院押金等。提供住院发药、手术发药和医嘱冲减操作。

（三）医院诊断管理信息系统工作流程

1. 门诊挂号分诊　如果患者已领有诊疗卡，则可通过刷卡选择患者类型（医保、公费、自费等）、就诊医生，即可完成挂号。预约挂号的患者在预约时间持卡取预约号，但系统也需要支持无卡患者的挂号，提供输入条件能够快速而准确获取患者信息发送临时卡。

2. 门诊医生工作站

（1）叫号　医生在患者候诊队列中，按序叫号，以语音和屏幕显示的方式提醒患者应进入医生诊室就诊。医生在诊室多次呼叫患者未到，则将此患者设为过号患者，并在分诊大屏上显示，该患者会自动排在等候队列的后面，等待医生下次呼叫。

（2）接诊 患者进入诊室后，即开始就诊过程。医生诊病后输入处方、检验、检查、治疗等各种申请单，书写病历。如果是复诊患者，可在系统中查阅已完成的检查检验结果或影像照片，根据各种医学证据做出诊断。

3. 住院患者管理 患者经过急诊收治住院后，要经过入院（包括住院预交金）、入科、病房诊治、摆药室摆药、相应医技科室辅助诊疗、收费处划价结算、病案室进行病案编目等多个环节，涉及部门较多。

（1）入院 患者住院必须办理住院登记。根据医院管理需要，可专门设住院处办理住院登记，也可在其他相关科室进行。住院处可根据空床情况和候床预约计划通知患者入院，对相应患者办理住院登记，录入患者入院信息。没建立主索引（患者 ID）的患者需要先进行身份登记，录入患者基本信息，然后由住院登记填写门诊诊断、接诊医生、入院科室等内容。住院登记完成后，患者就成为在院患者。

（2）入科 患者办理住院登记后到相应病区，办理入科手续。由护士工作站安排床位，填写护理、经治医生等信息后，患者就成为在科患者。在一个护理单元有多个科室时，护士应注意科室床位的配置情况，必须使患者入住科室和对应的床位一致。

（3）出院 患者在出院前需要一些处理，病区护士提前通知护士工作站登陆“出院通知”录入将要出院患者的信息（比如出院前一天的日期），便于住院处预先了解空床信息，也有利于收费处预先对患者费用进行审核；病区护士审查并停止所有长期医嘱，修改患者信息（如取消“危重”等）；患者到收费处结算住院费用，最后才能由护士站执行出院操作。

出院流程：①医生在电脑工作站上填写出患者信息，并告知护士站；②医生护士与患者共同核对费用清单，护士为患者办理退费、退药等；③护士将住院卡片送到住院处，告知患者结账，交代注意事项；④患者带押金收据到住院处出院窗口结账，退病号服。如有需要，可打印费用详单；⑤出院。

（四）医院诊断管理信息系统设计与维护

1. 系统的设计 医院诊断管理信息系统作为医院信息系统的一个重要组成部分，将来在医疗活动中必然会起到举足轻重的作用。根据医院诊断管理工作的特点，诊断管理信息系统应该实现以下的基本目标。

（1）操作简单、快捷、准确、可行，避免和减少操作员的人为差错。

（2）诊断各环节实现信息化管理。

（3）在医生工作站录入信息，以患者的信息为中心。

（4）能进行患者的惟一身份管理，建立患者的健康档案。

医院诊断管理信息系统在设计时应该保证以上基本目标的妥善设计，还要安排好各个功能模块的设计。具体的设计在此就不赘述，主要是根据各功能模块做相对应的开发。但是要考虑到可扩展性的问题，我们要做到诊断管理信息系统既能与其他子系统间实现数据交换和信息共享，也能够独立运行。所以，要预先建立好与其他系统的接口。

2. 系统的维护 对于系统的维护方面，一般要做好三个部分的维护工作。

（1）硬件方面 医院诊断管理信息系统一旦上线运行，就需全天 24 小时不间断运行，整个医院的业务运作完全依赖于此系统的正常运转，系统在运行中出现的任何故障不仅会对医院的正常业务造成影响，还可能会给医院造成严重的经济损失和负面影响。所以有效的管理维护显得尤为重要。因此，可靠的硬件设备是医院管理信息系统稳定运行的基本条件，是系统安全运行的根本保障。

（2）软件方面 随着对医院信息管理系统的上线使用，软件问题会逐渐暴露出来。如程序的安全系数差，维护不方便；药品账务不平等现象，不能解决药品及物资的批次管理问题，报表数据不够精确等。随着数据量的增大，系统架构的不合理导致数据库越来越庞大，使划价、收费、发药、记账等模块访问数据越来越慢。所以，出现了这种情况后，就要立即对系统进行优化。

（3）网络方面 网络是医院信息管理系统中的数据传输、存储的支撑平台，所以对网络设备的维护工作也是至关重要的。要确保网络的持久可用，必须要有大量的网络设备予以保障。需要着重储备维护的网络设备大致有：交换机、路由器、光线收发器、光纤、电源、网线水晶头等。这些设备需经常查看指示灯状态，经常对设备机柜除尘，避免交换机、路由器、口令泄露。网线的水晶头、光纤较易出现压断、扯坏或短接故障，水晶头会出现接头松脱或压制不完全现象，也会造成网络不通的故障。其次还应在维护的同时做好运行维护记录工作，并且不能更改网络设备的软、硬件系统配置信息以及设备的存放位置，随时监控网络设备的运行状态。

三、医院诊断管理信息系统的现状与发展趋势

（一）医院诊断管理信息系统的建设现状

中国医院信息化建设发展经历了 20 多年的发展历程，从早期的单机单用户应用阶段，到部门级和全院级管理信息系统应用；从以财务、药品和管理为中心，开始向以患者信息为中心的临床业务支持和电子病历应用；从局限在医院内部应用，发展到区域医疗信息化应用尝试。中国医院信息化建设与发达国家医院信息化相比，虽然在整体水平上存在一定差距，但是在尖端信息技术应用领域已经相当接近。在信息化建设的投入规模和应用效益上，我国医院信息化建设充分利用后发优势，避免分散建设和缺乏规划导致的集成与整合方面的难题，实现了能够以较低的投入和较短的时间，达到了较好的应用效果。

医院信息管理系统作为一种快速、高效、准确的现代化管理手段和工具，已经在全国各大、小医院中得到了广泛的应用。信息管理系统的应用程度已成为衡量医院管理水平的重要标志。而医院诊断信息系统虽然还没有如此庞大的应用群，但是，就发展趋势来说，医院诊断管理信息系统必然是将来医院广为采纳的系统。就当前来讲，针对性较强的医院诊断管理信息系统已经投入到实际的应用当中，例如，心电图与数字化诊断系统的研发，对心血管疾病的检测就可以利用此系统进行。类似系统也比较多，但是在现实发展中，我们依然可以看到有很多不足的地方，主要表现为以下两方面：无论从国家还是医院方面，对诊断管理系统的投入相对较少；再者，在标准制定方面还是空白，还是没有一个统一的标准。

（二）医院诊断管理信息系统发展中存在的问题

虽然近些年来医院信息系统的发展形势迅猛，无论是国家、医院还是软件公司都前所未有的投入了大量人力、物力、财力，也取得了十分可喜的成绩。但是仍存在许多未解决的深层次问题。

1. 系统的应用层次低 软件对窗口业务的支持较为完善，但对于数据的深加工、对数据的整理与分析和最终支持医院的决策功能很弱。

2. 系统的安全性差 系统一旦全面投入运行，整个医院的正常工作常常会因为系统的死机与瘫痪而陷入混乱。

3. 系统标准化水平低，软件的通用性和灵活性差 从信息表达的分类代码，到信息处理的流程、接口、习惯、算法直到报表的内容、格式，均缺乏统一的规范与标准。

4. 院方的管理水平低，无法适应信息化管理的要求 实际上，同一个软件可能在一个医院运作十分成功，而在另一个医院却完全失败，这主要在于医院的管理水平和风格不一样。

5. 软件供应商后续服务较差 有些公司不注意公司和产品的声誉，一味地追求利益，实施短期行为，一段时间后便中断后续服务。

6. 技术力量薄弱 有些医院内部的IT技术人员极其缺乏，无法对HIS系统的正常运行提供有质量的技术支持和服务。

7. 医院管理流程不规范，信息人才奇缺 医院信息管理是新兴学科，国内对其研究不深，相应的本科、硕士教学也会有一定的偏差，甚至有的医院医生、护士本身认识不到信息管理的重要性，使得医院信息化进程受到一定程度的阻碍。

8. 缺乏统一的建设规范和技术标准 由于信息的采集、存储、加工、处理分散在多个环节和不同的部门级的信息系统中，而分散开的系统不能互相连通，信息不能共享，没有统一的HIS系统建设规范与技术标准，很多要求不能被满足，或各个医院应用系统不同使得技术人员掌握产生障碍。

9. 系统模型构建和整合存在技术障碍，应用系统彼此独立和封闭 单一的局域网信息系统，其信息量是有限的，由于未能将所有的科室进行联网，数据信息不能进行共享，只是少数部门的工作方式改变，从而也不能发挥计算机网络化管理的所有潜能，最终造成极大的资源浪费，有些环节甚至会造成日常工作量大于计算机管理前的日工作量。

（三）医院诊断管理信息系统的发展对策

信息标准化和规范化一直是医院信息化建设的主要瓶颈，医院信息标准化是利用科学理论和实践经验，对医院信息的产生、识别、获取、检测、转换、输出等信息技术进行系统化规范化的处理。目前，软件开发商和医院大多根据自己的技术水平和实际需求建立相应的医疗信息系统，这样导致医院缺乏统一长远的标准。

为此，要坚持以科学发展观引导医院信息化建设的发展，一方面要增加投入，充分发挥政府在医疗卫生信息化发展中的领导、组织、引导、协调作用；另一方面要加强医院信息化市场环境建设，发挥市场机制作用，找对一条适宜的中国特殊的医院信息化发展道路，充分发挥出政府、企业和医院三者各自的优势，不断地总结经验，研究问题，主动参与，就能够用较少的时间，较低的投入，建设出一流的医院新信息提供标准体系。

值得考虑的发展对策如下。

（1）要谨防出现信息孤岛。据不完全统计，目前服务于医院信息化建设的提供商不少于600家，每家提供商所用的编码都有所不同，不仅导致医院与医院之间的信息不能相互共享，就连医院内部的信息化也不能互通互联。例如，门诊患者记录和急诊患者记录不能汇入一个系统内，门诊患者记录和住院患者记录不能互联互调等。

（2）统筹规划要体现顶层设计。医院信息化建设的最终目的不是为了满足某家医院的自身发展，而是为了分析病种，减少医疗开支，这就要求在推进信息化建设的过程中，必须考虑全国的医疗服务信息的录入，如果不能从全局去考虑，医院信息化之路将越走越难。

（3）以需求为导向，以需要为目的。很多地区为了提高医院信息化的普及率，盲目地增加信息化建设投入，购买了很多设备和系统，但医务人员的使用率很低。

（4）专业的事情要由专业队伍来做。医院的信息关乎于患者的隐私，也记录着患者就诊的全过程。如果这些信息被泄露，或者被销毁，无论对医院，还是对患者，甚至对整个社会，都会造成不良影响。所以医院在选择信息软件提供商时，一定不能因为价格低就购买，要考虑提供商的资历、诚信等。

（5）做好项目管理和质量考核。信息化的使用要建立考核机制，并将这种考核添加到系统中。这样一来，各个科室应用得好与不好，都能一目了然，这种考核机制能较好地促进医院信息化发展。

第三节　医药生产管理信息系统

一、医药生产管理信息系统概述

医药生产管理系统是利用计算机和网络通信设备，按照现代医药生产管理理念及医药企业发展需求所建立的为医药生产服务的管理平台；通过该平台提高医药产业的质量和效率，体现药品生产的 GMP 基本准则（即在药品生产过程中，用科学合理规范化条件和方法来保证所生产药品的一整套系统的、科学的管理规范）。简单来说，就是一个由人、计算机等组成的，能进行信息的收集、传递、储存、加工、维护和使用的系统；它从全局出发辅助医药生产企业进行决策，它实测企业的生产功能情况，同时收集、分析过去的数据为企业决策，它利用信息控制企业行为，以期达到企业的长远目标。

（一）医药生产管理信息系统简介

医药生产管理信息系统是一个完整的系统，它为医药生产的计划、控制和操作提供了完备的信息支持；医药企业生产营销环境是一个复杂的系统工程，它由相互作用、相互依赖的若干要素组成。

（二）医药生产管理信息系统的目的与意义

药品生产管理信息系统适用于医药生产企业的管理，实现药品的计算机操作管理，是节流增收中具有潜力的环节。

1. 覆盖药品生产所有业务和业务全过程　利用电子计算机和通信设备，为医药生产企业各部门提供药品的成分分析及副作用判定，综合评定药品生产的可行性及可靠性。

2. 现代化管理手段　医药生产管理信息系统是医药生产企业现代化管理的重要工具和手段，是深化改革、强化管理、提高效益、和谐发挥的重要保障，对提高医药产品质量，促进资源的充分合理化利用、拓展信息服务、支撑教学研究等具有重要的意义。

医药生产管理信息系统的意义主要体现在：优化工作流程，提高运营生产质量，缩短生产日期，强化科学管理，节约生产成本，改善决策方式等。

（三）医药生产管理信息系统的发展

20 世纪 60 年代初美国、日本、欧洲各国开始建立医药生产管理信息系统。到 20 世纪 70 年代已建成许多规模较大的医院医药生产管理信息系统。我国发展相对落后，到 2000 年时形成有自主知识产权且能与世界先进国家媲美的信息管理系统。医药生产管理信息系统的发展趋势是将各类医药产品、器械等直接联机并将附近各医院乃至地区和国家的医院信息系统联成网络。其中最关键的问题是使不同系统中的病历登记、检测、诊断指标等都要标准化。医药生产管理信息系统的高级阶段将普遍采用医疗用药专家系统，建立医疗质量监督和控制系统，进一步提高医疗水平和保健水平。

（四）我国的医药生产管理信息系统概况

近年来，随着医药产业的快速发展，药品安全高效的生产成为社会普遍关注的问题，结合用于管理与药品相关的信息与活动，包括产品生产流程、产品信息、库存数据、与销售相关的活动；同时针对医药监管部门的电子监管工作的需要，与医药监管系统相承；该系统广泛运用于各级药监管理部门，使其在药品信息化监管方面发挥重要作用，提高药监部门的监管水平和效能。

我国大部分城市城乡交错，涉药涉械单位多，分布面广，并且药品执法人员少，监管力量有限；因此，提高生产规范，加强监管效能，降低监管成本的要求，需要通过技术和管理手段，建立企业之间的密切交流，同时建立政府与企业互动沟通的信息渠道，构建科学高效规范的药品市场流通格局，以防止药害安全事件发生，实行网络信息化管理，建设医药生产管理信息系统成为必然趋势。

经过 30 年的发展，医药生产管理信息系统的发展形势令人鼓舞，无论是国家、医院还是软件公司都投入了大量的人力、物力与财力。医药生产管理信息系统建设为医院、药店带来的效率、效益与管理水平的提高，让医药企业进一步认识到医药生产管理信息系统建设的重要性和必要性。

二、医药生产管理信息系统的功能

医药生产管理信息系统主要有以下几个功能模块。

（1）系统管理模块　包括添加系统用户、修改用户密码和删除用户。

（2）药品基本信息管理模块　包括药品基本信息的浏览、查询、添加、修改、删除。

（3）药品入库管理模块　包括药品采购计划，药品入库管理，药品入库退单及药品入库查询。

（4）药品销售管理模块　包括药品销售开单、药品退单及销售查询。

（5）药品库存管理模块　包括药品库存信息调整、药品库存查询。

（6）统计计算　包括药品报损、职业流通费用报销、销售统计和预期统计。

（7）报表打印　包括药品采购计划、药品入库开单、药品销售开单、药品库存信息。

该系统使药品的进销存管理从纯手工中解脱出来，实现药品管理简单化、规范化、合理化、科学化。

（一）医药生产管理信息系统总体设计

随着计算机技术的飞速发展，计算机在系统管理中的应用越来越普及，利用计算机实现各个系统的管理显得越来越重要。对于生产管理部门来说，利用计算机的支持实现高效率管理日常事务是适应现代管理制度、推动管理走向科学化、规范化的必要条件；而药品生产管理是一项琐碎、复杂而又十分精致的工作，药品数量之庞大、单价的变化、进货厂商的不同，不允许出错，如果实行手工操作，每天生产、进货、出货的实际情况和时间等需要手工填写大量的表格，这就会消耗药品生产管理工作人员大量的时间和精力，如果利用计算机进行这些管理工作，不仅能够保证各种核算准确无误、快速记录，而且还有利于计算机对各种有关信息进行统计，同时服务于财政部门其他方面的核算和财务处理。同时计算机具有手工管理无法比拟的优点，例如，检索迅速、查找方便、可靠性高、储存量大、保密性好、寿命长、成本低等。这些能够极大地提高管理的效率，这也是管理行业实现科学化、正规化管理，与世界接轨的重要条件。

1. 数据库的设计　在创建应用系统之前，必须首先考虑与数据有关的一些问题。如：系统需要使用和处理哪些数据，这些数据组织成几个表格才方便程序的设计和用户的使用，每个表格需要设计哪些字段比较合适，每个字段应该定义成什么数据类型，需建立哪些索引才便于操作等。

2. 系统开发设计思想　尽量采用软硬件环境及先进的管理系统开发方案，提高系统开发水平和应用效果的目的；系统应符合企业管理的规定，满足日常管理的需要，并达到操作过程中的直观、方便、使用安全等要求；系统采用模块化程序设计方法，这样既便于系统功能的各种组合，又便于未参与开发的工作人员的补充和维护，系统应具备数据库维护功能，及时根据用户需求进行添加、删除、修改等操作。

（二）医药生产管理信息系统的结构与功能

1. 系统结构概述

（1）系统组成　包括：①计算机硬件系统；②计算机软件系统；③数据及储存介质；④通信系统；⑤非计算机系统信息的收集、处理设备；⑥规章制度；⑦工作人员。

（2）功能结构

①信息处理技术结构　如图3-10所示，包括：信息收集、信息存储、问题处理、对话与信息输出和信息管理结构。

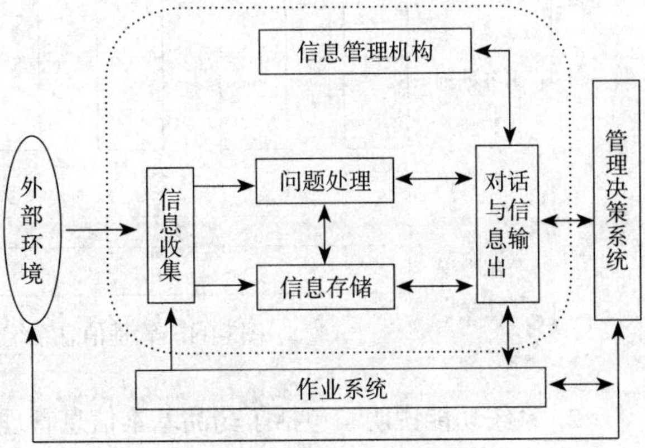

图3-10　信息处理技术结构

②决策层次结构　一般企业事业单位的管理活动分为3个层次：

战略计划、管理控制与战术计划、作业计划与控制。相应的 3 个决策层次为：战略决策、战术决策、业务决策。各决策层次信息特征如表 3–1 所示。

表3–1　各决策层次信息特征比较

信息特征	业务决策	战术决策	战略决策
目标	实施	资源利用	资源获取
时间范围	短期	中期	长期
管理级别	基层	中层	高层
信息内容	窄	中	广
信息容量	大	中	小
信息综合性	低	中	高
信息来源	内部为主	内部、外部	外部为主
信息准确性	高	中	低
环境稳定性	高	中	低
决策风险性	小	中	大

（3）管理职能结构　医药生产信息管理信息系统可以按照管理职能分成若干子系统，包括：生产子系统、存储管理子系统、市场销售子系统、后备供应子系统、信息管理子系统和财务子系统。

各职能子系统中也有不同层次的信息处理结构，再考虑到功能结构中数据、模型、知识及公共应用软件资源的配置，可将管理信息系统的结构综合地表示如图 3–11 的形式。图 3–11 表示了以管理职能为基础划分子系统的管理信息系统的总体逻辑结构。

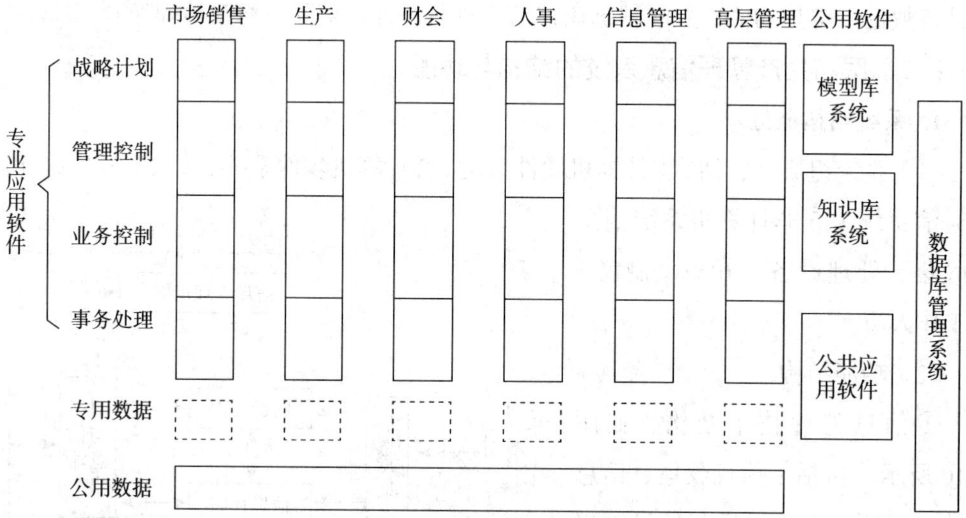

图3–11　管理信息系统的综合结构

2. 系统功能说明　包括了药品基本信息管理模块，药品材料采购计划和入库管理，药品入库清单、退单及药品入库查询。

（1）生产计划管理

功能：计划的填报、汇总；计划执行情况比较、分析。

描述：对产品的生产计划、制作过程、生产详单、销售渠道等填制计划；支持多层次的计划填报和汇总；计划和实际情况进行比较，计算达成率。

（2）生产预算管理

功能：预算指标的录入、分解；预算执行情况的比较、分析、评价。

描述：针对医药产品的生产额度、成本、费用、毛利润进行预算；可对预算做自上而下的分解；预算和实际执行情况进行比较，计算达成率。

（3）协议管理

功能：协议的录入、查询。

（4）合同管理

功能：合同的录入、查询。

（5）订单管理

功能：订单录入、审核、特批、查询、取消、暂停、关闭、执行情况跟踪。

描述：一张订单可多次执行；客户信用和产品价格控制；超低价和超信用特批；跟踪订单的发货、开票、回款情况。

（6）发货管理

功能：制作发货单、查询发货单、生成应收单、跟踪发货情况。

描述：可以根据订单、可用库存、客户信用成批生成发货单；自动分配批号；客户信用和库存控制，自动生成应收单，跟踪货物的发出、签收、开票、汇款情况。

（三）医药生产管理信息系统各子系统功能

1. 生产子系统 包括生产规划、生产计划的管理（填报、汇总、计划可行性分析、计划执行情况监督等）和生产方案的对比分析等。

2. 库存管理子系统 生产药品原材料清单管理，成品的科学规范化管理，信息的录入、查询、删除等操作管理功能。

3. 市场销售子系统 市场需求分析，订单数据录入、查询、审核、修改、删除等功能。

4. 后备供应子系统 加大药品生产储备，及时做好销售数据录入与分析，分析对比需求量最多的药品，以便加大购买药物原料，及时生产。

5. 财务管理子系统 保证收支平衡，为可持续化生产奠基；对原料和成品的商品价格做好记录、计算和分析，制作报表、总结、分析。

三、医药生产管理信息系统的现状与发展趋势

（一）医药生产管理信息系统的现状

1. 相关人员认识不到位 造成这种情况的原因是主观的，因为信息系统是一个高

技术含量的领域，不容易理解，更主要是大部分企业使用的还只是单项应用的局部网络，很多网络在设计存在如下弊端。

（1）设计上没有采用主流技术，没有做好网络规划，没有更好地从高层次上对企业内网络的目的、技术、构架进行定位。

（2）选用技术原理虽先进但还处于发展中的网络技术，没有考虑网络技术的可升级性、兼容性，随着应用负荷的不断增加和服务器配件的老化，服务器负载能力达到极限时，出现更新的浪费和困难。

（3）对网络的现实需求和潜在需求估计不足，造成重复建设，设备利用率低，负载面狭窄。

（4）系统的非标准化，导致信息共享，系统集成方面困难。

（5）没有足够重视培养自己的计算机开发维护队伍，以至于日常简单维护也由软件开发商来完成，影响了日常维护的响应时间和服务质量。

2. 企业管理复杂性 药品生产管理的特点是产品结构复杂、生产周期长、不同产品制造工艺流程不同和多产品混流生产。由于生产环节的复杂性，生产环节的信息化是许多软件厂商都回避的问题。

3. 企业信息化受到企业规模的限制 主要表现在资金不足、管理不规范等。这些问题直接制约企业信息化建设，制约信息管理系统在企业中的应用。

（二）医药生产管理信息系统的发展趋势

1. 网络技术 采用 Intranet 的基础设施 www 的标准和技术建筑企业内部网（Intranet）是解决企业范围内信息需求的最佳途径，预计今后较长一段时间内将会是企业计算机网络主流选择方案，具有广阔的发展前景。

2. 开发平台 Intranet 采用基于 Java 技术的软件平台，可实现跨平台运行，与国际潮流相呼应；Visual basic、Powerbuilder 和 Delphi 引入人工智能系统，提供先进的 Web 技术、提高开发进度和质量是客户端应用程序开发的首选工具。

3. 系统功能 系统安全性和可控性的提高，使用户放心使用软件而不必担心系统泄密或感染病毒则是在系统功能方面发展、完善的要求。争取尽快地实现系统的网络化、系统开发方法的理性统一化、系统运行的智能化。

知识经济的出现使管理信息系统迅速成为企业的关键的战略资源。可以说，我们正是把大量知识凝聚到管理信息系统和决策支持系统中去。在上述三个发展趋向上，取得成功的关键是系统在全社会的普及应用。企业管理的革命性变革要依赖管理信息系统，业务流程重组、管理由集中领导向分散领导发展、客户关系管理、供应链管理、电子商务等无一不与管理信息系统的应用与发展有着密不可分的联系。应当看到信息技术的应用，实质上是使信息这个主导资源得到充分的发挥。所以说，推广信息技术是手段，真正利用信息是目的。

第四节　药品经营管理信息系统

一、医药零售与连锁行业概述

目前，包括世界排名前15位的跨国医药公司总部在内的众多国际医药企业已经进入我国，其连锁组织经营的形态远优于国内的医药流通企业。医药产业的竞争将向“大集团、大品种、大市场”战略方向靠拢。

国家相关的政策鼓励通过GSP认证的药品零售连锁企业跨地域开办连锁店；进一步营造有利于技术进步和药品创新的宏观环境；提倡零售、批发企业实行代理配送制（新特药、进口药和普药），零售企业实行连锁经营制，形成一批突出主业的多元化经营组织，实现一体化经营，降低费用，提高效率与效益。而医药是特殊商品，医药流通的特点是有市场准入限制，也是政府管制、行业管制、行政监督较强的行业，相应的法规、标准也日趋成熟。

在当今高度信息化的时代，医药连锁机构维系业务正常运行以及建立核心竞争力的基础之一就是拥有高效、稳定的信息系统。可以说，没有信息化的医药连锁几乎是不可想象的。

二、医药连锁企业建立管理信息系统的必要性

医药连锁企业随着规模的扩大，连锁结构越来越复杂，往往会有二级乃至有三级连锁机构，传统的药品经营管理模式已经不适应现代医药经营企业管理的需要，因此也就产生了大量的问题。

（1）药品种类繁多。一方面医药连锁经营企业的药品种类少则几千种，多则上万种，因此药品批次过多，效期管理工作困难，由此带来的失效损失巨大；另一方面因药品繁多，而手工操作的准确性不可能保证百分之百，所以销售统计及库存情况不准确。

（2）统计数量大。企业的零售量相当大，每天的销售数据统计、汇总相当困难，尤其对于门店端的数据，往往不能准确统计。

（3）药品作为一种特殊的商品，对批次号和有效期的管理要求很高，手工操作使管理者很难及时了解哪一批次的商品是否超过有效期，给企业带来了许多不必要的损失。

（4）销售门店多。因各销售分店库存不同、销量不同，给配送工作带来巨大难度，不是库存积压就是缺货、断货。

（5）企业经营管理决策缺乏有效的数字依据，计划定制盲目、不合理，加大企业经营风险。而在财务管理方面，财务信息滞后，财务报表的及时性差，往往需较长的时间财务报表才可使用。

（6）销售前端关键业务信息收集与反馈速度缓慢。

（7）连锁总部远离客户的趋势明显。

（8）不能及时、准确了解各层次连锁机构的销售情况和库存情况。

（9）在连锁体系中贯彻 GSP 认证标准会遇到重重困难。

建立高效医药连锁管理信息系统是解决上述问题的惟一办法。

三、药品经营管理信息系统的功能

药品经营管理信息系统的功能要融合《药品经营质量管理规范》（GSP）和 GSP 认证的要求，涵盖客户关系、GSP 认证管理、药品采购、药品销售、药品库存和应收款/应付款管理等业务环节，自动完成 GSP 所需的各种记录和表格。满足医药行业独立的零售店、全国范围的连锁企业、独立的药品批发企业、批零兼营的药品企业和大规模的综合性药品经营集团的管理需求，具体可简述如下。

（一）信息管理

1. 商品管理 可对商品进行分级分类管理。对商品的描述全面，包括编号、品名规格、产地、批准文号、商标、生产厂家、简码、药品保质期、条码、多计量单位、GSP 属性和变价台账等。可为商品设置库存上下限、质量验收分类、质量检验分类、特殊药品分类，针对不同客户设置不同的销售价格，记录商品的变价情况等。商品简码自动按拼音生成，并支持商品的条码管理。

2. 供应商管理 可对供应商进行多级分组管理，详细记录供应商的基本档案，包括名称、联系人、地址、电话等基本信息。以电子表格形式记录与供应商签订的质量保证协议，通过资格认证鉴别供应商是否有资格经营药品。与供应商的历次业务往来及货款结算均有记录并可随时查询，自动生成与供应商的往来账。

3. 客户管理 支持对客户的多级分组管理，管理客户的基本档案，如名称、联系人、地址、电话等基本信息，可以给每个客户设置信用额度、应收款天数和业务员应收限额，以便在日常业务中作为系统自动提示依据。通过资格认证鉴别客户是否有资格经营药品。与客户的历次业务往来及货款结算均有记录并可随时查询，自动生成与客户的往来账。

4. 人员管理 记录企业管理人员的基本情况，如隶属部门、技术职称、工作岗位、岗位认证情况、学历、历次健康检查和培训记录等基本信息，可为人事及岗位变动提供准确、详实的依据。业务员的应收余额自动计算。

5. GSP 专项管理 以电子表格形式记录 GSP 认证所需提交的各种档案性的表格，包括人员培训、库房设施、设备管理、商品养护和首营药品的申请、审批记录等各种认证所需的电子表格。

（二）采购管理

（1）根据与供应商之间协商的询价单制定购货计划和购货合同并可随时查询。

（2）采购流程严格按照 GSP 规范进行，包括来货登记、药品质量验收、药品质量检验、付款、收发票、验收入库、首营药品及特殊药品必须由双人验收等。

（3）对于在药品质量验收和检验中不合格的药品，系统自动进行来货拒收，自动生成相应的记录以备查询。

（4）支持一次采购商品分多次入库，货物入库支持含税和不含税两种方式。

（5）支持采购费用管理，所有采购发生的费用均可详细记录和随时查询统计。

（6）付款方式灵活多样，可以预付款，针对一张或多张订单付款、也可以按具体的商品数量付部分款；收发票也可以针对多张订单进行，并且可以分期收回各种订单的发票。

（7）提供全面的采购查询和统计报表，可以按照供应商、业务时间范围、单据类型、业务员、单据状态和货款票的状态等条件查询采购单，并同时显示该采购单的入库、付款、收发票情况；所有查询出来的结果均可以打印出来，并且可以将查询出的数据直接输出到 Excel 表格中或以网页的形式存储到公司的网站上。

（8）发生进货业务的同时产生相应的 GSP 记录查询，包括来货记录查询、进货退回记录查询、验收单查询、检验单查询等。

（三）销售管理

（1）包括普通销售、销售退回、代销业务和代销退回业务的管理，可以查询到每笔业务的收款、开发票、货物是否出库等状况；开销售订单时，系统根据不同的客户给出不同的价格等级，并可及时查询商品的批发价、零售价、最近进价和最近交易价格；当商品库存不足时，系统将自动提示。

（2）支持一张销售单分批、分库房出库，系统自动计算销售出库成本。

（3）支持销售费用管理，所有销售发生的费用均可详细记录和查询统计。

（4）销售退货也充分体现 GSP 的特点，包括销退申请、销退审批、销退登记、质量验收 / 检验、退回入库、退款、退发票等流程。

（5）收货款时，一张收款单可以针对一张或多张销售订单收款，并且可以查看收款的明细。

（6）提供丰富的销售统计报表，如：商品销售日报表、商品销售汇总表、商品购销分析、商品销售期间分析、客户购货统计和代销客户往来分析等，另外还可以根据具体的部门和业务员进行销售业绩统计分析。

（四）库房管理

（1）库房分为待验药品库、退货药品库、合格药品库、待发药品库和不合格药品库，并按五区三色的要求明确的标于程序界面中，操作十分方便。

（2）支持多库房管理，可以设置不同的出入库方式，支持按不同的出入库方式查询业务。

（3）库房的管理包括基本的出库、入库管理，以及盘点、移库、报损等业务。

（4）支持分批盘点，盘点结果自动生成盘盈盘亏单，等待处理。

（5）可以针对具体的商品在特定的库房中设置上、下限，系统在启动时即可自动报警。

（6）提供丰富的库房查询和统计报表，可以查看当前合格品库存，也可以查看历史库存情况，所有的入库单据和入库明细可以随时进行查询 。

（五）零售管理

（1）零售业务是由零售前台和零售后台两部分模块组成，操作十分方便。

（2）系统自动列出同一商品的多种批号，方便销售人员根据实际选择批号。

（3）零售前台支持条码阅读器、钱箱、客显等基本 POS 设备以方便前台进行开票、收款、找零等操作。

（4）零售后台可以完成对前台数据的收集和汇总、对零售的库存管理、业务分析等工作。

（5）数据汇总后，总公司可以直接查询各班组、销售人员以及各分店、分公司的详细销售情况。

（六）系统管理

（1）根据用户的实际情况，完成系统参数设置以使软件更适应本单位特点。

（2）操作员权限设置，支持拖放操作，每一项操作均可设置权限，可确保系统安全；可设置成本计价方式，本系统支持移动平均、先进先出和批次法 3 种计价方式。

（3）设置公司部门、费用项目、计量单位、结算方式、价格等级、发票类型和账龄。

（4）设置公司详细资料、下属分店、分公司、可使用的库房等。

（5）完成数据备份、恢复、系统维护、更改口令等管理工作。

（七）远程管理

标准的 C/S 架构，速度快，支持微软 Windows 的全系列产品，对硬件要求不高，可以充分利用现有的硬件资源和网络资源，通过系统自带的数据导入导出功能，可以方便、迅速地进行数据传送和汇总，数据汇总后，总公司可以及时了解、掌握各分店、分公司的库存、销售情况。各分部的数据可以通过 Internet 发送给总部，操作简便，几乎没有额外的费用产生。

习 题

1. 什么是公共卫生管理信息系统？

2. 公共卫生管理信息系统有哪些基本内容？由什么构成？

3. 公共卫生管理信息系统的特点包括哪些？

4. 公共卫生管理信息系统的完善与普及需要我们做什么？

5. 什么是医院诊断管理信息系统？医院诊断管理信息系统的意义是什么？

6. 医院诊断管理信息系统实施包括哪些内容？

7. 医院诊断管理信息系统的特点与优势有哪些？

8. 住院信息管理系统的主要目标有哪些？

9. 医院诊断管理信息系统设计与维护的基本目标是什么？

10. 什么是医药生产管理信息系统？

11. 医药生产管理信息系统的目的意义是什么？

12. 简述药品经营管理信息系统的功能。

第四章　数据库基础

[内容简介]

本章主要介绍数据库系统的基本概念，关系数据库系统通用的数据查询语言SQL。介绍中文Access 2003的基本功能和操作知识。

[学习目标]

理解数据库系统的构成、数据库用户的分类和数据库体系结构。

掌握基本表结构的建立、修改与删除命令的格式与作用。。

熟练掌握查询语句的格式与个别选项的作用，按查询要求写出相应的查询语句。

掌握基本表内容的插入、修改与删除命令的格式与作用。

掌握视图的建立、修改与删除的命令格式与作用。

理解Access 2003的基本工作界面。

掌握Access 2003数据库。

掌握基本表结构的建立、修改与删除操作。

熟练Access 2003数据表的查询操作。

掌握在Access 2003中如何使用SQL视图进行查询。

第一节　数据库概述

一、数据库系统的构成

可以把数据库想象成一个仓库。仓库是保存和管理物资，并根据要求提供所需的物资。而数据库则是存储和管理大量的数据，并向用户提供所需的数据的“机构”。正如物资仓库不可以“保”而不“管”一样，数据库中的数据也不仅仅是将数据存储而不加以管理，对数据加以管理的系统就是数据库系统（database system，DBS）。

仓库管理系统都有几个基本部分，包括物资、库房、管理机构、管理人员和服务对象。数据库系统也类似，主要由数据库、数据库管理系统和数据库的应用系统（包括数据库管理员和用户）组成，见图4-1。

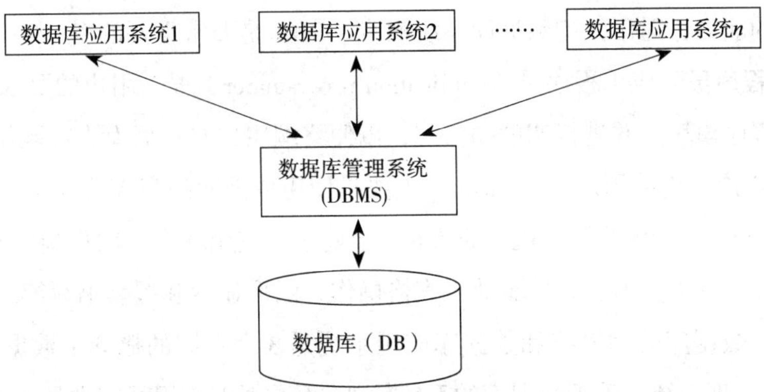

图4-1 数据库系统中数据与应用程序的关系

（一）数据库管理系统

数据库管理系统（database management system，DBMS）是数据库系统的核心，数据库的各种功能不是数据库中的数据本身具有的，而是靠管理或支持数据库的系统软件——数据库管理系统提供的。数据库管理系统是运行在操作系统之上的系统软件，主要负责对数据资源进行管理，完成对数据库的一切操作，包括定义、查询、更新，并保证数据的安全、可靠、完整、一致及供多个用户共享。

（二）数据库

数据库（database，DB）将应用所涉及的数据组织起来，完全或部分地消除冗余，并存放在存储介质，一般是磁盘上，就组成了数据库。例如医院信息管理系统中有"患者基本情况"和"住院患者情况"两个数据文件,其中都会涉及患者的"病历号"、"姓名"、"性别"、"年龄"、"籍贯"、"病史"、"过敏药物"等一些基本信息数据，如果在两个文件中同时保留这些数据就会造成数据的冗余。在构造数据库时，可以只在"患者基本情况"中保留所有的数据,而在"住院患者情况"中只保留"病历号",不保留其他数据，在需要的时候通过两个数据文件的联合查询得到数据。

（三）数据库应用系统

用户对数据库进行存储、检索、修改、维护等操作，即为数据库的应用，这里包括操作数据库数据的用户及应用程序，可以把用户可分为3类。

1. 数据库管理员 数据库应用是面向各种不同领域的，针对性很强，所以只有数据库系统是不够的。要把众多部门或用户的数据放在同一个系统中，就需要考虑系统的效率及资源的分配、用户对数据的操作权限、数据损坏时的修复等问题，就必须有专门负责管理与数据库有关工作的人，这样的人就是数据库管理员（database administrator，DBA）。常见的微机数据库系统由于其应用及用户比较简单，常常不设DBA，而由应用程序员或终端用户代替；但对于大型数据库而言，涉及的应用及用户众多又复杂，就需要 DBA 不仅要有较高的技术水平和较深的资历，并应具有了解和阐明管理要求的能力，对于大型数据库系统而言，DBA 是非常重要的。

2. 应用程序员 应用程序员（application programmer）根据用户的要求设计和编制应用系统的程序模块，并进行调度和安装，以便终端用户对数据库进行操作。

3. 终端用户 终端用户（end user）主要是使用数据库的高级管理人员、工程技术人员、科研人员，一般为非计算机专业人员，他们通过应用程序的用户接口使用数据库。常用的接口方式有浏览器、菜单驱动、表格操作、图形显示和报表书写等。

数据库、数据库管理系统和数据库应用系统是 3 个不同的概念：数据库强调的是数据；数据库管理系统是管理数据库的系统软件；而数据库应用系统则是整个应用系统，包括应用程序和用户。

二、数据库应用结构

数据库应用结构是指数据库运行的软、硬件环境，不同的数据库管理系统可以具有不同的应用结构。用户可以通过数据库的内部环境或外部环境访问数据库，执行不同的操作，例如查询数据、修改数据或生成新的数据。最常见的应用结构是：集中式数据库系统、客户机 / 服务器数据库系统、并行数据库系统和分布式数据库系统。

（一）集中式数据库

集中式数据库系统的 DBMS、数据库和应用程序都集中在一台计算机上（图 4-2）。在小型机和大型机上的集中式数据库系统一般是多终端、多用户系统。数据库集中存放在有多个高速 CPU、海量存储器的大型主机上，多个用户通过终端运行各自不同的应用系统，共享数据库。而微型计算机上的数据库系统一般是单用户的，数据库管理系统软件的功能也相对简化。

集中式数据库的优点是集中控制处理效率高、可靠性好、数据冗余少、独立性高；缺点是系统过于庞大、复杂、不够灵活、费用昂贵。

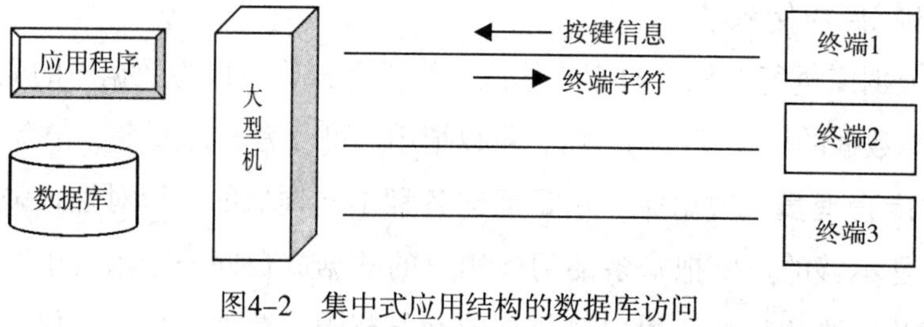

图4-2 集中式应用结构的数据库访问

（二）客户机 / 服务器数据库系统

客户机 / 服务器数据库系统的 DBMS、数据库可以驻留在一台或数台服务器上，负责后台工作，提供数据服务；网络上的其他微型计算机或工作站是前端工作的客户机，它们运行应用程序，存储局部数据库，提供访问数据库服务器上全局数据库的接口（图 4-3）。

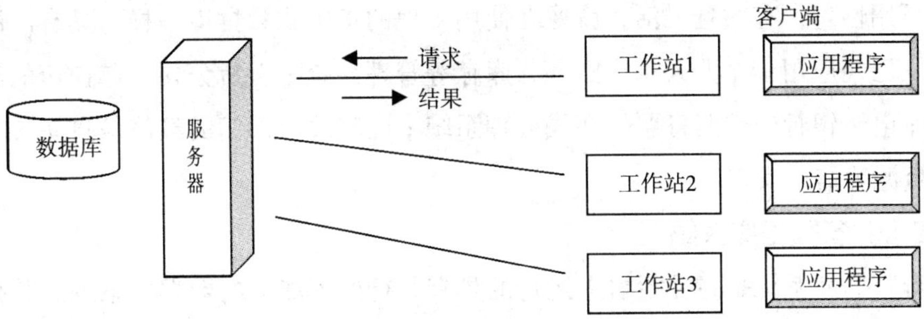

图4-3　客户/服务器结构的数据库

客户机 / 服务器数据库系统中高性能的服务器和客户机通过网络进行通信，网络当中性能较差的计算机作为客户机不仅不会影响整个数据库系统的效率，而且由于这种结构可以合理划分应用逻辑，客户机上的程序和服务器上的程序协同工作，充分发挥两方面的性能，功能上甚至可以比集中式数据库更强大，而成本却低很多，因而已成为当前广为流行的数据库系统。

随着 Internet 的发展，基于浏览器 /Web 服务器 / 数据库服务器模式的数据库系统也迅速发展起来。它运行在 Internet 上，与客户机 / 服务器数据库系统相比多了 Web 服务器负责处理浏览器的要求，与数据库服务器交换数据，成为客户机与数据库服务器之间的接口；客户机安装 Microsoft Internet Explore 或其他通用浏览器软件，就可以访问数据库，处理用户的各种请求。借助 Internet 广泛的覆盖，基于浏览器 /Web 服务器 / 数据库服务器模式的数据库系统克服地域限制，数据库可以在世界范围传输与共享，极大地提高了数据库的使用效率。

（三）分布式数据库系统

分布式数据库系统的数据在逻辑上进行分割后存入计算机网络中的不同计算机（结点）上，网络中的每个结点具有独立处理的能力，可以执行局部应用——只访问本地数据；也可以执行全局应用——通过网络访问多个结点上的其他数据，但是数据的分布在用户访问的过程中是透明的，用户感觉到的仍是一个逻辑上完整的数据库（图 4-4）。

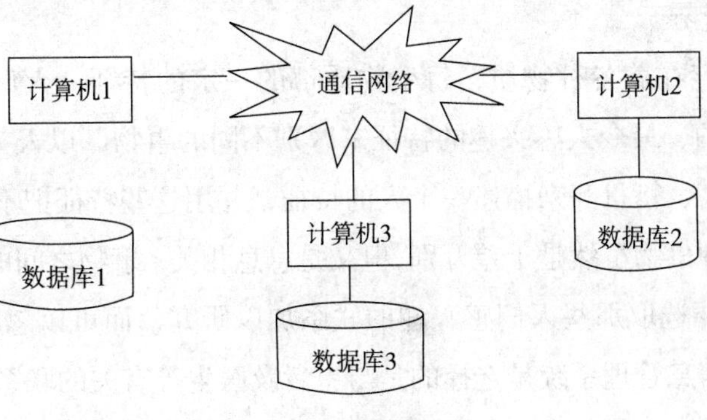

图4-4　分布式数据库系统

分布式数据库系统实现数据共享时，利用率高，有结点自治性，能随意扩充，可靠性和可用性好，有效且灵活，就像在使用本地的集中式数据库一样，具有广泛的应用前景。已经应用于企业人事、财务、库存等管理系统；百货公司、连锁店的经营信息系统；电子银行、铁路订票等在线处理系统；国家政府部门的经济信息系统；在规模数据资源等信息系统。

（四）并行数据库系统

并行数据库系统是在并行机上运行的具有并行处理能力的数据库系统。并行计算机采用多 CPU 和多硬盘的并行工作方式，大大提高了系统的处理速度和输入 / 输出速度，为管理 GB 或 TB 级的巨型数据库提供了良好的硬件平台。并行数据库系统发挥了多处理机的优势，采用先进的并行查询技术和并行数据分布与管理技术，具有高性能、高可用性、高扩展性等优点。

第二节　数据和数据模型

一、信息的 3 个世界

数据库中存储和管理的数据都来自现实世界中的客观事物，但是计算机又不能直接处理这些具体的事物，必须将具体的事物抽象出来，成为计算机能够存储和处理的数据。

为了把现实世界中的客观事物抽象、组织成为数据库管理系统可以支持的模式，需要一个逐步转化的过程，首先将现实世界的事物及它们之间的联系抽象成信息世界的信息模型，然后再转换成计算机或以存储并处理的机器世界的数据模型（图 4–5）。

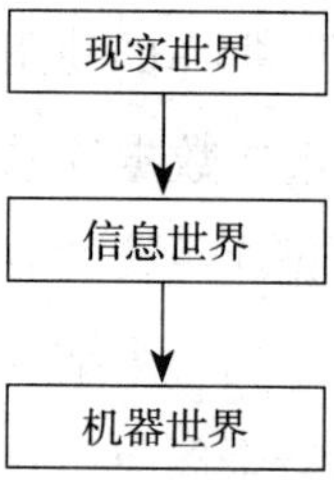

图4–5　现实世界中客观事物的抽象及转换过程

（一）现实世界

现实世界中存在着各种物质，每个物质都的一定的特征，人们正是利用不同的、最能表征其特点的、最令人感兴趣的特征来区别不同的事物。以人为例，通常用姓名、性别、年龄、身高、籍贯等来描述一个人的特征，并用这些特征把不同的人区别开来。

世界上的各种事物虽然是千差万别,但又是息息相关。事物之间的联系是多方面的，作研究时则只需要选取那些人们感兴趣的联系加以研究，而可以忽略一些无关大局的联系。如在医院信息管理系统是选择的是与患者及医生等有关的联系。

（二）信息世界

人们在现实世界感知的事物及其相互的联系，经过分析、归纳、抽象，用文字和符号记录，就构成了信息世界。信息世界中主要涉及下面的一些概念。

1. 实体　客观存在并可相互区别的“事物”称为实体（entity）。实体是概念世界中的基本单位，它们是客观存在的且又能相互区别的事物。实体可以是具体的人、事、物，也可以是抽象的概念或联系。例如医生、患者、科室是具体的实体，而一次诊断、患者选医生等也是实体，是抽象的实体。

凡是有共性的实体可组成一个集合称为“实体集（entity set）”。如张三、李四是实体，而他们又均是医生而组成一个实体集。

2. 属性　实体所具有的某一特性称为属性（attribute）。一个实体可以由若干个属性来描述。如医生这个实体有代码、姓名、性别、年龄、所在科室等方面的属性。属性有“型”和“值”之分。“型”就是属性的名称，如代码、姓名、性别都是属性的“型”，而“值”就是属性的具体内容，如：010，王志东，男。

一个属性可以有不同取值范围，属性的取值范围称为该属性的“域”。如代码的域为3位整数，姓名的域为字符串集合，性别的域为（男、女）。

3. 键　能惟一标识一个实体的属性或属性集称为键（key）。如医生的代码就是医生实体的键，而医生的姓名属性不能作为医生实体的键，因为可能有重名的情况出现。

4. 联系　现实世界中事物内部以及事物之间的联系在信息世界中反映为实体内部的联系和实体之间的联系（relationship）。实体内部的联系通常是指组成实体的各属性之间的联系，实体之间的联系通常是指不同实体之间的联系。

两个实体之间的联系有如下3种类型。

（1）一对一联系　如果对于实体集A中的每一个实体，实体集B中至多有一个实体与之联系，反之亦然，则称实体集A与实体集B具有一对一联系。记为1∶1。如科主任与科室、患者与病床，如图4-6所示。

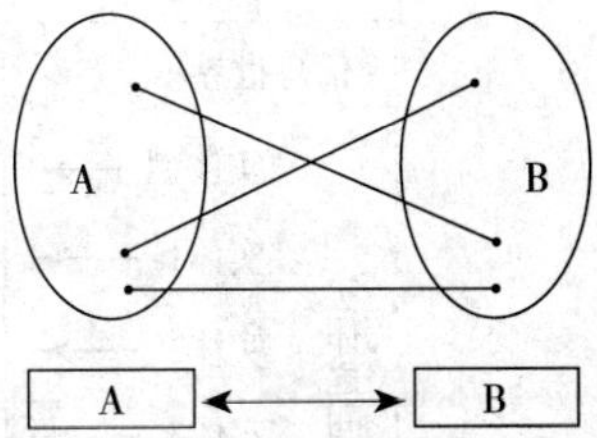

图4-6　一对一的联系（1∶1）

（2）一对多联系　如果对于实体集A中的每一个实体，实体集B中有n个实体（$n \geqslant 0$）与之联系，反之，对于实体集B中的每一个实体，实体集A中至多只有一个实体与之联系，则称实体集A与实体B有一对多联系。记为1∶n。如科室与科室的成员，医生与患者。如图4-7所示。

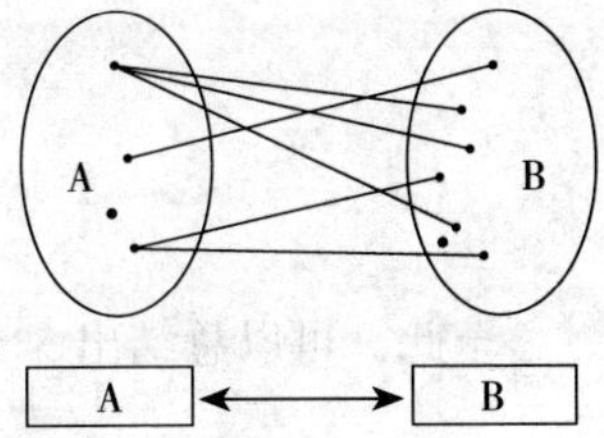

图4-7　一对多的联系（1∶n）

（3）多对多联系　如果对于实体集A中的每一个实体，实体集B中有n个实体（$n \geqslant 0$）与之联系，反之，对于实体集B中的每一个实体，实体集A中也有m个实体

（$m \geq 0$）与之联系，则称实体集 A 与实体 B 具有多对多联系。记为 $m:n$。如患者与药品，患者与护士，如图 4–8 所示。

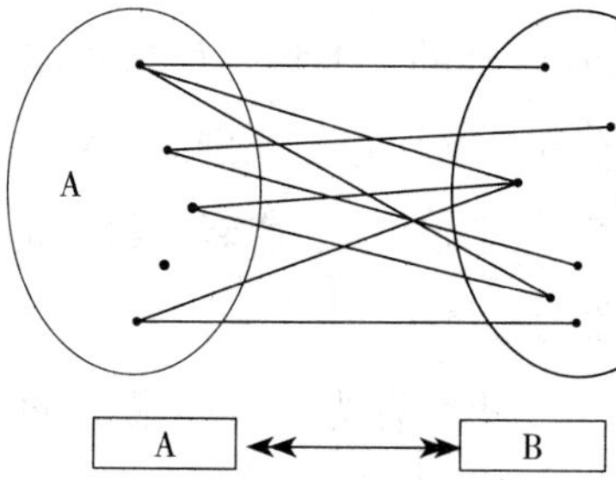

图4–8　多对多的联系($m:n$)

（三）机器世界

信息世界中的实体要转换成计算机能够识别的字母、数字、符号、图形、图像或声音等数据后，存储在计算机里，就是机器世界。机器世界中主要涉及下面的一些概念。

1. 字段　对应信息世界中的属性，在机器世界中称为字段（field），也叫数据项。字段的命名往往与属性名相同。如医生有代码、姓名、性别、年龄等字段。

2. 记录　对应信息世界中每个实体的数据称为记录（record）。如某位医生（010，王志东，男，36，眼科）为一个记录。

3. 文件　对应信息世界的实体集，在机器世界中称为文件（file）。如所有医生的记录组成一个医生基本信息文件。以医生基本情况表为例，术语联系可用图 4–9 表示。

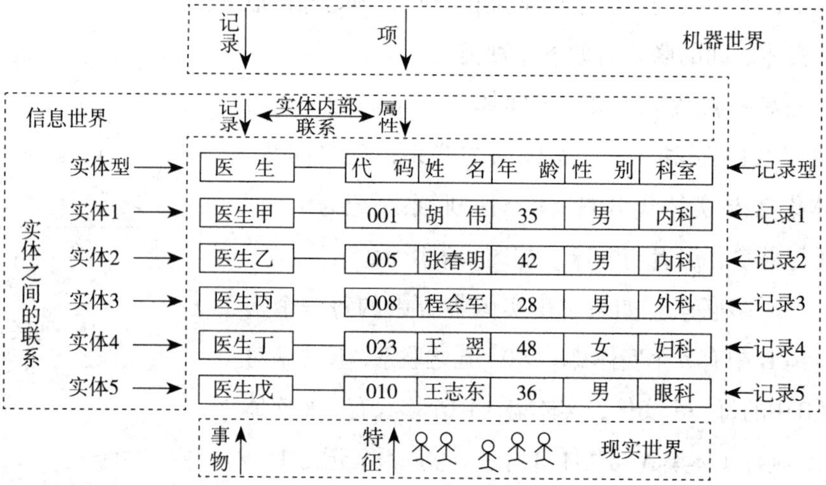

图4–9　信息的3个世界术语联系

至此，可以总结出 3 个世界中各术语的对应关系如图 4–10 所示。

现实世界	→	信息世界	→	机器世界
事物总体	→	实体集	→	文件
事物个体	→	实体	→	记录
特征	→	属性	→	字段
事物之间的联系	→	联系	→	数据模型

图4-10 3个世界术语的对应关系

二、数据模型的三要素

医院的药房中存放大量的药品，药品怎样管理、存放在什么位置才有利药剂师发放药品时最顺手效率最高？同样，一个部门或一个单位涉及的数据很多，而且数据之间的联系错综复杂。将它们组织成为一个数据库时，不仅要反映数据本身，而且要反映数据之间的联系。数据组织的好坏会影响数据库系统的效率和用户对数据库的使用。

数据模型（data model）是对现实世界的模拟，通过数据模型将现实世界的数据和信息进行抽象、表示和处理。数据模型是严格定义的一组概念的集合。这些概念精确地描述了系统的静态特性、动态特性和完整性约束条件。因此一个数据模型应当具有描述数据对象的3个要素：数据结构、数据操作和数据的约束条件。

（一）数据结构

数据结构用于描述系统的静态特性。数据模型中的数据结构主要描述数据类型、内容、性质的有关情况以及描述数据间的联系的有关情况。数据结构是数据模型的基础，一般数据模型的分类均以数据结构的不同而分类。在数据库系统中人们通常按照其数据结构的类型来命名数据模型。例如层次结构、网状结构和关系结构的数据模型分别命名为层次模型、网状模型和关系模型。

（二）数据操作

数据操作用于描述系统的动态特性。数据操作是指对数据库中各种对象（指数据的型）的实例（指数据的值）允许执行操作的集合，包括操作及有关的操作规则。数据库的操作主要有数据检索（在数据集合中查找用户需要的数据但不改变数据结构及数据的值）和数据的更新（包括插入、删除和修改数据集合中数据的值）。

数据模型必须定义这些操作的确切含义、操作符号、操作规则及实现操作的语言。

（三）数据的约束条件

数据模型中的数据约束条件是一组完整性规则的集合。完整性规则是给定数据模型中数据及其联系所具有的制约和依存规则，用以保证数据的正确、有效与相容，使数据系统值和现实系统状态一致。数据模型还应该提供定义完整性约束条件的机制，以反映具体应用所涉及的数据必须遵守特定的语义约束条件。例如在医生基本信息表中的医生年龄不能小于 25 岁，性别只能是男或女。

三、数据模型的分类

数据模型是人们对客观现实世界的认识和理解，是对客观世界的近似描述，是建立数据库的基础。数据模型应满足 3 个方面的要求：第一是能比较真实地模拟现实世界；第二是容易被人们理解；第三是便于在计算机上实现。选取什么样的数据模型是数据库的一项首要任务，并且数据模型的好坏，直接影响数据库的性能。但同一种模型要很好地满足这 3 方面的要求，目前来说是很困难的，所以在数据库系统中采用不同的数据模型以适应不同的使用对象和应用目的 。

（一）层次模型

在现实世界中有许多事物是按层次组织起来，例如一间医院有若干个科室，一个科室有若干个医生。又如动植物的分类、图书的编号、机关的组织结构等都是层次型的。

层次模型是数据库系统最早出现的数据模型，就是为了模拟按层次组织起来的事物。采用层次模型的典型代表是 1968 年 IBM 公司推出的第一个大型商用数据库系统 IMS 系统。

层次模型实际上是一棵倒立的“有向树”的结构。在树中每个记录是一个结点，记录之间的联系是结点间的连线（或边），最高层只有一个记录，称为根记录，根记录以下的记录为从属记录。一般说来，根记录可以有任意多个从属记录，每一个从属记录又可以有任意多个更低一级的从属记录，直到任意级。图 4–11 是层次模型有向树示意图。A 是根结点，B、C 是兄弟结点，D、E、F 是叶结点，A 是 B、C 的父结点，C 是 E、F 的父结点。

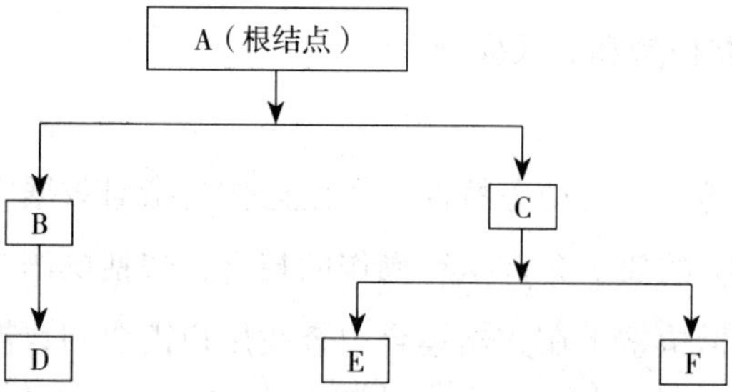

图4–11　层次模型有向树结构

层次模型的形成受文件系统影响大，模型受到的限制多，物理成分复杂，操作使用均不是很理想，但在现实世界中满足此类结构的现象很多，因此，在数据库发展历史上有重大作用与影响，之后的其他模型也都受到它的影响，但随着数据库技术的进一步发展，目前已基本不用。在我国，由于数据库应用起步比较迟，基本上未经历层次模型阶段，所以层次模型在我国影响极小。

（二）网状模型

网状模型是数据模型的另一种重要结构，它反映着现实世界中实体之间更为复杂的联系，其基本特征是，结点数据间没有明确的从属关系，一个结点可与其他多个结点建立联系。

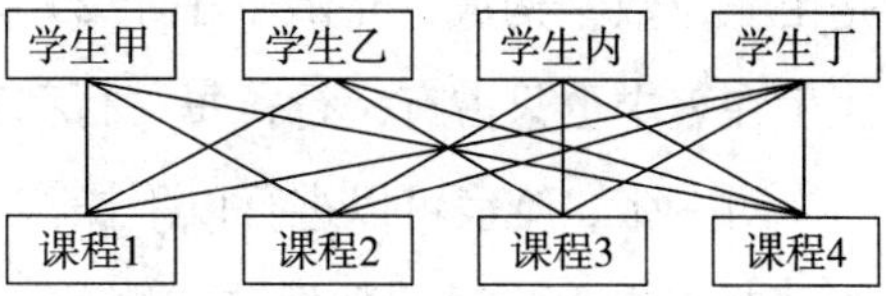

图4-12 网络数据模型

如图 4-12 所示，学生甲、乙、丙、丁和选修课程，其中的联系也属于网络模型。学生可以选 1 ～ 4 门选修课，而每门选修课也可以被多个学生所选。

网状模型与层次模型的根本区别是：一个子结点可以有多个父结点；在两个子结点之间可以有两种或多种联系。

网状结构比层次结构具有更大的灵活性和更强的数据建模能力。网状模型的优点是可以描述现实生活中极为常见的多对多的关系，在查询方式上比层次模型优越，其数据存贮效率也高于层次模型，但主要缺点是数据结构本身及其相应的数据操作语言都极为复杂，限制了它在实际中的应用。

（三）关系模型

在日常生活当中，表格的应用很广，许多数据都可以用表格形式表示。任何一个信息模型都可用二维表的形式表示出来。如果把实体和它们之间的联系均用二维表的形式表现，其数据模型就是关系模型。

关系模型的数据结构是一个二维表组成的集合，每个二维表又可称为关系，每一个表格是同类实体的各种属性的集合。一个二维表的表头，即表格的格式是关系内容的框架，关系由许多同类的实体所组成，每个实体对应于表中的一行，叫作一个元组。表中的每一列称为一个属性。

在日常生活中常常会碰到像花名册、工资单和成绩单等二维表格。这些表格的共同特点是由许多行和列组成，列有列名，行有行号。如表 4-1 就是一个表格，称之为二维表。

表4-1 医生基本情况表

代 码	姓 名	年 龄	性 别	科 室
001	胡某	35	男	内科
005	张某	42	男	内科
008	程某	28	男	外科
023	王某	48	女	妇科

通过这张表可以总结出以下特点。①表有表名：医生基本情况表；②表由两部分构成，一个表头（第一行）和若干行数据（共 4 行）；③从垂直方向看表有若干列，每

一列都有列名，如代码、姓名、年龄等；④同一列的值取自同一个定义域，例如代码是由三位数字构成，年龄不小于 25 岁；⑤每一行的数据代表一个医生的信息，每一个医生在表中也只占有一行，每一行都有行号（本例中行号是隐含的）。

对一张二维表可以进行以下操作。①填表：将每一个医生的数据填写进表格；②修改：改正表中错误的数据；③删除：去掉一个医生的数据（如同一个医生的数据填写了两次、出国或调动）；④查询：在表中按某些条件查找满足条件的医生。

以上 3 种数据模型的根本区别在于数据结构不同，即反映数据之间联系的表示方式不同。层次模型用“树结构”来表示数据之间的联系；网状模型是用“图结构”来表示数据之间的联系，关系模型是用“二维表”来表示数据之间的联系。

第三节　E-R图

一、E-R 图的概念

E-R 图也称实体－联系图（entity relationship diagram），提供了表示实体类型、属性和联系的方法，用来描述现实世界的概念模型。E-R 方法是“实体－联系方法”（entity-relationship approach）的简称。它是描述现实世界概念结构模型的有效方法。是表示概念模型的一种方式，用矩形表示实体型，矩形框内写明实体名；用椭圆表示实体的属性，并用无向边将其与相应的实体型连接起来；用菱形表示实体型之间的联系，在菱形框内写明联系名，并用无向边分别与有关实体型连接起来，同时在无向边旁标上联系的类型（1∶1，1∶*n* 或 m∶*n*）。如图 4-13 和图 4-14 所示。

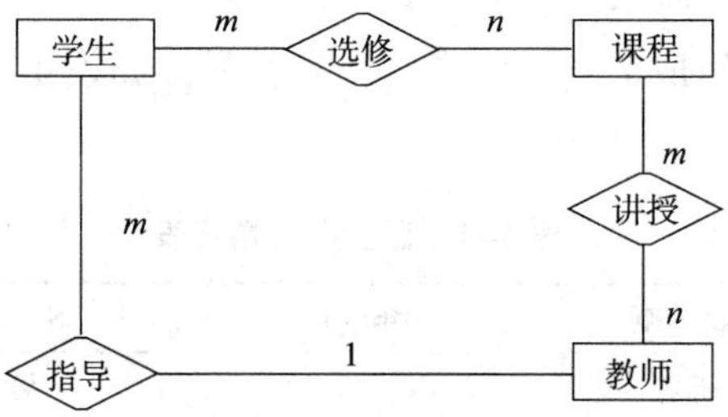

图4-13　学生学习课程E-R图

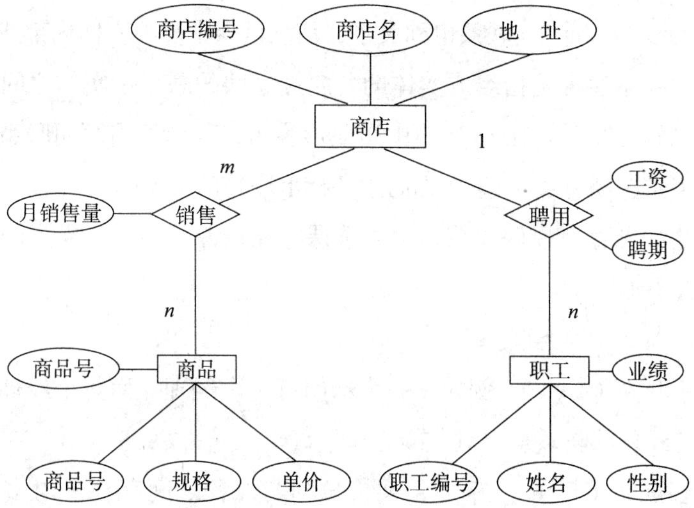

图4–14 商店商品销售E–R图

二、E–R 图的成分

在 E–R 图中有如下 4 个成分。

矩形框：表示实体，在框中记入实体名。

菱形框：表示联系，在框中记入联系名。

椭圆形框：表示实体或联系的属性，将属性名记入框中。对于主属性名，则在其名称下划一下划线。

连线：实体与属性之间；实体与联系之间；联系与属性之间用直线相连，并在直线上标注联系的类型（对于一对一联系，要在两个实体连线方向各写 1；对于一对多联系，要在一的一方写 1，多的一方写 *n*；对于多对多关系，则要在两个实体连线方向各写 *n*、*m*。）。

大部分数据库设计产品使用实体 – 联系模型（E–R 模型）帮助用户进行数据库设计。E–R 数据库设计工具提供了一个“方框与箭头”的绘图工具，帮助用户建立 ER 图来描绘数据。

构成 E–R 图的基本要素是实体型、属性和联系，其表示方法如下。

1. 实体型（entity） 具有相同属性的实体具有相同的特征和性质，用实体名及其属性名集合来抽象和刻画同类实体；在 E–R 图中用矩形表示，矩形框内写明实体名；比如学生张某、学生李某都是实体。如果是弱实体的话，在矩形外面再套实线矩形。

2. 属性（attribute） 实体所具有的某一特性，一个实体可由若干个属性来刻画。在 E–R 图中用椭圆形表示，并用无向边将其与相应的实体连接起来；比如学生的姓名、学号、性别、都是属性。如果是多值属性的话，在椭圆形外面再套实线椭圆。如果是派生属性则用虚线椭圆表示。

3. 联系（relationship） 联系也称关系，信息世界中反映实体内部或实体之间的联系。实体内部的联系通常是指组成实体的各属性之间的联系；实体之间的联系通常是指不同实体集之间的联系。在 E-R 图中用菱形表示，菱形框内写明联系名，并用无向边分别与有关实体连接起来，同时在无向边旁标上联系的类型(1 ∶ 1,1 ∶ n 或 m ∶ n)。比如老师给学生授课存在授课关系，学生选课存在选课关系。如果是弱实体的联系则在菱形外面再套菱形。

联系可分为以下 3 种类型。

（1）一对一联系（1∶1） 例如，一个部门有一个经理，而每个经理只在一个部门任职，则部门与经理的联系是一对一的。

（2）一对多联系（1∶n） 例如，某校教师与课程之间存在一对多的联系“教”，即每位教师可以教多门课程，但是每门课程只能由一位教师来教。

（3）多对多联系（m∶n） 例如，图 4-13 表示学生与课程间的联系（“学 ”）是多对多的，即一个学生可以学多门课程，而每门课程可以有多个学生来学。联系也可能有属性。例如,学生“ 学”某门课程所取得的成绩,既不是学生的属性也不是课程的属性。由于“ 成绩”既依赖于某名特定的学生又依赖于某门特定的课程，所以它是学生与课程之间的联系“ 学”的属性。

三、E-R 图的作图步骤

（1）确定所有的实体集合。

（2）选择实体集应包含的属性。

（3）确定实体集之间的联系。

（4）确定实体集的关键字，用下划线在属性上标明关键字的属性组合。

（5）确定联系的类型，在用线将表示联系的菱形框联系到实体集时，在线旁注明是 1 或 n（多）来表示联系的类型。

四、E-R 图举例

1. 两个不同实体型间的联系

例 4-1 分别画出学校与教师联系，学生与课程联系的 E-R 图。见图 4-15。

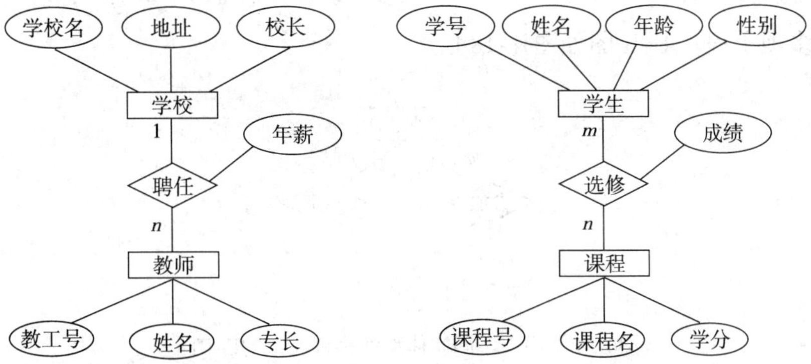

（a）学校与教师联系的E–R图　　（b）学生与课程联系的E–R图

图4–15　两个不同实体型间联系的E–R图

2. 多个不同实体型之间的联系

例 4–2　假设厂家供应零件，仓库负责采购零件并管理零件的入库、出库，多个工程项目所需的零件在仓库领取。画出仓库管理的 E–R 图。见图 4–16。（图中省去属性，属性另列，后同。）

有 3 个实体型：工程项目（项目号，项目名，负责人）；零件（零件号，零件名，单价，数量）；厂家（编号，厂名，厂址）。有两个联系型：需求（需求量）；采购（购进数）。

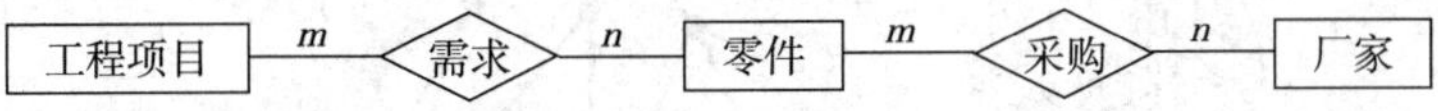

图4–16　多个不同实体型间联系的E–R图

3. 多个不同实体型之间的多元联系

例 4–3　例 4–2，中虽有多个实体型，但从联系的方式看，均属“两两联系”。其实，联系也可以出现在多于两个实体型之间。若在例 4–2 中进一步假设某个工程项目指定要购买某个厂家的零件，那么，工程项目和厂家之间也有联系。这就是多个不同实体型之间的多元联系，E–R 图如图 4–17 所示。

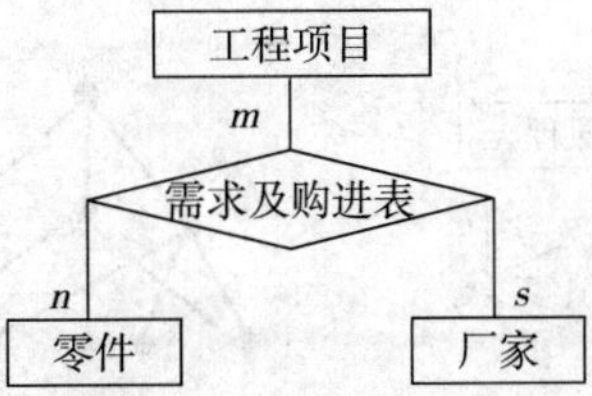

图4–17　多个不同实体型间的多元联系的E–R图

4. 两个不同实体型之间的多种联系

例 4–4　两个实体型间可以通过多种联系反映不同语义。例如，“职工”和“工程”两实体型间有两种联系，而且两种联系的方式也不一样。一种是 m : n 联系，表示一个职工可参加多项工程，一个工程有很多职工参与。另一种是 1 : n 联系，表示一个施工队长负责多项工程。E–R 图如图 4–18 所示。

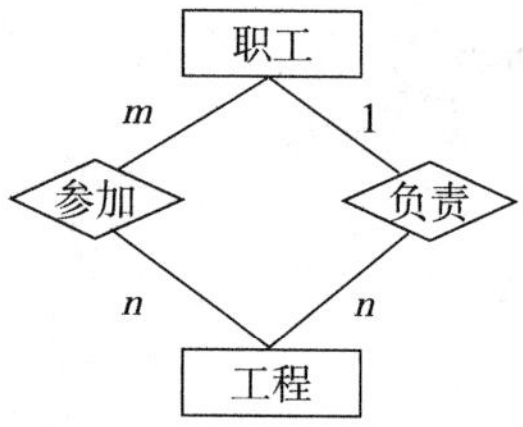

图4–18 两个不同实体型间多种联系的E–R图

5. 同一实体型内各实体间的联系

例 4–5 同一实体型内各实体间的联系，有时候比两个不同实体型间的联系还要复杂。下面分 1 : n 联系和 m : n 联系两种情况来讨论。假设实体型是“女性公民”，联系型是“母女”。显然，联系方式是 1 : n。因为每个人只有一位亲生母亲，但可能有几个女儿。E–R 图如图 4–19 所示。

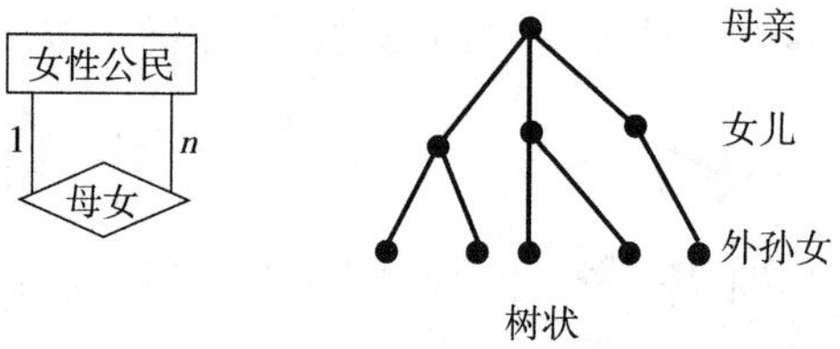

图4–19 同一实体型内各实体间1: n联系的E–R图

假设实体型是“课程”，联系型是“预修”。一门课程可能要先预修某几门课程，如图 4–20 中的预修课为 c、d、e；反之，一门（预修）课又可能是某几门课的预修课，如图 4–20 中的 e,它同时是 a 和 b 的预修课。这种联系方式是 m:n。其 E–R 图如图 4–20 所示。

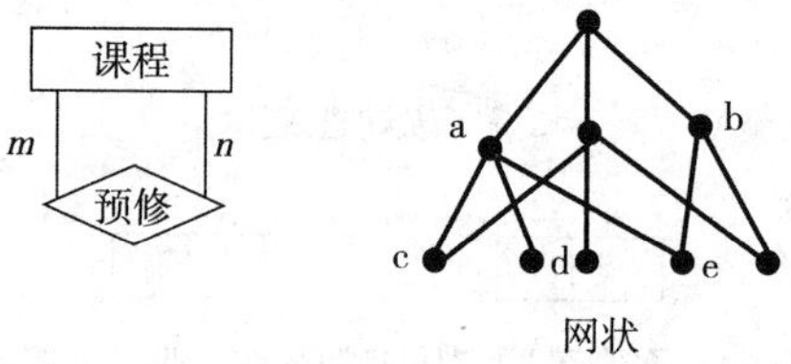

图4–20 同一实体型内各实体间m:n联系的E–R图

第四节 关系数据库语言SQL

一、关系数据模型

关系模型是目前使用最为广泛的数据模型，占据了应用市场的统治地位。关系数据库系统采用关系模型作为数据的组织方式，现在流行的数据库管理系统，如Oracle、Ingress、Sybase、Informix、FoxPro、SQL Server及Access等都是支持关系模型的。数据库领域当前的研究工作也都是以关系方法为基本的。

关系模型的优点是：数据结构简单、概念清楚，符合人们的一般习惯；能反映实体之间的3种联系；格式均为表格框架，通过公共属性建立关系之间的联系。

关系模型的缺点是：关系模型中的数据联系是靠数据冗余实现的，所以不可能完全消除数据冗余,从而降低了空间效率和时间效率。但随着计算机硬件技术的飞速发展，弥补了关系模型的不足，因而从关系模型出现以来，始终保持其主流数据库的地位。

二、SQL概述

(一) SQL的产生与发展

SQL是1974年提出，并在IBM公司开发研制和关系数据库系统System R上实现。SQL作为一种标准数据库语言，从对数据库的随机查询到数据库的管理和程序设计，SQL几乎无所不能，功能非常丰富；而且SQL语言简洁易学，书写简单，使用方便，深受计算机业内人士和广大用户的欢迎。1986年被美国国家标准局（ANSI）的数据委员会批准成为关系数据库语言的美国标准，之后国际标准化组织（ISO）也作出了相同的决定。

(二) SQL的特点

SQL语言有如下几个特点。

（1）SQL语言是一种非过程语言，用户只需要提出“用什么数据”、“干什么”即可，不必理会具体的操作过程也不必了解数据的存取路径。

（2）SQL语言是面向集合的语言，每个命令的操作对象是一个或多个关系，操作的结果也是一个关系。

（3）SQL既可以独立使用其交互命令，也可以嵌入到其他高级语言中，供程序员开发应用程序时使用。

（4）SQL语言具有数据查询（query）、数据定义（definition）、数据操纵（manipulation）和数据控制（control）4种功能。

（5）SQL 语言功能很强，但由于其巧妙的设计，语言又十分简洁。它的核心功能只用了 9 个动词（表 4–2），而且语法也很简单，接近英语口语，易学易用。

表4–2　SQL语言的动词

SQL功能	SQL动词	解　释
数据查询	select	查找满足特定条件的记录
数据定义	create，drop，alter	创建、删除或修改表和索引
数据操纵	Insert，update，delete	增加、更新、删除记录
数据控制	grant，revoke	授予或回收用户的操作权限

三、SQL 数据定义

（一）表的建立

SQL 的建表语句格式如下。

create table< 表名 >（< 列名 1 >< 数据类型 1 >［列级完整性约束条件］［，< 列名 2 >< 数据类型 >［列级完整性约束条件］］…）［，< 表级完整性约束条件 >］

create table 是保留字，告诉 SQL 要建立一个表，表的名字跟在保留字的后面，表是一个或多个列组成的。

括号（ ）中是对该表的各个列加以说明，需要说明每个列的列名、数据类型及列级完整性约束条件。SQL 的基本数据类型见表 4–3，列级完整性约束条件可以是“not null”（表示该列的值不能是空值）或“unique”（表示该列的值只能是惟一的，不可以重复）。数据类型的表示：char（x）表示宽度为 x 个字符的字符类型；date 表示日期类型数据，float 表示浮点数据类型，int 表示整数型，不用指定宽度。

表4–3　SQL数据类型

数据类型	说　明
char（n）	长度为*n*的定长字符串
int或integer	整型数
float	浮点数
date	日期型，包含年月日，格式为yyyy-mm-dd

例 4–6　建立药品基本信息表，内容包括药品编号、名称、规格、剂型、厂家代码，其中药品编号不可以取空值。

create table 药品基本信息（编号 char（4）not null，名称 char（20），规格 char（16），剂型 char（6），厂家代码 int）

执行上面的语句后，在数据库中建立了一个药品基本信息表的结构框架，但里面还没有数据。

例 4–7　建立药品入库表，表的名称为“药品入库”。

create table 药品入库（记录序号 char（3）not null，药品编号 char（4），入库数量 int，入库时间 date，入库价格 float）

表中的每一个列选用什么数据类型要根据实际情况来确定，一般从两个方面来考虑，一是取值范围，二是要做哪些运算。例如药品入库表中的“记录序号”是数字组成的顺序号，可以定义成整型 int，但考虑到它是不需要做算术运算，所以定义成 char（3）；而入库数量是整数，入库价格有可能带小数，又都可能需要进行算术运算，所以分别定义成 int 及 float。

（二）修改表结构

由于数据库使用环境和用户的需求发生变化，有时需要对已经创建好的表进行修改。例如增加新的列，删除表中已有的列，添加或修改完整性约束条件，这时需要用到 SQL 的修改表结构的语句。修改表结构可以分为下面几种情况。

1. 增加列　alter table < 表名 > add < 列名 >< 类型名 >。

2. 删除列或列的完整性约束条件　alter table < 表名 > drop < 列名 >< 类型名 >。

3. 修改列名　alter table < 表名 > modify < 列名 >< 类型名 >。

注意：如果某列的完整性约束条件是 not null，则不允许修改或删除。

例 4–8　在药品基本信息表中添加“计量单位”，数据类型是 2 位字符。

alter table 药品基本信息 add 计量单位 char（2）

例 4–9　将药品基本信息表中厂家代码的数据类型改为 5 个字符。

alter table 药品基本信息 modify 厂家代码 char（5）

也可以将上面两个操作合并写在一条语句中完成：

alter table 药品基本信息 add 计量单位 char（2），modify 厂家代码 char（5）

例 4–10　将药品基本信息表中的“编号”列改名为“药品编号”。

因为 SQL 中并没有提供直接修改列名的命令，要分两步才能实现列名的修改，首先删除错误的列，然后再重新加入一个新列，但要注意的是该列中原来的数据不存在了。

alter table 药品基本信息 drop 编号

alter table 药品基本信息 add 药品编号 char（6）

（三）删除表结构

删除表的语句格式为：drop table < 表名 >。

例 4–11　drop table 药品基本信息

此语句将药品基本信息表的结构及表中所有的记录、相关的索引全部删除，并释放相应的存储空间。

四、SQL 数据查询

SQL 只有一条数据查询语句，即 SELECT 语句，但却具有灵活的使用方式和强大的功能。一个 SELECT 命令在一个或多个表上按条件进行查询操作，产生的查询结果用另一个表表示出来，这个新表可以被显示或者被命名保存。

SQL 语句的基本格式是：

select [all| distinct] < 目标列表达式 > [，< 目标列表达式 >] …

〔into 新表名〕

from< 表名或视图名 > [，< 表名或视图名 >] …

[where< 条件表达式 1>]

[group by< 列名 1> [having< 条件表达式 2>]]

[order by< 列名 2> [asc| desc]]

其中，select 为查询动词，后面跟着需要查询的列名。若用 all 则允许在查询结果中出现内容重复的行（记录），如果要求删除重复行，可使用限定词 distinct。

into 子句可以将查询结果存储到一个新建的数据库表或临时表中。

from 子句指出要查找的列所在的表名。

where 指出查找的目标需要满足的搜索条件。

group 子句将结果按 < 列名 1> 的值进行分组，该属性列值相等的元组为一个组，每个组产生表中的一条记录。如果带有 having 短语，则只有满足指定条件的组才会输出。

order 子句将结果按 < 列名 2> 的值升序或降序排列。

（一）单表查询

单表查询是指 from 语句中仅涉及一个表的查询。

1. select 子句　可用来选择表中所有的列或部分列。

例 4-12　（查询全部列）查询全部有关厂家的信息。

select * from 厂家信息

其中的星号“*”表示所有的列。如果希望查询的结果中列的显示顺序与原表列顺序不同，可写成：

select 厂家代码，联系人，电话，名称，地址 from 厂家信息

例 4-13　（查询指定列）查询所有厂家的联系人及电话。

select 联系人，电话 from 厂家信息

例 4-14　（消除查询结果中重复的行）查询药品基本信息表中所有药品的名称。

select distinct 名称 from 药品基本信息

注意：如果不加 distinct 短语，则默认为 all，查询结果会出现重复的药品的名称，

因为很多种药物的名称是一样的，加入 distinct 短语可以消除重复的行。

例 4-15 （查询经过计算的值）查询入库的所有药品的价值（价值 = 价格 * 数量）。

select 药品编号，入库价格 * 入库数量 as 价值 from 药品入库；

这条查询语句与下面两条的功能是一样的。

select 药品编号，价值 = 入库价格 * 入库数量 from 药品入库

select 药品编号，入库价格 * 入库数量 价值 from 药品入库

2. where 子句 在行方向对表进行操作，返回满足条件和记录（行），常用的运算符如表 4-4 所示。

表4-4 常用的运算符

查询条件	运算符
比较	=，>，<，>=，<=，<>（不等于）
确定范围	between and，not between and
确定集合	in，not in
字符匹配	like，not like
空值	is null，is not null
逻辑运算	and，or，not

例 4-16 查询药品基本信息表中剂型为"片剂"的所有药品的名称。

select 名称 from 药品基本信息 where 剂型 ='片剂'

例 4-17 查询药品入库表中入库数量不足 50 的药品编号。

select 药品编号 from 药品入库 where 入库数量 <50

例 4-18 查询药品入库表中入库价格在 20 ~ 50 元（包括 20 和 50 元）的药品的数量和入库时间。

select 入库数量，入库时间 from 药品入库

where 入库价格 between 20.00 and 50.00

或

select 入库数量，入库时间 from 药品入库

where 入库价格 >= 20.00 and 入库价格 <=50.00

注意：条件不能写成 where 20.00=< 入库价格 <=50.00

例 4-19 查询药品入库表中入库价格不在 20 ~ 50 元的药品的数量和入库时间。

select 入库数量，入库时间 from 药品入库

where 入库价格 not between 20.00 and 50.00

例 4-20 查询药品基本信息表中剂型为"片剂"或"胶囊"的药品的名称、规格、剂型。

select 名称，规格，剂型 from 药品基本信息

where 剂型 in（‘片剂’，‘胶囊’）

或

select 名称，规格，剂型 from 药品基本信息

where 剂型 = ‘片剂’ or 剂型 = ‘胶囊’

例 4–21 查询药品基本信息表中剂型除“片剂”、“胶囊”外的其他药品的名称、规格、剂型。

select 名称，规格，剂型 from 药品基本信息

where 剂型 not in(‘片剂’,’ 胶囊’)

例 4–22 查询药品基本信息表中名称是“三”开头的药品的名称、剂型。

select 名称，剂型 from 药品基本信息

where 名称 like ‘三 *’

注意：*（星号）是通配符，代表任意长度（长度也可以是 0）的字符串。例如 x * y 表示以 x 开头，y 结尾的任意长度的字符串，类似 xy、xabcy 和 xay 都满足该匹配串。另一个通配符“%”（百分号）代表任意单个字符，如 x%y 表示以 x 开头，y 结尾的长度为 3 的任意字符串，如 xay 和 xxy 都满足该匹配串。

例 4–23 查询药品入库表中 2005 年 4 月 28 日之前入库的编号为“1005”药品的数量及价格。

select 入库数量，入库价格 from 药品入库

where 药品编号 = ‘1005’ and 入库时间 <#2005-4-28#

注意：日期前后要加 # 号，如 #2005-4-28#；字符型则在前后要加单引号，如‘1007’

逻辑运算符 and 和 or 可以用来连接多个查询条件，and 的优先级比 or 高。试比较下面两条查询的不同之处。

select 入库数量，入库价格 from 药品入库

where 药品编号 = ‘1005’ or 药品编号 = ‘1007’ and 入库时间 <#2005-4-28#；

select 入库数量，入库价格 from 药品入库

where(药品编号 = ‘1005’ or 药品编号 = ‘1007’) and 入库时间 <#2005-4-28#

3. 常用库函数 SQL 为了增强检索功能，方便用户使用，提供了许多库函数，如表 4-5。这些函数不能用在 where 子句中。

表4–5 SQL常用库函数

函数名称	函数功能
count（〔distinct| all〕*）	统计元组（记录）的个数（*表示全体记录）
count（〔distinct | all〕<列名>）	统计指定列中值的个数
sum（〔distinct | all〕<列名>）	计算指定列值的总和（该列必须是数值型）

续表

函数名称	函数功能
avg（distinct | all〕<列名>）	计算指定列值的平均值（该列必须是数值型）
max（〔distinct | ALL〕<列名>）	求指定列值的最大值
min（〔distinct | all〕<列名>）	求指定列值的最小值

例 4–24　查询药品入库表中共有多少条入库记录。

select count（*）from 药品入库

例 4–25　查询药品入库表中共有多少种药品。

select count（distinct 药品编号）from 药品入库

同一种药品入库一次都会有一条相应的记录，要加入 distinct 短语才不会将同一种药品重复统计。

例 4–26　查询药品入库表中药品编号为"1008"的药品总的入库总量。

select sum（入库数量）from 药品入库

where（药品编号 ='1008'）

例 4–27　查询药品入库表中药品编号为"1008"的药品的最大、最小入库数量及它们之间的差距。

select max（入库数量）as MaxIn，min（入库数量）as MinIn，

max（入库数量）– min（入库数量）as Diff

from 药品入库 where（药品编号 ='1008'）

在库函数遇到空值时，除 COUNT（*）外，都跳过空值而只处理非空值。

4. croup by 子句　croup by 子句的作用是将查询结果按某一列或多个列对记录进行分组，将列值相同的分在同一组。

例 4–28　查询药品入库表中每一种药品入库的总量。

select 药品编号，sum（入库数量）from 药品入库

group by 药品编号

group by 子句按药品编号的值分组，药品编号相同的为一组，对每一组使用 sum 函数进行计算，得出每一种药品的总量。

例 4–29　查询药品入库表中价值（价值 = 价格 * 数量）高于 1500 元的药品入库的记录数。

select 药品编号，count（*）as Num from 药品入库

where 入库价格 * 入库数量 >1500

group by 药品编号

where 子句去掉价值不足 1500 元的记录，group by 子句按药品编号的值分组，药品

编号相同的为一组，对每一组使用 count 函数进行计算，得出每一种药品的入库次数。

例 4-30 查询药品入库表中有两次以上入库记录药品的药品编号及入库的次数。

```
select 药品编号，count（*）from 药品入库
group by 药品编号 having（count（*）>=2）
```

一条 SQL 查询语句中同时使用 where 子句，group by 子句和 having 子句时，其顺序是 where，group by，having。where 子句与 having 子句的区别在于作用的对象不同。where 子句作用于表或视图，从中选择满足条件的记录；having 子句作用于组，选择满足条件的组，必须用于 group by 子句之后，但 group by 子句可以没有 having 子句。

5. order by 子句 需要对查询的结果排序时，用 order by 子句。order by 子句必须出现在其他子句之后。排序方式可以降序排列（desc），也可以升序排列（asc），缺省时为升序。如果 order by 子句后面有多个列，则首先按第一列名排序，然后对于具有相同第一列值的各行，再按第二列名排序，以此类推。

例 4-31 查询入库价格在 20 ~ 50 元之间的药品的编号及入库数量，按入库的先后次序排列。

```
select 药品编号，入库数量 from 药品入库
where 入库价格 between 20.00 and 50.00
order by 入库时间
```

例 4-32 查询药品入库表中所有药品的情况，入库数量多的排在前面，入库数量相同则按入库的先后顺序排列。

```
select * from 药品入库
order by 入库数量 desc，入库时间
```

在 order by 子句中可以不写列名而使用该列所在数据表中的位置号，如上面两个例子也可以写成：

```
select 药品编号，入库数量 from 药品入库
where 入库价格 between20.00 and 50.00
order by 4
select * from 药品入库
order by 3 desc，4
```

例 4-33 查询有两次以上入库记录且每次入库数量大于 50 的药品的编号，入库总数量，查询结果按药品编号的降序列出。

```
select 药品编号，sum（入库数量）as Total from 药品入库
where 入库数量 >50
group by 药品编号 having（count（*）>=2）
```

order by 药品编号 desc

这条查询语句相对复杂，是分组排序，其执行过程是：① from 指出在药品入库表中进行查询；② where 筛选入库数量大于 50 的记录；③ group by 将选出的记录按药品编号进行分组；④ having 筛选有两次以上入库记录的药品记录；⑤ select 在筛选出来的记录中提取药品编号，总入库数量及价格；⑥ order by 将选取的结果按价格的降序排列。

（二）连接查询

在前面的例子中，from 子句中只有一个表名，也就是查询时只涉及一个数据表，称为单表查询。

而在实际应用中，数据库的各个表中存放着不同的数据，但多个表之间一般都存在某种内在联系，用户经常需要用到多个表中经过组合、提炼之后的数据信息。例如在药品入库表中可以查询到某个编号的药品的入库信息，但是这个编号的药品的具体名称、规格等信息必须到药品基本信息表中才能查到；而该药品的生产厂家的名称及联系方法等信息又必须到根据厂家代码到厂家信息表中才能查到。

查询同时涉及两个以上的表时，称为连接查询。连接查询是关系数据库最主要的查询功能，包括等值连接查询、非等值连接查询、自身连接查询、外连接查询和复合条件连接查询。

1. 等值与非等值连接查询

例 4-34 查询全部药品的名称、规格及生产厂家的名称和地址。

药品的名称、规格在药品基本信息表中，而生产厂家的名称和地址在厂家信息表中，这个查询涉及两个表中的数据。通过这两个表都有的“厂家代码”字段，使两个表产生联系，就可以同时得到关于药品及厂家的信息。

```
select 药品基本信息.名称，药品基本信息，规格，厂家信息，名称，厂家信息，地址
from 药品基本信息，厂家信息
where 药品基本信息.厂家代码 = 厂家信息.厂家代码
```

语句的执行过程是：首先在药品基本信息表中找到第一条记录，然后从第一个记录开始扫描厂家信息表，逐一查找满足连接条件（药品基本信息.厂家代码 = 厂家信息.厂家代码）的记录，找到后就将药品基本信息表中的第一条记录与该记录拼接进来，选出其中的 4 个属性值（药品基本信息.名称，药品基本信息.规格，厂家信息.名称，厂家信息.地址），形成结果表中的一条记录。厂家信息表全部查找完后，再找药品基本信息表中的第二条记录，然后再从头开始扫描厂家信息表，查找满足条件的记录，找到后与药品基本信息表中的第二条记录拼接，形成结果表中的记录。重复上述操作，直至药品基本信息表中的记录全部处理完毕。

也可以将上句写成：

```
select 药品基本信息 . 名称，规格，厂家信息 . 名称，地址
from 药品基本信息，厂家信息
where 药品基本信息 . 厂家代码 = 厂家信息 . 厂家代码
```

select 子句中的“规格”只在药品基本信息表中出现，而“地址”只在厂家信息中出现，所以它们前面可以不加前缀，而“名称”在药品基本信息中指的是药品名称，而在厂家信息中指的是工厂的名称，而 where 子句中“厂家代码”在药品基本信息表及厂家信息表中都有，如果写成厂家代码 = 厂家代码，则 SQL 就不能区别厂家代码是属于哪个表的，会出现错误提示。因此，当列名在多个表中有重名的情况出现时，要加上表名作前缀，确切说明所指列属于哪个表，以避免二义性；如果列名是惟一的，就可以省略前缀。

where 后面的条件是连接条件，也可以称为连接谓词，连接条件中的字段是连接字段。连接谓词中的运算符可以是 =，<，>，<=，>=，<>。当运算符是“=”时就是等值连接，否则就是非等值连接。

例 4–35 查询华明制药生产药品的药品名称及剂型。

```
select 药品基本信息 . 名称，剂型 from 厂家信息，药品基本信息
where 药品基本信息 . 厂家代码 = 厂家信息 . 厂家代码 and
厂家信息 . 名称 = ‘华明制药’
```

可以为每个表起一个别名，此别名只限于该 select 语句当中使用，当表名较长时，使用别名作为列的前缀，方便命令的输入。例 4–35 中为药品基本信息表取别名 x，为厂家信息表取别名 y，则命令可写成：

```
select x. 名称，剂型 from 厂家信息 as y，药品基本信息 as x
where x. 厂家代码 =y. 厂家代码 and
y. 名称 = ‘华明制药’
```

2. 自身连接查询 连接的操作不仅可以在两个表之间进行，也可以是一个表与自身进行连接，这种连接称为表的自身连接。

例 4–36 查询药品入库表中入库价格比“1001”高的药品的编号、数量及价格。

要查询的内容全部在药品入库表中，具体操作时可以给药品入库表取两个别名，一个是 a，一个是 b。将 a，b 中满足入库价格比“1001”高的药品的行连接起来，实际上是对同一个表进行“大于”连接。

```
select a. 药品编号，a. 入库数量，a. 入库价格
from 药品入库 as a，药品入库 as b
where a. 入库价格 >b. 入库价格 and b. 药品编号 ='1001’
```

3. 外连接查询

例 4–37 查询各种药品的入库情况。

全部药品的信息在药品基本信息表中，入库的情况在药品入库表中，如果把查询命令写成：

select x. 名称，x. 规格，y. 入库数量，y. 入库时间，y. 入库价格

from 药品基本信息 as x，药品入库 as y

where x. 药品编号 =y. 药品编号

则对于在药品基本信息表中有的但并没有购买入库的药品则不会显示出来，因为在药品入库表中没有满足条件的记录。如果需要将这些记录也显示出来，就需要使用外连接查询。将命令改为：

select x. 名称，x. 规格，y. 入库数量，y. 入库时间，y. 入库价格

from 药品基本信息 as x，药品入库 as y

where x. 药品编号 =* y. 药品编号

外连接的方法是在连接谓词的某一边加符号“*”（有些数据库系统是用“+”）。外连接就像是为符号“*”所在边的表增加一个全部为空值的“万能”行（本例是药品入库表），可以和另一边的表（本例是药品基本信息表）中所有不满足条件的记录进行连接。

外连接符出现在连接条件的右边，称为左外连接；如果外连接符出现在连接条件的左边，称为右外连接。

在新版的 SQL 中，为了使查询语句更加结构化，丰富连接的功能，把查询条件从 where 子句转移到 from 子句中，分为中间连接、左连接和右连接功能，在 from 选项中的相应语法格式如下。

中间连接：from < 表名 1>inner join < 表名 2>

　　　　　on< 表名 1>.< 连接列名 1> < 比较符 > < 表名 2>.< 连接列名 2>

左连接：from < 表名 1>left［outer］join< 表名 2>

　　　　on < 表名 1>.< 连接列名 1> < 比较符 > < 表名 2>.< 连接列名 2>

右连接：from < 表名 1> right［outer］join < 表名 2>

　　　　on < 表名 1>.< 连接列名 1> < 比较符 > < 表名 2>.< 连接列名 2>

上面的例子可以写成：

select 药品基本信息 . 名称，药品基本信息 . 规格，药品入库 . 入库数量，药品入库 . 入库时间，药品入库 . 入库价格

from 药品基本信息 leet outer join 药品入库 on 药品基本信息 . 药品编号 = 药品入库 . 药品编号

4. 复合条件连接查询　where 子句后面有多个条件的连接查询就是复合条件连接查询。

例 4–38　查询阿莫西林的进货情况。

select x. 名称，x. 规格，y. 入库数量，y. 入库时间

from 药品基本信息 as x，药品入库 as y

where x. 药品编号 = y. 药品编号

and x. 名称 = ‘阿莫西林’

例 4–39 查询入库数量大于 100 的药品名称及生产厂家的厂名、地址、入库时间。

select 药品基本信息 . 名称，厂家信息 . 名称，地址，入库时间

from 药品基本信息，厂家信息，药品入库

where 药品基本信息 . 厂家代码 = 厂家信息 . 厂家代码

and 药品基本信息 . 药品编号 = 药品入库 . 药品编号

and 入库数量 >100

（三）嵌套查询

嵌套查询也称子查询。在 SQL 中一个 select–from–where 语句是一个查询块。根据需要在一个查询块的 where 子句中，出现另一个查询块，就是嵌套查询。SQL 允许多层嵌套。

在嵌套查询中外层查询称为主查询或父查询，内层查询称为子查询。子查询总是括在圆括号中，先用子查询查出一个表的值，主查询再根据这些值去查另一个表的内容。所以嵌套查询是由内向外进行处理的，也就是说先求解最内层的子查询，再求次外层的查询，因为子查询的结果是其父查询的查找条件。通常可以把一个多表查询转化为对单表的子查询嵌套。

五、SQL 数据修改

建立了表结构，但其中并没有记录，需要向它插入数据（即添加记录），之后可以进一步修改、删除等操作。

（一）插入记录

SQL 的数据插入语句 insert 的两种形式：一种是插入一条新记录，另一种是插入子查询的结果。

1. 插入新记录 插入一条新记录的 insert 语句一般格式是：

insert into < 表名 > [（< 列名 1> [，< 列名 2>] …）]

values（< 值 1>〔，< 值 2>〕…）

此语句的功能是向表中插入一行新的记录。表中新记录列 1 的取值为值 1，列 2 的取值为值 2，……没有在 into 子句出现的列，新记录上将取空值。但在表定义时说明了 not null 的列不能取空值，否则会出错。

例 4–40 将生产厂家广州制药厂的信息插入厂家信息表中。

insert into 厂家信息（厂名，厂家代码，电话，联系人）

values（‘广州制药厂’，‘12007’，‘020–35648976’，‘王林’）

into 子句中指定新增的记录在哪些列上需要赋值，列名的顺序可以与定义表时的顺序不一样，values 子句对新记录的各个列赋值，其中字符串常数要用单引号（英文符号）括起来。对在 into 子句中没有出现的列，则取 null 值，如例子中的“地址”列即赋 null，但在表定义时有 not null 约束的列不能取 null 值。

例 4–41 将生产厂家西北制药厂的信息插入厂家信息表中。

insert into 厂家信息

values（‘12008’，‘西北制药厂’，‘西安市建设大道 50 号’，‘029–2661238’，‘林丹’）

在 into 子句中只指定了表名，没有指明列名，表示新记录的所有列上都需要赋值。Values 子句中值的排列顺序必须与表定义时列名的顺序一致。

2. 插入子查询的结果 有条件地将其他表中的数行数据记录提取出来，并插入一个表中，是通过子查询嵌套在 insert 语句中实现的。

插入子查询结果的 insert 语句的格式为：

insert into< 表名 >［（< 列名 1>［，< 列名 2>…］）］

子查询语句

例 4–42 求出同一种药品的平均入库价格，把结果存入新表 aveval 中。

首先建立新表 aveval，用来存放药品编号和平均入库价格。

create table aveval（药品编号 char（6），平均价格 float）

然后利用子查询求出药品入库表中药品编号相同的药品的平均价格，结果存入新表中。

insert into aveval（药品编号，平均价格）

select 药品编号，avg（入库价格）from 药品入库

group by 药品编号

（二）修改记录

update 语句对表中的一行或多行记录的某些列值进行修改，语法格式为：

update< 表名 >

set< 列名 1>=< 表达式 1>［，< 列名 2= 表达式 2>］…

［where< 条件 >］

语句的功能是修改指定表中满足 where 子句条件的记录，set 子句给出要修改的列及修改后的值，没有 where 子句则表示要修改表中的所有记录。

例 4–43 将药品入库表中记录序号为 5 的记录的入库数量改为 150。

update 药品入库 set 入库数量 =150

where 记录序号 =‘5’

例 4-44 将 2005 年 5 月 1 日之后入库的所有药品的入库价格提高 10%。

update 药品入库 set 入库价格 =1.1 * 入库价格

where 入库时间 >#2005-5-1#

例 4-45 将入库数量高于 50 的川参通注射液的价格减少 15%。

update 药品入库 set 入库价格 =0.85 * 入库价格

where 入库数量 >50 and 药品编号 in（select 药品编号 from 药品基本信息 where 名称 =‘川参通注射液’）

这个例子是用子查询从药品基本信息表中得到川参通注射液的药品编号，再将药品入库表中入库数量高于 50 的该编号的记录的价格减少 15%。where 子句可以使用 SQL 查询中 where 子句的任何形式。

（三）删除记录

delete 语句删除表中不需要的一行或多行数据，语法格式为：

delete from < 表名 >［where < 条件 >］

语句的功能是删除表中满足 where 子句条件的记录。where 子句省略时，则删除表中的所有记录，但表的定义仍在数据字典中，就是说 delete 删除的是表中的数据而不是表的定义。用前面提过的命令：

drop table < 表名 >

则可以删除表的定义及表中的所有数据。

例 4-46 删除药品基本信息中百多邦的记录。

delete from 药品基本信息 where 名称 =‘百多邦’

例 4-47 删除药品入库表中所有三九胃泰颗粒的入库记录。

delete from 药品入库 where 药品编号 = any（select 药品编号 from 药品基本信息 where 名称 =‘三九胃泰颗粒’）

六、数据视图

（一）数据视图的概念

视图是原始数据库数据的一种变换，是查看表中数据的另外一种方式。可以将视图看成是一个移动的窗口，通过它可以看到感兴趣的数据。视图是从一个或多个实际表中获得的，这些表的数据存放在数据库中。那些用于产生视图的表叫作该视图的基表。一个视图也可以从另一个视图中产生。

视图的定义存在数据库中，与此定义相关的数据并没有再存一份于数据库中。通过视图看到的数据存放在基表中。 视图看上去非常像数据库的物理表，对它的操作同任何其他的表一样。当通过视图修改数据时，实际上是在改变基表中的数据；相反地，基表数据的改变也会自动反映在由基表产生的视图中。由于逻辑上的原因，有些视图可以修改对应的基表，有些则不能（仅仅能查询）。

（二）视图的作用

1. 简单性 看到的就是需要的。视图不仅可以简化用户对数据的理解，也可以简化他们的操作。那些被经常使用的查询可以被定义为视图，从而使得用户不必为以后的操作每次指定全部的条件。

2. 安全性 通过视图，用户只能查询和修改他们所能见到的数据。数据库中的其他数据则既看不见也取不到。数据库授权命令可以使每个用户对数据库的检索限制到特定的数据库对象上，但不能授权到数据库特定行和特定的列上。通过视图，用户可以被限制在数据的不同子集上：①使用权限可被限制在基表的行的子集上；②使用权限可被限制在基表的列的子集上；③使用权限可被限制在基表的行和列的子集上；④使用权限可被限制在多个基表的连接所限定的行上；⑤使用权限可被限制在基表中的数据的统计汇总上；⑥使用权限可被限制在另一视图的一个子集上，或是一些视图和基表合并后的子集上。

视图的安全性可以防止未授权用户查看特定的行或列，使用户只能看到表中特定行的方法如下：①在表中增加一个标志用户名的列；②建立视图，使用户只能看到标有自己用户名的行；③把视图授权给其他用户。

3. 逻辑数据独立性 视图可帮助用户屏蔽真实表结构变化带来的影响。

视图可以使应用程序和数据库表在一定程度上独立。如果没有视图，应用一定是建立在表上的。有了视图之后，程序可以建立在视图之上，从而程序与数据库表被视图分割开来。视图可以在以下几个方面使程序与数据独立。

（1）如果应用建立在数据库表上，当数据库表发生变化时，可以在表上建立视图，通过视图屏蔽表的变化，从而应用程序可以不动。

（2）如果应用建立在数据库表上，当应用发生变化时，可以在表上建立视图，通过视图屏蔽应用的变化，从而使数据库表不动。

（3）如果应用建立在视图上，当数据库表发生变化时，可以在表上修改视图，通过视图屏蔽表的变化，从而应用程序可以不动。

（4）如果应用建立在视图上，当应用发生变化时，可以在表上修改视图，通过视图屏蔽应用的变化，从而数据库可以不动。

（三）数据视图的建立使用

1. 创建单表视图

create view 学生表视图 as select * from student where sex=‘男’

2. 利用视图插入数据

insert into 学生表视图 (name, sex, age, diqu) values ('臭小子', '男', 23, ' 太原')

3. 利用视图修改数据

update 学生表视图 set age=21 where name= '臭小子'

4. 利用视图删除数据

delete from 学生表视图 where name= '臭小子'

第五节　中文Access 2003数据库

Microsoft Access 2003 是 Microsoft 公司推出的 Office 2003 组件中的一个重要组成部分，是目前应用最广泛的主流桌面数据库管理系统之一。Access 2003 主要以其简单易用的特点，逐渐成为办公领域流行的数据库软件。使用 Access 2003，用户不需要进行专业程序设计能力培养，就可在较短的时间内通过简单直观的可视化操作（操作向导）完成大部分的数据管理任务，设计出功能强大的数据库管理程序。

一、Access 2003 的基本工作界面

启动 Access 2003 后进入如图 4-21 所示的画面。Access 2003 的工作界面由标题栏、菜单栏、数据库工具栏、数据库窗口以及状态栏等几部分组成。

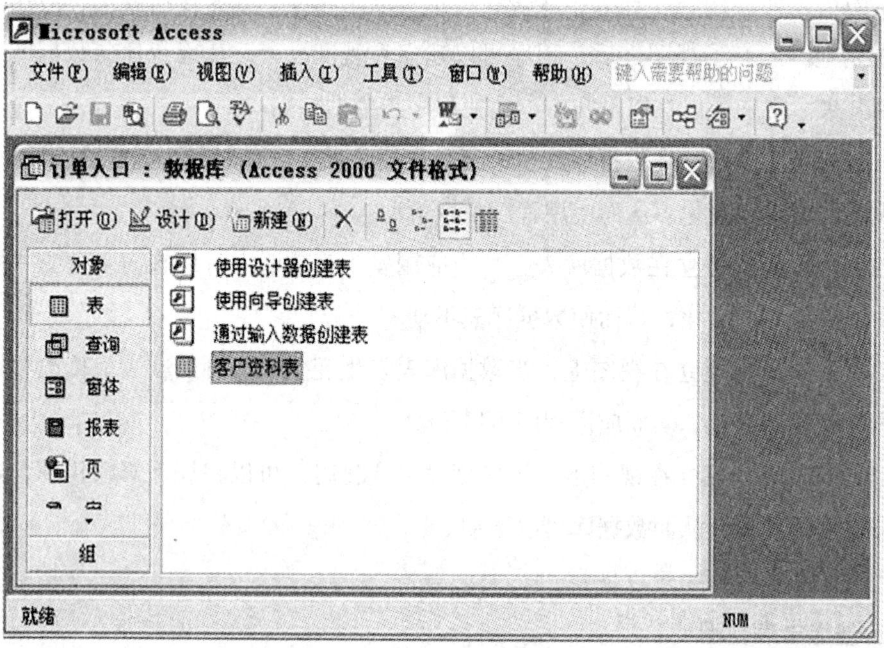

图4-21　Access 2003的界面

（一）标题栏

标题栏位于 Access 2003 窗口的最顶端，用于显示应用程序名“Microsoft Access”和数据库名称，如图 4-22 所示。标题栏的左端有一个控制菜单按钮，用鼠标单击该按钮，出现如图 4-23 所示的控制菜单。

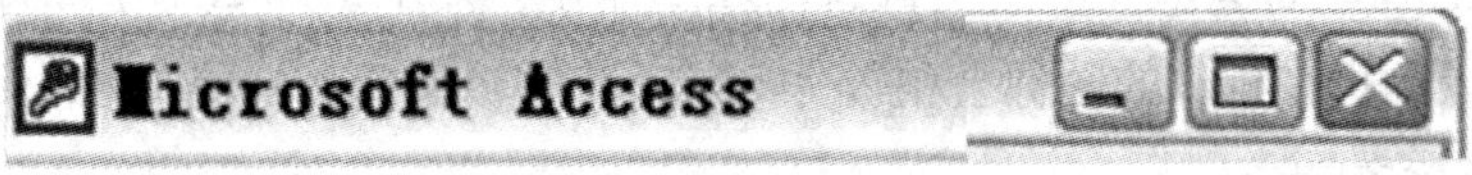

图4-22　Access 2003的标题栏

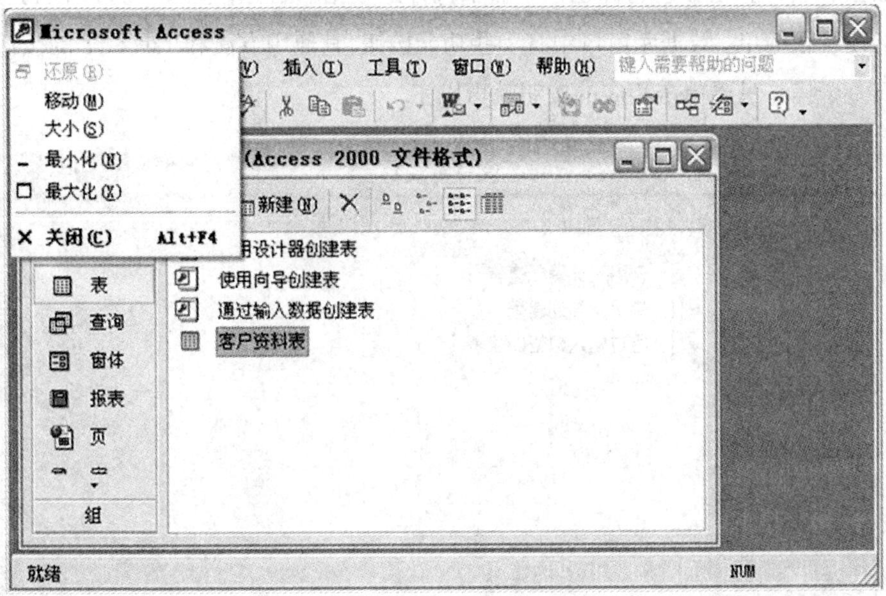

图4-23　Access 2003的控制菜单

选择 Access 控制菜单中的“关闭”命令或者单击标题栏右端的“关闭”按钮，可以退出 Access 2003 应用程序。

（二）菜单栏

标题栏下方是菜单栏，如图4-24所示，用于提供Access应用程序中的各中操作命令。

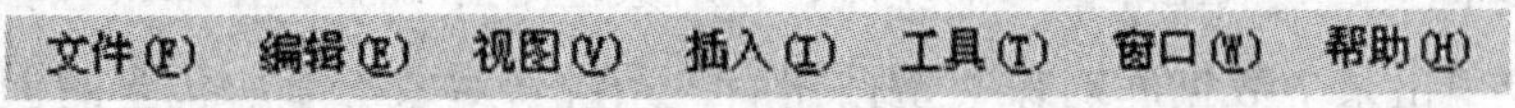

图4-24　菜单栏

菜单栏包含多个子菜单。用鼠标单击任意一个菜单项，就可以打开相应的菜单，在每个菜单上都有一些数据库操作命令，单击这些菜单中的命令，能够实现 Access 提供功能。

（三）数据库工具栏

默认情况下，数据工具栏位于菜单栏下方（图 4-25），提供了数据库操作的常用命令按钮。

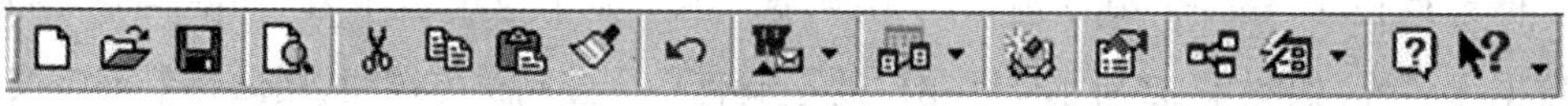

图4–25　数据库工具栏

工具栏中的各个按钮可以帮助直接快速地操作。如果不知道某个图标代表什么工具，可以将鼠标指在相应的图标上稍等片刻就会出现该按钮的功能提示。

（四）数据库窗口

数据库窗口总是在它的标题栏中显示打开的数据库名称，如图 4–26 所示。数据库窗口的使用很简单。数据库窗口中有一些功能按钮，其使用方法和工具栏上的按钮一样，要执行一个操作只要单击相应的按钮就可以了。

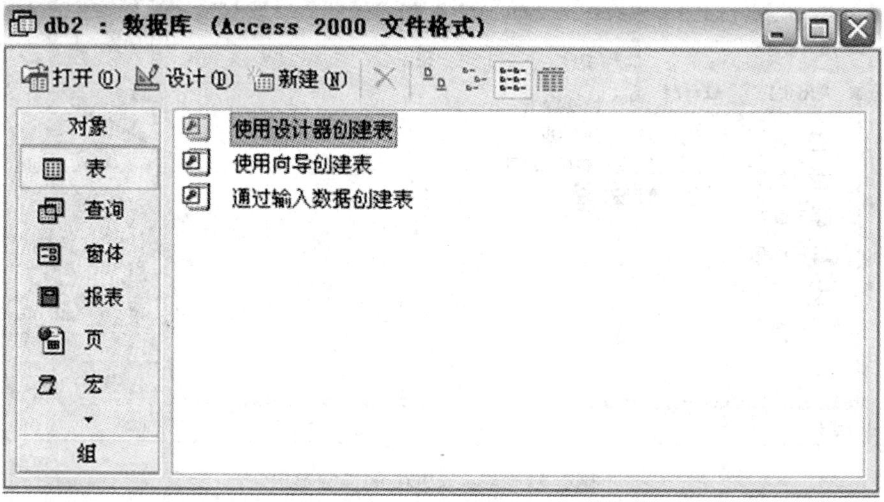

图4–26　Access“数据库”窗口

数据库窗口主要由以下 3 部分组成。

1. 数据库窗口工具栏　提供与选择数据库对象相关的命令按钮，主要用于创建、打开或管理数据库对象的显示方式。

2. 对象栏　位于数据库窗口的左侧，在对象栏中 Access 数据库中包含的所有对象类型，用户单击某个数据库对象类型按钮后，系统将对象类型所包含的创建方法和所有的对象显示在对象列表框中。

3. 对象列表框　该列表框位于数据库窗口的右侧，用于显示当前数据库对象类型包含的所有对象以及创建该对象的快捷方式，使用这些快捷方式可以快捷创建相应的数据库对象，或者启动相应的设计器。

（五）状态栏

状态栏位于 Access 程序窗口的最下方，一般情况下是用于显示当前操作的相关提示信息以及 Caps Lock（大写锁定键）、Num Lock（数字锁定键）的打开或关闭状态，帮助用户了解当前操作的状态。

二、Access 2003 数据库中的主要对象及其关系

在数据库中，“表”用来存储数据；“查询”用来查找数据；通过“窗体”、“报表”、“页面”获取数据；而“宏”和“模块”则用来实现数据的自动操作。对于数据库来说，最重要的功能就是获取数据库中的数据，所以数据在数据库各个对象间的流动就成为最关心的事情。

三、Acccess 2003 数据库和表的建立

数据库是 Access 2003 用以存放数据和数据库对象的容器，是数据库系统存在的基础，用户可以创建数据库来存放自己的数据，并根据需要对创建的数据库进行必要的管理。表是一种最重要的数据库对象，它是在数据库中存储数据的逻辑结构。

(一) 数据库的创建

数据库的创建方法有多种，有由操作者根据需要自行建立空数据库的方法，还有根据 Access 向用户提供的向导程序建立数据库。

1. 启动 Access 直接创建数据库　可以通过在 Windows 系统下启动 Access 时利用对话框直接建立数据库。

例 4-48　创建一个名为 ypjxgl 的数据库（药品经销数据库）。

(1) 单击 Windows“开始”菜单，启动 Access 系统显示 Access 界面，如图 4-27 所示。

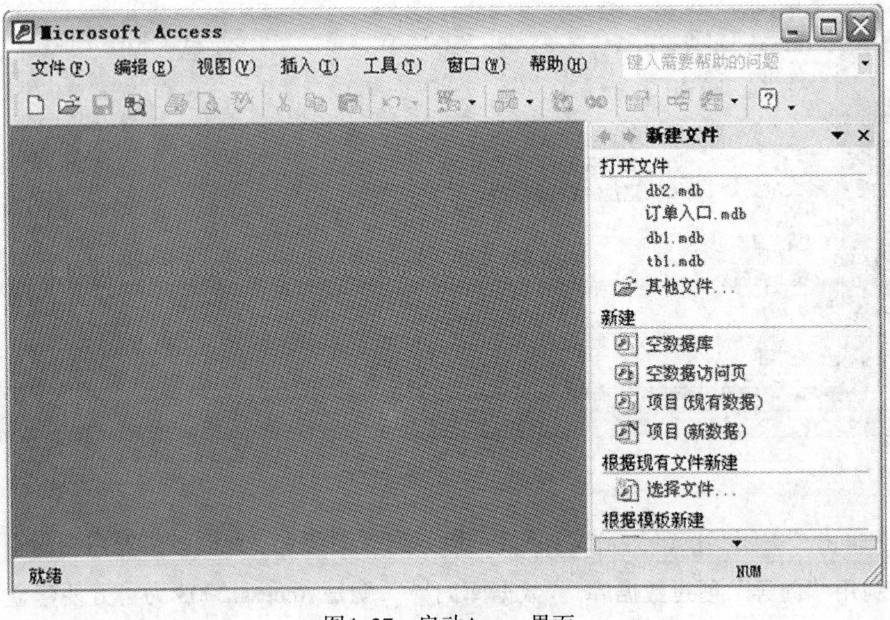

图4-27　启动Access界面

（2）在新建栏中单击“空数据库”，进入“文件新建数据库”窗口，如图 4-28 所示。

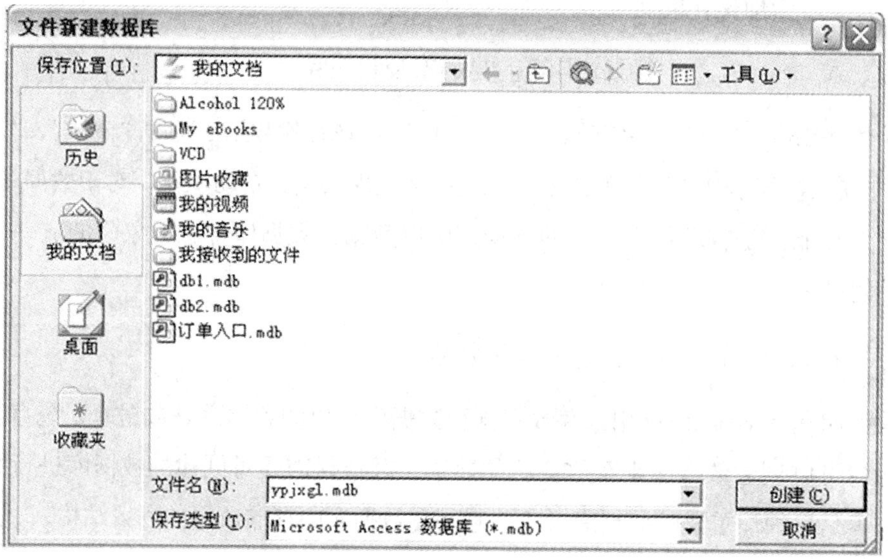

图4-28 “文件新建数据库”窗口

（3）在图 4-28 的“保存位置”下拉框中，选择数据库的保存目录（本例为“我的文档”目录）；在“文件名”框中输入“ypjxgl”（即药品经销管理）；“保存类型”中“Microsoft Access 数据库”；再单击“创建”按钮，如图 4-29 所示。

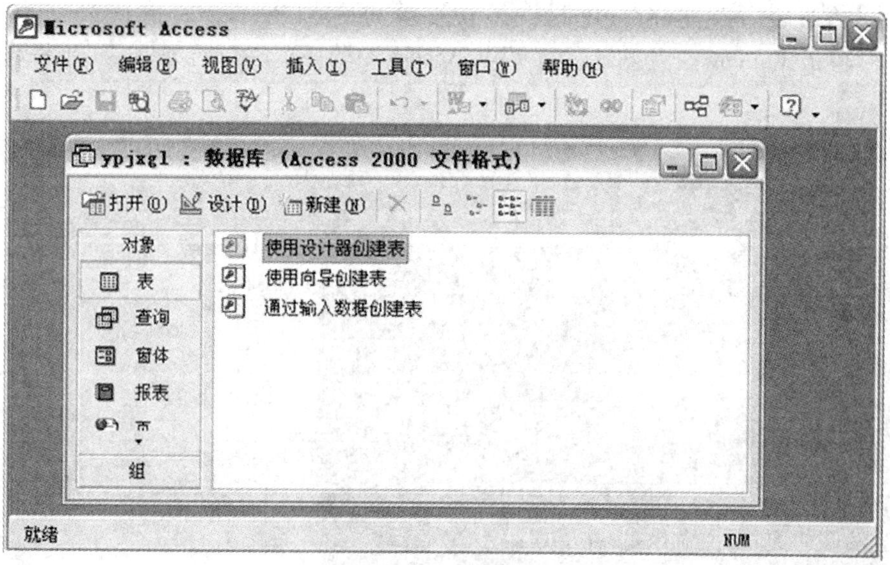

图4-29 “数据库”窗口

（4）单击“关闭”按钮，完成 ypjxgl.mdb 数据库的建立。此时数据库内容为空。

2. 利用“向导”创建数据库 “数据库向导”就是 Access 2003 为了方便建立数据库而设计的向导类型的程序，它可以大大提高工作效率。通过这个向导，只要回答几个简单的问题就可以轻松地获得一个数据库。

（二）数据表的建立

Access 数据表是数据库的重要组成之一。它既是数据库的基本操作对象，也是数据库的数据源。在 Access 中建立一个表是很容易的，而且在 Access 中更是提供了几种方法来建立一个表。

1. 数据表的基本概念　Access 数据表是一个关系型的数据表，在讲数据表之前，先学习几个概念。

（1）字段　在数据库中，对表的行和列都有特殊的叫法，每一列叫作一个“字段”。每个字段包含某一专题的信息。就像图 4–30 所示的通讯录，“姓名”、“联系电话”这些都是表中所有行共有的属性，所以把这些列称为“姓名”字段和“联系电话”字段。

（2）记录　把表中的每一行叫作一个“记录”，每一个记录包含这行中的所有信息，就像在图 4–30 通讯录中某个人全部的信息，但记录在数据库中并没有专门的记录名，常常用它所在的行数表示这是第几个记录。

（3）值　在数据库中存放在表行列交叉处的数据叫作“值”，它是数据库中最基本的存储单元，它的位置要由这个表中的记录和字段来定义。在图 4–30 通讯录的表中就可以看到第一个记录与“单位”字段交叉处的值就是“上海市人民银行”。“王岚”所在的记录和“电话”的这个字段交叉位置上的“值”就是“0551–7238321”。

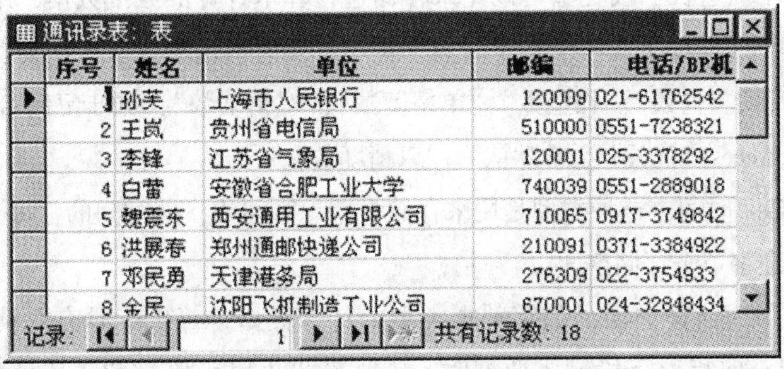
通讯录表：表

序号	姓名	单位	邮编	电话/BP机
1	孙芙	上海市人民银行	120009	021-61762542
2	王岚	贵州省电信局	510000	0551-7238321
3	李锋	江苏省气象局	120001	025-3378292
4	白蕾	安徽省合肥工业大学	740039	0551-2889018
5	魏震东	西安通用工业有限公司	710065	0917-3749842
6	洪展春	郑州通邮快递公司	210091	0371-3384922
7	邓民勇	天津港务局	276309	022-3754933
8	余民	沈阳飞机制造工业公司	670001	024-32848434

记录：1　共有记录数：18

图4–30　数据表

2. 数据表的字段属性　Access 2003 数据表的字段属性包含字段的类型、大小、格式等属性。Access 2003 数据表中的字段有如下几种类型，如图 4–31 所示。

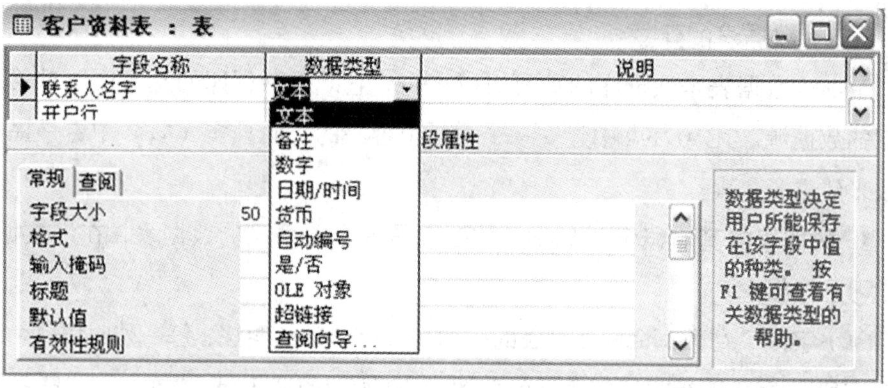

图4-31　数据表中的字段

（1）文本　这一类型允许最大 255 个字符或数字，Access 2003 默认的大小是 50 个字符，而且系统只保存输入到字段中的字符，而不保存文本字段中未用位置上的空字符。可以设置“字段大小”属性控制可输入的最大字符长度。

（2）备注　这种类型用来保存长度较长的文本及数字，它允许字段能够存储长达 64000 个字符的内容。但 Access 2003 不能对备注字段进行排序或索引，却可以对文本型字段进行排序和索引。在备注字段中虽然可以搜索文本，但却不如在有索引的文本字段中搜索得快。

（3）数字　这种字段类型可以用来存储进行算术计算的数字数据，用户还可以设置“字段大小”属性定义一个特定的数字类型，任何指定为数字数据类型的字型可以设置成“字节”、“整数”、“长整数”、“单精度数”、“双精度数”、“同步复制 ID”、“小数” 5 种类型。在 Access 2003 中通常默认为“双精度数”。

（4）日期 / 时间　这种类型是用来存储日期、时间或日期时间的，每个日期 / 时间字段需要 8 个字节来存储空间。

（5）货币　这种类型是数字数据类型的特殊类型，等价于具有双精度属性的数字字段类型。向货币字段输入数据时，不必键入人民币符号和千位处的分隔逗号，Access 2003 会自动显示人民币符号和逗号，并添加两位小数到货币字段。当小数部分多于两位时，Access 会对数据进行四舍五入。精确度为小数点左方 15 位数及右方 4 位数。

（6）自动编号　这种类型较为特殊，每次向表格添加新记录时，Access 会自动插入惟一顺序或者随机编号，即在自动编号字段中指定某一数值。自动编号一旦被指定，就会永久地与记录连接。如果删除了表格中含有自动编号字段的一个记录后，Access 并不会为表格自动编号字段重新编号。当添加某一记录时，Access 不再使用已被删除的自动编号字段的数值，而是重新按递增的规律重新赋值。

（7）是/否　这种字段是针对于某一字段中只包含两个不同的可选值而设立的字段，通过是/否数据类型的格式特性，用户可以对是/否字段进行选择。

（8）OLE 对象　这个字段是指字段允许单独地“链接”或“嵌入”OLE 对象。添加数据到 OLE 对象字段时，可以链接或嵌入 Access 表中的 OLE 对象是指在其他使用 OLE 协议程序创建的对象，例如 WORD 文档、EXCEL 电子表格、图像、声音或其他二进制数据。OLE 对象字段最大可为 1GB，它主要受磁盘空间限制。

（9）超级链接　这个字段主要是用来保存超级链接的，包含作为超级链接地址的文本或以文本形式存储的字符与数字的组合。当单击一个超级链接时，WEB 浏览器或 Access 2003 将根据超级链接地址到达指定的目标。超级链接最多可包含三部分：一是在字段或控件中显示的文本；二是到文件或页面的路径；三是在文件或页面中的地址。在这个字段或控件中插入超级链接地址最简单的方法就是在“插入”菜单中单击“超级链接”命令。

（10）查阅向导　这个字段类型为用户提供了一个建立字段内容的列表，可以在列表中选择所列内容作为添入字段的内容。

3. 使用“表向导”来建立表　要建立表，首先必须要有一个数据库。在上节中，已经建立一个空数据库叫作“药品经销管理”，现在开始利用‘表向导“来创建表。

例 4–49　利用“表向导”建立一个应用于商务的“客户资料表”,包括“公司名称”、“联系人名字”、“记账地址”、“城市”字段。如图 4–32 所示。

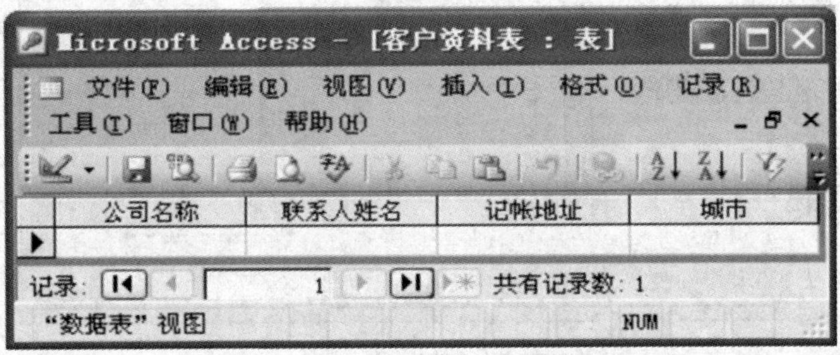

图4–32　表建立

（1）打开“药品经销管理数据库 ypjxgl.mdb”,在数据库窗口的对象列表中单击“表”这一项，将数据库的操作对象切换到“表”上，这样所做的工作才是针对表的操作，也才能在数据库中创建一个表。如图 4–33 所示。

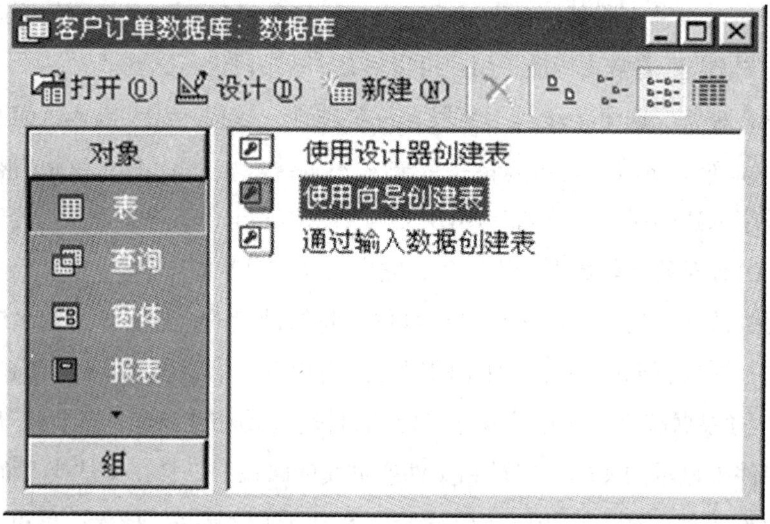

图4–33　数据库窗口

（2）双击数据库窗口右边的列表框中“使用向导创建表”启动表向导后，屏幕中央出现“表向导”对话框如图4–34所示。

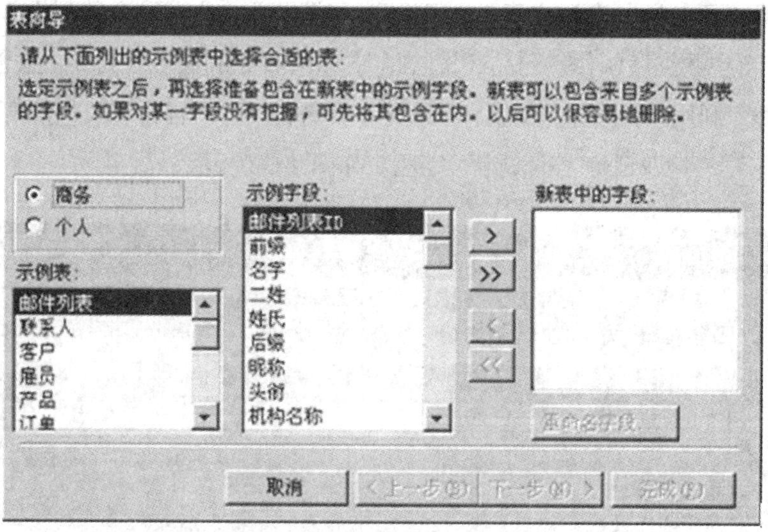

图4–34　“表向导”窗口

（3）在“表向导”对话框中，要在“示例表”列表选择表名，然后在表的“示例字段”字段中选择相应的字段，再将这些选中的字段组成一个新的表。

现在要在“示例表”列表框中看有没有和要建立的表相类似的表，可以上下拖动“示例表”列表框右侧的滚动条，看到列表框中的全部内容，把鼠标移动到“示例表”列表框中，单击“客户”选项。将这个表对应的“示例字段”列表框中所需要的字段选到“新表中的字段”列表框中去，“公司名称”、“联系人名字”、“记账地址”、“城市”这些选项都是所需要的。首先将鼠标移动到示例字段选项上，单击它，再单击“示例字段”列表框和“新表中的字段”列表框中间的“>”按钮，选中的示例字段就添加到“新表中的字段”列表框中了，重复这个操作可以把所需的字段都添加进来。如图4-35所示。

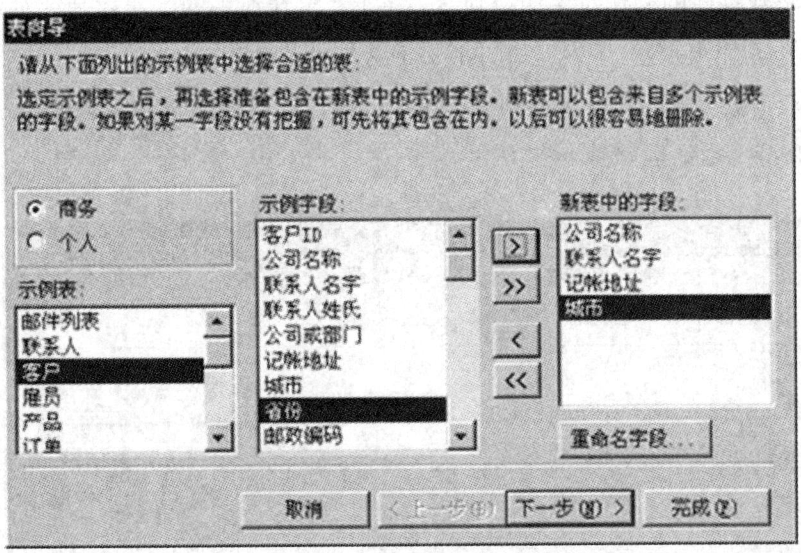

图4-35　字段选择

（4）给表指定名字。在图4-35窗口中，添加完字段后，单击“下一步”。把名字改成“客户资料表”，选择“否，自行设置主键”，单击“下一步”按钮（图4-36）。表向导又给提了一个问题“请选择表创建完之后的动作”。表建好之后，如果想马上把数据输入到表中，就选择第二项“直接向表中输入数据”，之后单击“完成”按钮，结束用向导创建表的过程。这样，一个表就建好了。

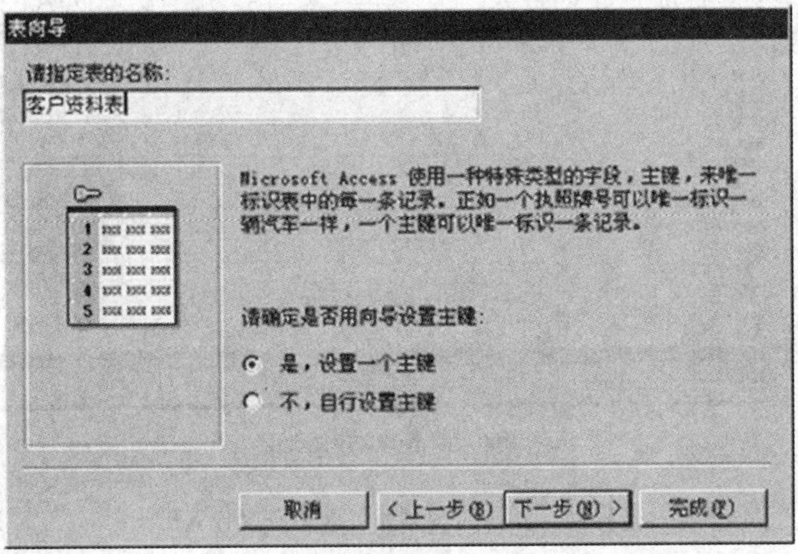

如图4-36　设置主键

4. 使用"设计器"建立表 利用"设计器"建立表是最灵活和方便的方法。

例 4-50 利用"设计器"建立客户资料表。

（1）打开"药品经销管理数据库 ypjxgl.mdb"，在数据库窗口的对象列表中单击"表"这一项，将数据库的操作对象切换到"表"上，这样所做的工作才是针对表的操作，也才能在数据库中创建一个表。如图 4-33 所示。

（2）双击数据库窗口右边的列表框中"使用设计器创建表"启动表后，屏幕中央出现"表向导"对话框如图 4-37 所示。

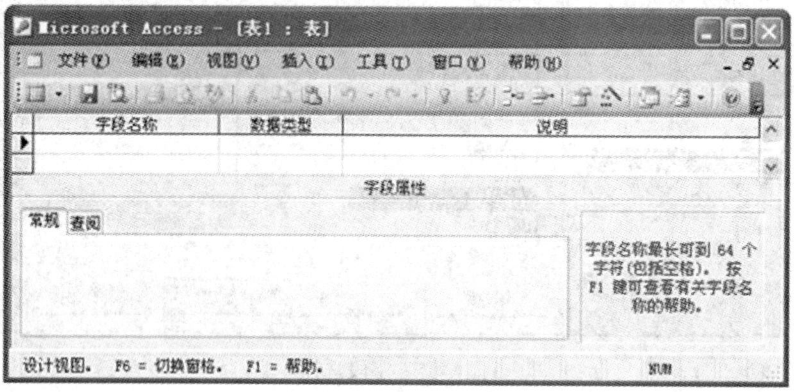

图4-37 用"设计器"建立表

（3）在对应的"字段名称"、"数据类型"输入或选择相应的内容即可，如"字段名称"输入客户名称、"数据类型"选择文本，宽度设置为 40 等，其余类推。见图 4-38 所示。

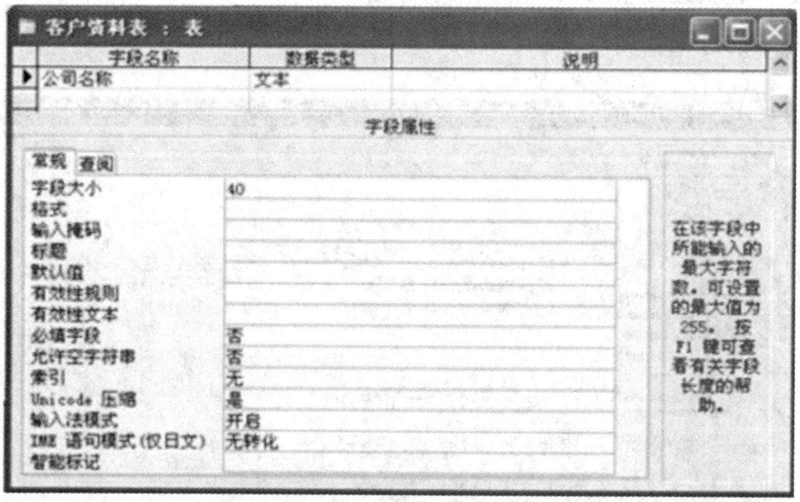

图4-38 设置字段属性

（4）全部设置完，选择保存并输入表名城"客户资料表"即可。

5. 设置表的属性 数据表在建立过程中，有时是通过向导和自动方式产生字段及字段类型。在实际应用中，需要对它们进行修改和维护，是为了保证数据的正确性而规定数据的有效性规则。

例 4–51　对刚刚建立的“客户资料表”进行修改的过程。

（1）打开“ypjxgl.mdb”数据库中的“客户资料表”，如图 4–39 所示。

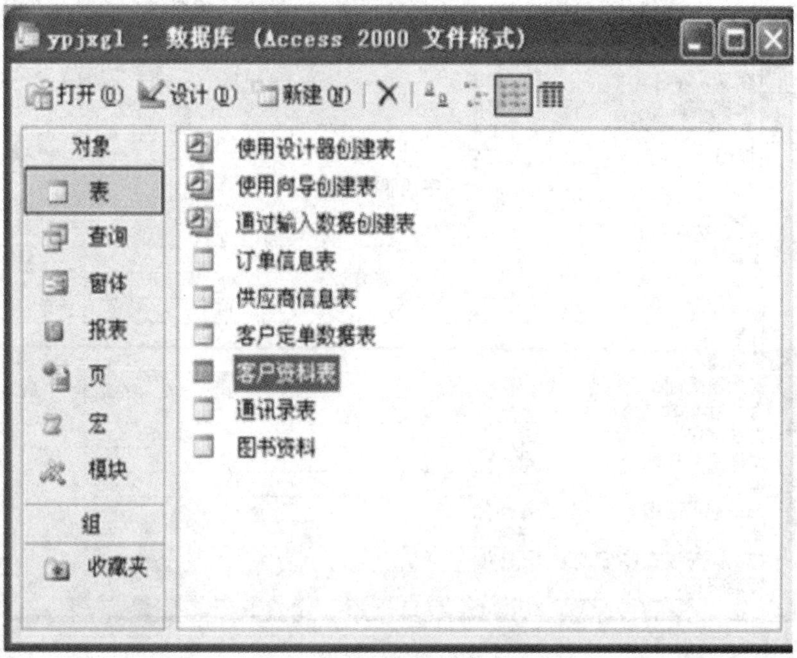

图4–39　修改表

（2）双击“客户资料表”打开它，然后单击 Access 2003 主菜单中的“视图”菜单中的“设计视图选项”或单击同样图志的“视图”按钮。进入表设计窗口，如图 4–40 所示。

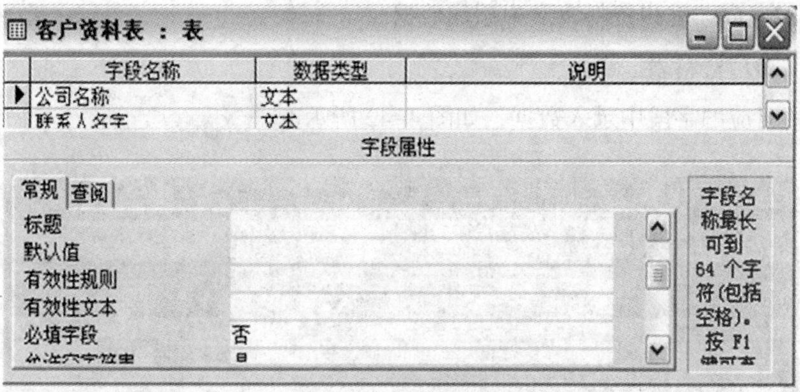

图4–40　“客户资料表”属性

在“表”设计窗口中，可以对字段名、字段类型、字段长度等进行增加和修改。

如增加字段“客户编号”整数型，“开户行”、文本型、宽度 30。

（3）单击“保存”按钮，然后关闭该表。这样该表的字段名修改成功。修改结果如图 4–41 所示。

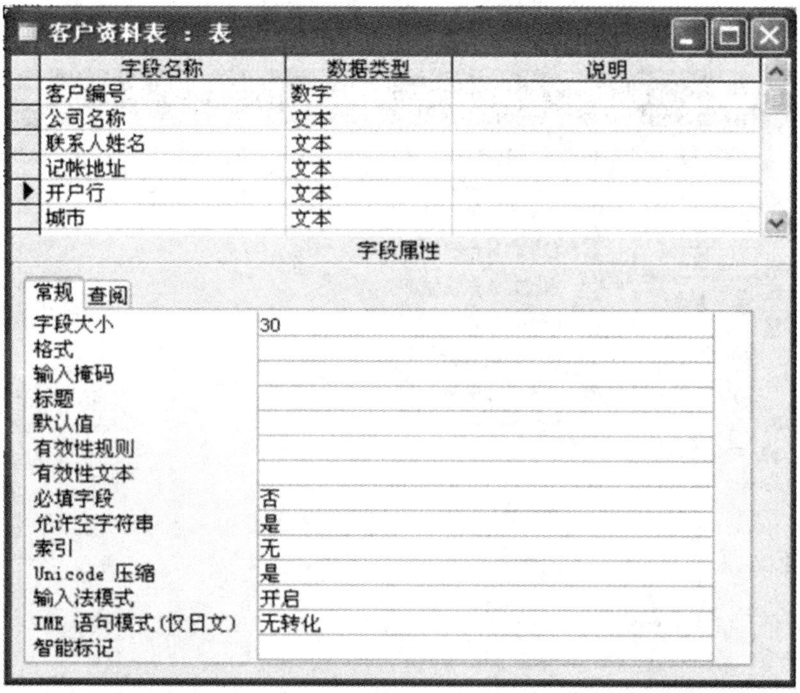

图4–41 保存表

6. 表中记录数据的操作 表中记录的操作主要有表中记录的添加、修改、复制、删除等。

（1）添加与修改数据 无论是向空表中录入数据还是对原表中追加数据，都可以通过添加数据来实现。

例 4–52 向“客户资料表”中添加数据。

打开“客户资料表”。

在表中对应的字段中录入数据，如图 4–42 所示。

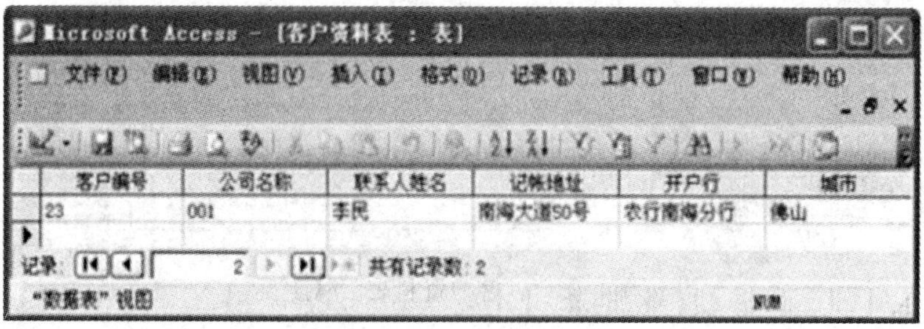

图4–42 录入数据窗口

在一个空表中输入数据时，只有第一行中可以输入。首先将鼠标移动到表上的“客户编号”字段和第一行交叉处的方格内，单击鼠标左键，方格内出现一个闪动的光标，表示可以在这个方格内输入数据了。用键盘在方格内输入“23”，这样就输入了一个数据。其他的数据都可以按照这种方法来添加。用键盘上的左、右方向键可以把光标在方格间左右移动，光标移动到哪个方格，就可以在那个表格中输入数据。按一次“→”键将光标移到“联系人名字”字段内，输入“李民”两个字。如果输入时出现错误想改的话，只要按键盘上的方向键，将光标移动到要修改的值所在的方格，也可以直接用鼠标单击，选中方格内的数据，然后用键盘上的“Delete”键将原来的值删掉，并输入正确的值就可以了。

（2）表中数据的复制与删除

①复制。选中所要复制的记录、数据，单击鼠标右键——复制到所需复制的地点，单击鼠标右键——粘贴。

②删除数据。选择要删除的数据行或列,然后选择“编辑”菜单“删除记录”选项。此项也可以单击鼠标右键或按“Delete”键来实现。

7. 建立数据表之间的关系

（1）建立关系的数据表前提设置　数据库一般由若干个表所组成，每一个表反映出数据库的某一方面的信息，在 Access 2003 数据库中，不同表中的数据之间都存在一种关系，这种关系将数据库里各张表中的每条数据记录都和数据库中惟一的主题相联系，使得对一个数据的操作都成为数据库的整体操作，要使这些表联系起来反映出数据库的整体信息，则需要将这些表建立关联。建立关联的前提是要在表中建立主关键字和索引。

1）建立主关键字　主关键字是表中记录的惟一标志，并由一个或多个字段组成。

设置表的主键非常简单,比如要将“客户资料表”中的“客户编号”字段作为表的“主键”，只要单击“客户编号”这一行中的任何位置，将这行设为当前行，然后单击工具栏上的“主键”按钮，按钮会凹陷进去，在“客户编号”一行最左面的方格中出现了一个“钥匙”符号，表示“客户编号”这一字段成为该表的主键了。如图 4–43 所示。

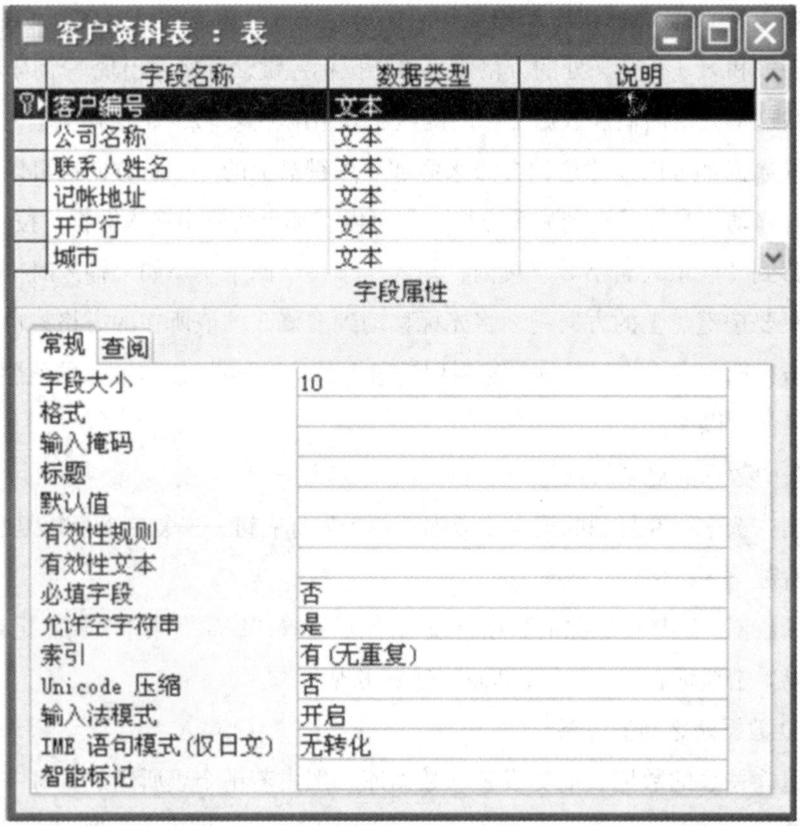

图4–43　设置主键

用这种方法设置了新的主键以后，原来的主键就会消失。如果要将表中的多个字段设置成主键，要先把鼠标移动到表最左边的方格内，当鼠标光标变成一个“向右箭头”形状时，单击鼠标左键将这行选定，然后按住键盘上的“Ctrl”键，选定其他要设置成主键的行，都选好以后，单击工具栏上的“主键”按钮，选中的字段都设成“主键”了。如果想取消主键，先选中字段，然后单击工具栏上的“主键”按钮，这时字段前面的“钥匙”图标就消失了，表示这个字段不再是“主键”了。

2）建立索引　在一个比较小的数据库中，检索数据是比较快捷的。但是当数据库表中的数据越来越多后，直接搜索数据的工作变得非常繁重，速度也就变得非常慢，这个时候就需要建立索引来帮助 Access 2003 更有效地搜索数据。建立索引的目的就是为了加快表中数据的检索、查询、显示速度。

在 Access 2003 中有两种建立索引的方法：第一种是在的结构窗口中利用属性栏直接索引；第二种是利用“视图”菜单中的选项进行索引。

①利用表结构窗口直接建立索引

例 4–53　对“客户资料表”按“联系人名字”进行索引。

先打开“客户资料表”。再打开表的结构设计窗口，选择建立索引的“联系人名字”

字段，打开属性项的“索引”选项，如图 4–44 所示。

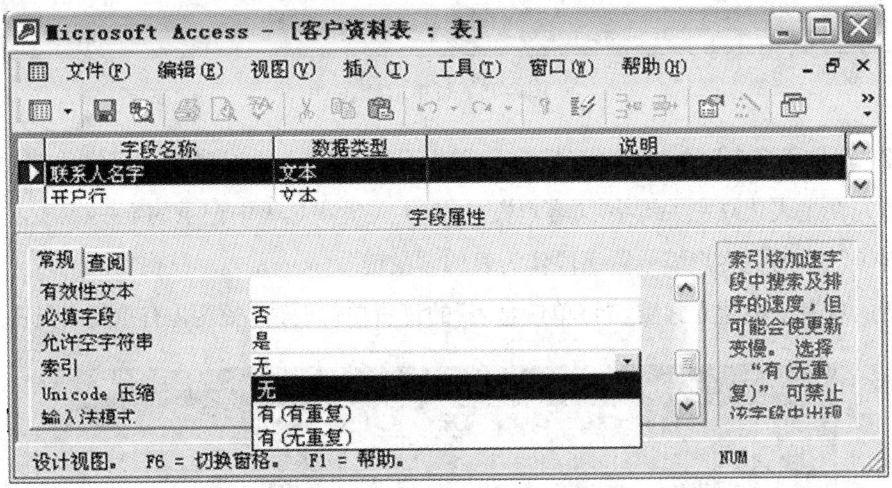

图4–44 按“联系人名字”建立索引

该属性项共有 3 个选项：无，有（有重复），有（无重复）。“无”表示不建立索引；“有（有重复）”表示索引的字段值有重复值；“有（无重复）”表示索引的字段值有无复值。

本例中的“联系人名字”字段有可能出现重复值，所以选择索引的“有（无重复）”选项。

②利用菜单功能建立索引 打开表结构设计窗口，在主菜单中选择“视图”菜单，选择“索引”命令，可建立索引。

（2）数据表间关系的建立 数据库中的表之间通过建立关联关系，可以实现表间数据的联系。

1）两表间的关系 两表间的关系有 3 种。

“一对一”关系：父表中的关联字段与子表中关联字段无重复地一一对应。要求父表的关联字段为“主键”或“有索引”（无重复），子表的关联字段为“主键”或“有索引”（无重复）。

“一对多”关系：父表中的关联字段与子表有关联字段，要求父表的关联字段为“主键”或“有索引”（无重复），子表的关联字段为“有索引”（有重复）。

“多对一”关系：父表中的关联字段与子表有关联字段，要求父表的关联字段为“有索引”（有重复），子表的关联字段为“主键”或“有索引”（无重复）。

2）建立表间关系的过程 ①分别对关系表的对应关联字段进行索引；②同时打开关系的表，通过“工具”菜单，选择两表关系；③添加关系；④创建关联。

例 4–54 将“客户资料表”和“订单信息表”（图 4–45）建立表关系（1 对多）。

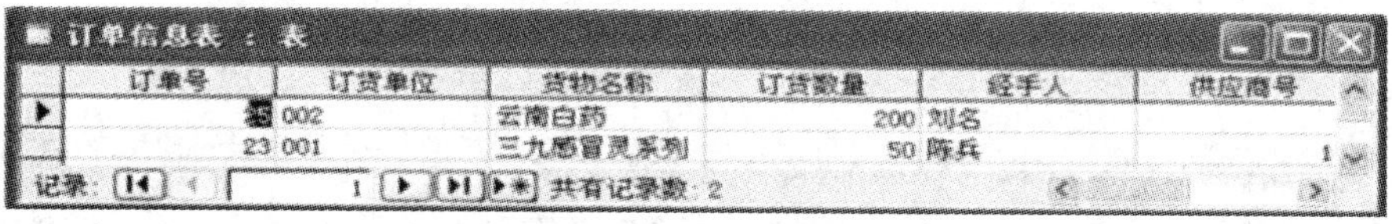

图4–45　订单信息表

将“客户资料表”的“客户编号”字段和“订单信息表”的“订货单位”字段建立联结。

首先在主表建立主关键字。“客户资料表”主关键字是表中记录的唯一标志，要将“客户资料表”中的“客户编号”字段作为表的“主键”。

然后从表字段建立索引。“订单信息表”的订货单位要建立索引(有重复)，见图4–46。

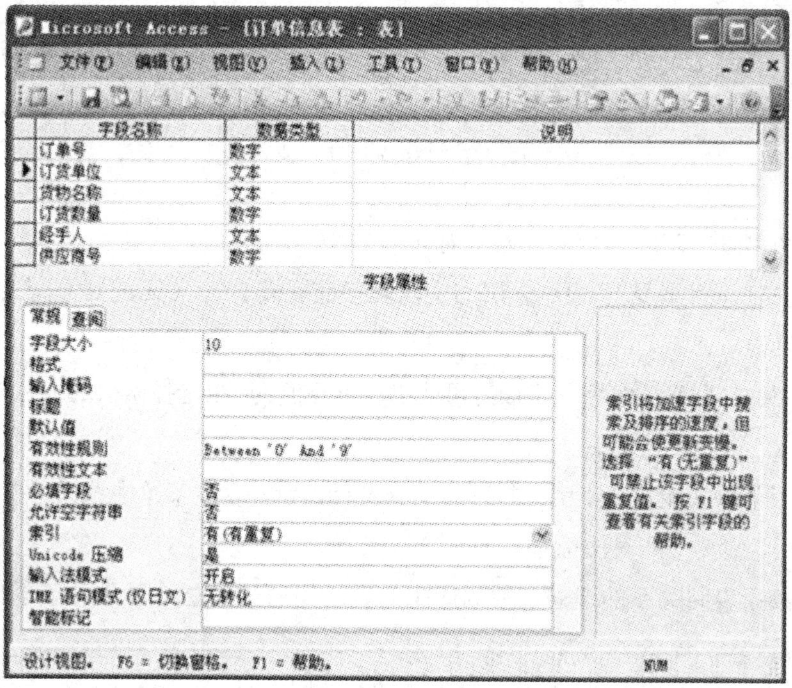

图4–46　建立表关系

接下来建立关系。打开ypjxgl库，选择“工具”、“关系”、“显示表”；然后分别选择“客户资料表”和“订单信息表”进行添加，选完后关闭。见图4–47。

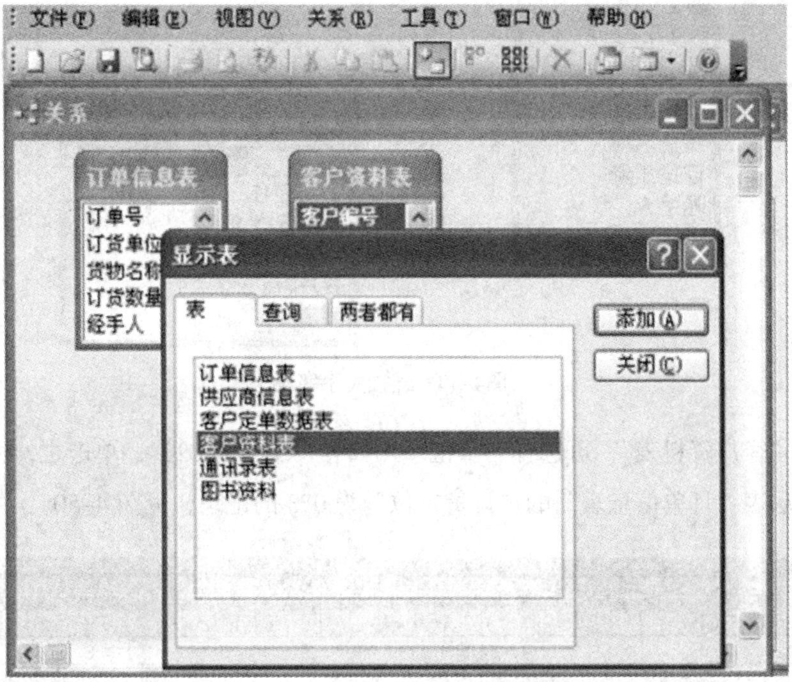

图4–47　添加表

最后建立连接关系。将鼠标放置“客户资料表”的“客户编号”字段并单击选取，然后拖至和“订单信息表”的“订货单位”字段，并松开，出现图4–48，选择创建即建立了联结关系，见图4–49。

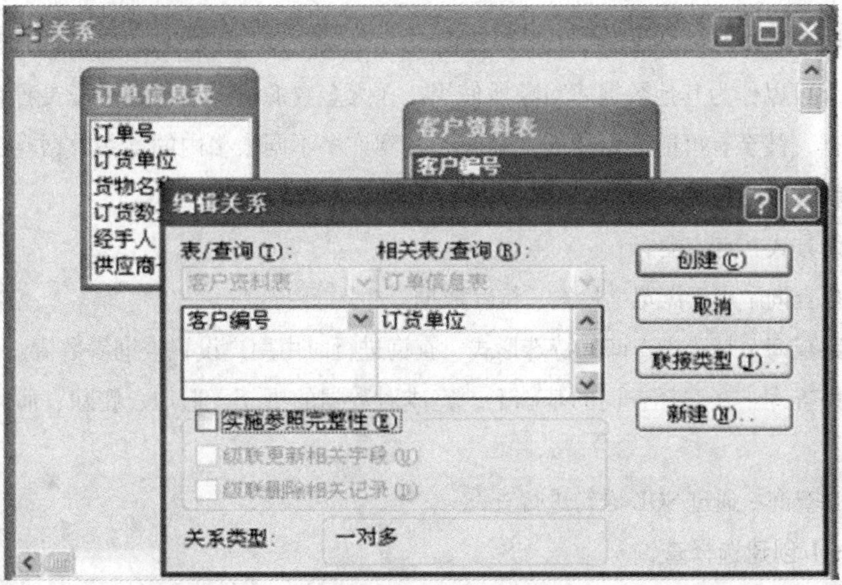

图4–48　连接关系

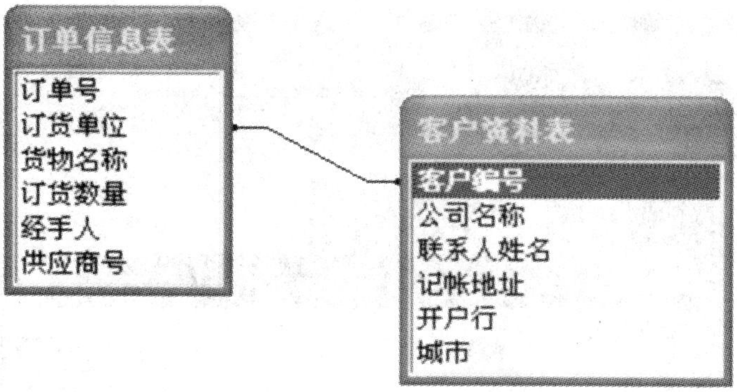

图4-49　连接关系字段

打开“客户资料表”，可选择一个记录（如客户编号为 023），单击之，可打开有对应关系的从表“订单信息表”的“订货单位”为 023 的记录，见图 4-50。

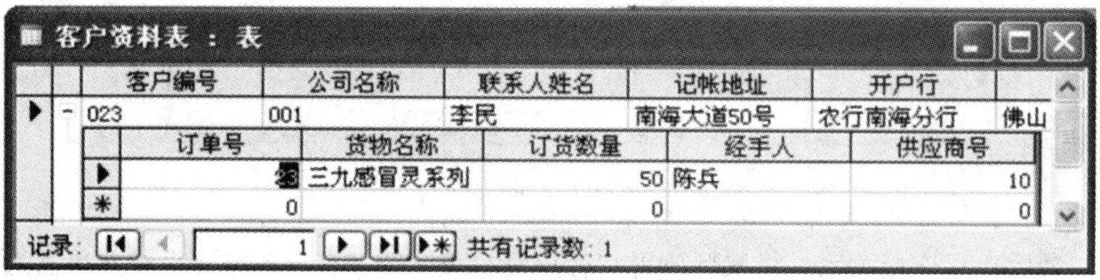

图4-50　客户资料表

四、Access 2003 数据表的查询

查询是通过对一个或多个表提取数据实现的。它主要用来对数据进行检索和加工，查询结果可以作为其他数据库对象所使用。在大多数的情况下，并不需要看到表格的全部数据，甚至有可能会希望能“同时”看到许多不同表格内的某些数据。在这种情况下，就会使用到 Access 2003 提供的查询（QUERY）对象。

查询方式共有 4 类。

选择查询：用于浏览、检索、统计数据。

参数查询：是选择查询的特殊形式，查询进行时由用户设置查询参数值。

动作查询：在选择查询的基础上，完成对数据的更新、追加、删除、而且可以生成新表。

SQL 查询：通过 SQL 语句进行查询。

（一）创建选择查询

在中文 Access 2003 中使用查询也可以按照不同的方式查看、更改和分析数据，同时也可以将查询作为窗体、报表和数据访问页的记录源。最常见的查询类型是选择查询，它能使用指定的准则从表中检索数据，可以通过“设计器”、“向导”来建立查询。通过中文 Access 2003 提供的“简单查询向导”，即可快速创建一个简单而实用的查询，并且可以在一张或多张表或查询中指定检索字段中的数据。

下面开始建立一个单一表格的简单查询。打开“ypjxgl.mdb 数据库”中的“客户订单数据表”,如图 4–51 所示。然后选择“插入”菜单的查询选项,出现查询设计的对话框,单击“设计视图”,后单击“确定”按钮。紧接着会出现查询窗口的设计画面,如图 4–52 所示。

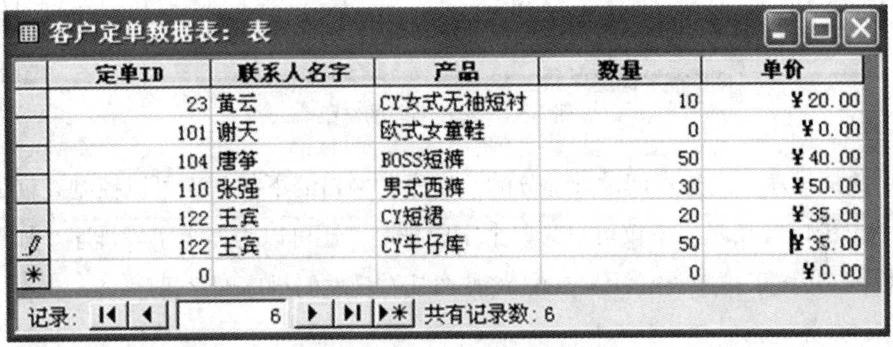

图4–51　客户订单数据表

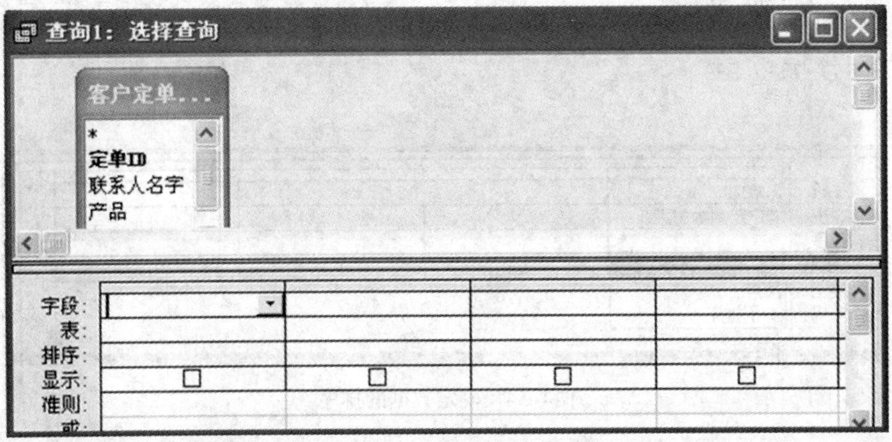

图4–52　查询的实际窗口

在查询的实际窗口下部显示了“选择查询”提供的设计内容:字段、表、排序、显示、准则。下面就针对这些实际的设计内容来介绍它们。

1. 选择字段　首先为这个查询选择字段，被选择的字段将会被添加到动态集合中。用鼠标在字段列表中选择所需要的字段，并将它拖曳到“字段”行的第一个列中。作为例子，选择“客户订单数据表”中“订单 ID”，如图 4–53 所示。

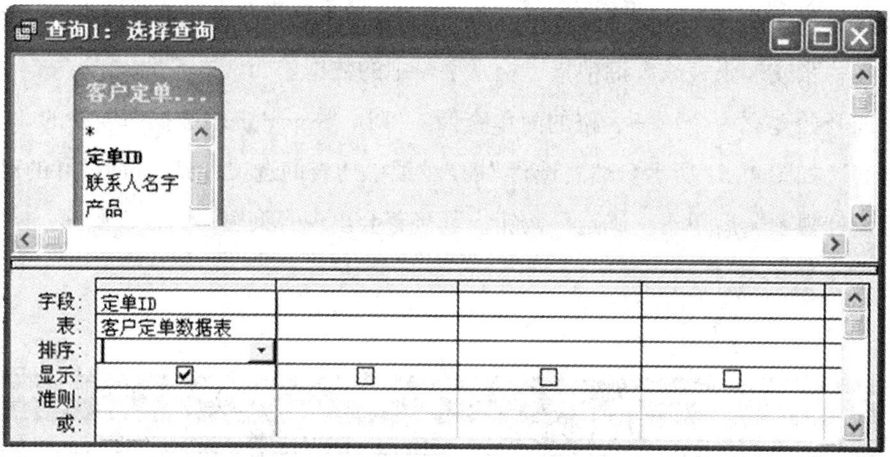

图4-53 选择字段的结果

2. 数据排序 点选查询设计部分的“排序”网格的下拉列表可以控制查询的排列顺序，如图 4-54 所示。不仅可以为单个字段排序，还可以为多个字段排序。如果在许多字段中都设置了排序，Access 2003 将按照从左到右的排序顺序排序。

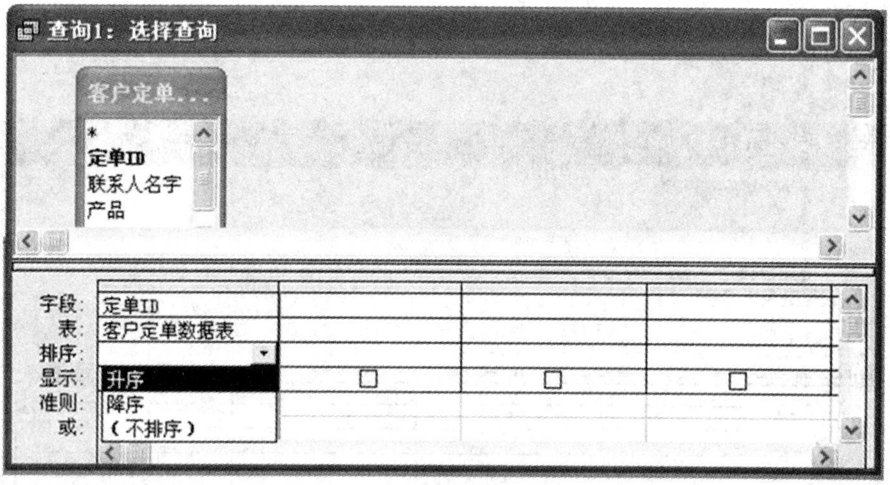

图4-54 确定数据的排序

3. 选择条件 “准则”字段是用来深入选择条件的，如果设置了选择条件的话，只有通过选择条件检查的数据才会被 Access 放入动态集合中。如图 4-55 所示，“准则”中的条件为“>10”，即为选择单价大于 10 元的产品。保存设置，并运行，查询结果如图 4-56。

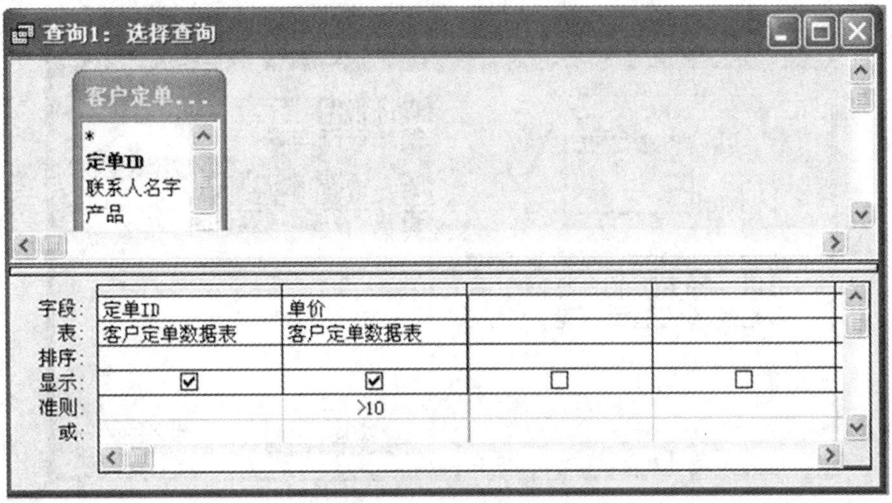

图4-55　输入选择的条件

4. 给查询添加交互性　在上面的例子中，在查询设计窗口中输入的选择条件都是直接输入的立即值，如“>10”等。然而有时在应用这个查询的时候，条件的内容却可能因时因地而改变，最简单的方法是建立两个独立的对象，这也是最笨的方法。事实上还有更灵活的选择，那就是给查询添加交互性。Access 2003 可以让在输入条件时用一个“变量”来代替，变量名的前后要用方括号括起来。Access 会自动将它识别为变量名而非立即值。由于一个查询可以输入很多变量名，要注意变量名不能重复。

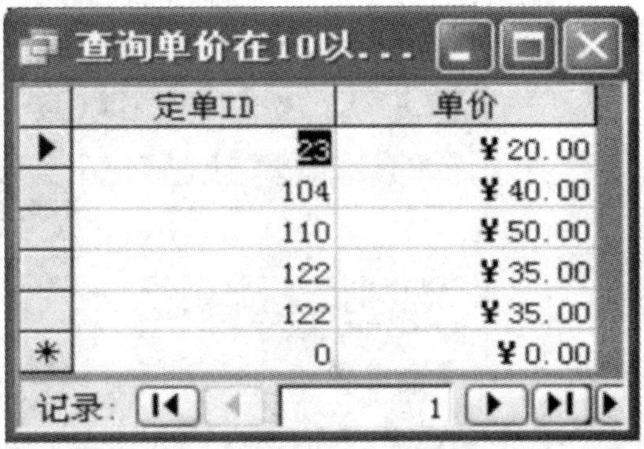

图4-56　查询结果

（二）定义与使用交叉表查询

交叉表查询显示来源于表中某个字段的总结值（合计、计算以及平均值等），并将它们分组放置在查询表中，一组列在数据表的左侧，一组列在数据表的上部。中文 Access 2003 的操作简单，下面以“查询每位业务员的订购情况”为例，将操作步骤说明如下。

（1）在“数据库”窗口单击“对象”列表组中的“查询”项，让它处于选定状态后单击“数据库”窗口工具栏中的“新建”按钮，进入“新建查询”对话框中并选定“交叉表查询向导”，接着单击“确定”按钮，见图 4-57。

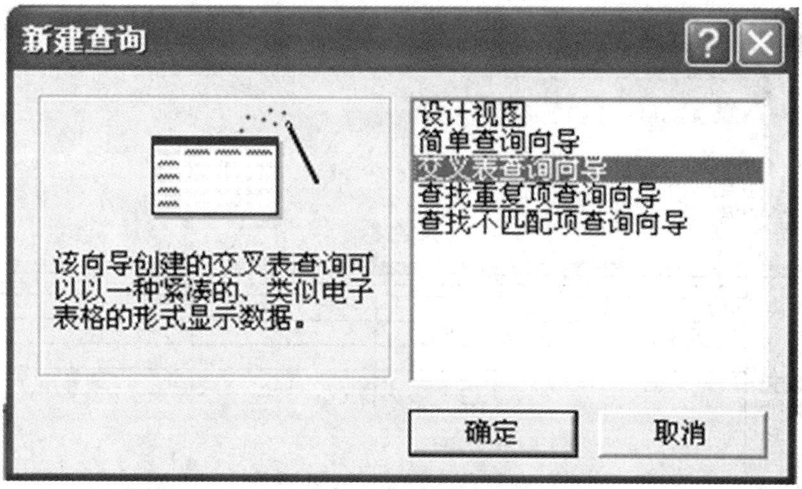

图4–57　交叉表查询

（2）在“交叉表查询向导”中选择要查询的表，如图 4–58 中的“客户定单数据表”。

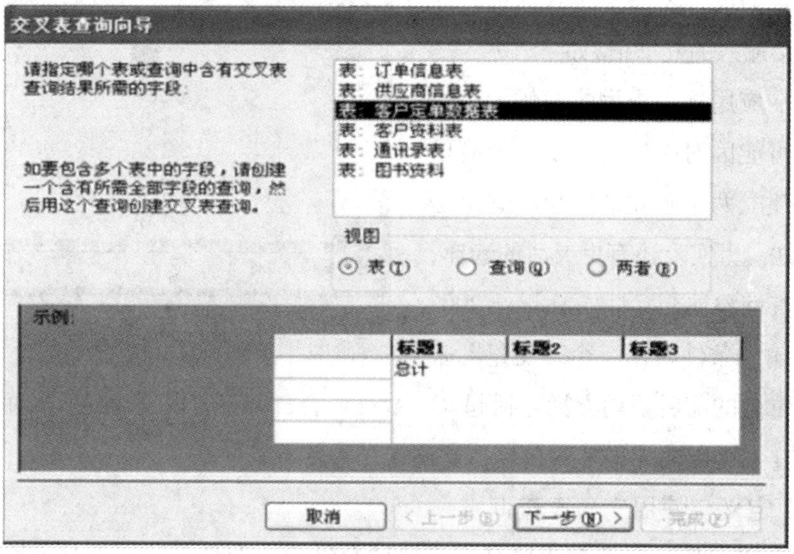

图4–58　选择要查询的表

（3）进入下一步操作后，从“可用字段”列表中选定位于交叉表中行标题字段。

在这个向导中显示有当前操作的提示信息，说明了可以做的操作以及有关限制，可以很容易地理解。一旦完成了上述操作，所选定的字段就会出现在下方的交叉表预览窗中，中文 Access 2003 也将自动分配一个编号，而且该字段中有多少行记录，就会有多少个编号，如图 4–59 所示。由此所选定的字段将显示在交叉表的左侧。从列表中选择“联系人名字”字段，以便将它作为交叉表的行标题。

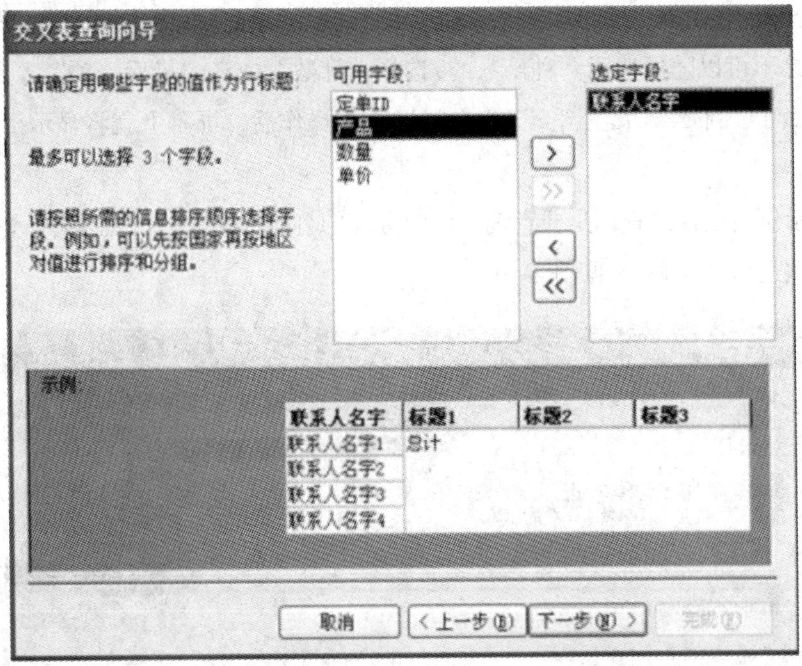

图4-59　选定“客户单位”与“经营项目”字段

（4）位于交叉表上方的字段称为“列标题”，一旦选定了它，“交叉表向导”下半部的交叉表预览窗就会显示它，而且也会自动分配一个编号，有多少行记录就有多少个编号，这一点与上一步操作的结果相同。进入下一步操作后，从列表中选择“产品”字段，作为交叉表的列标题，见图 4-60。

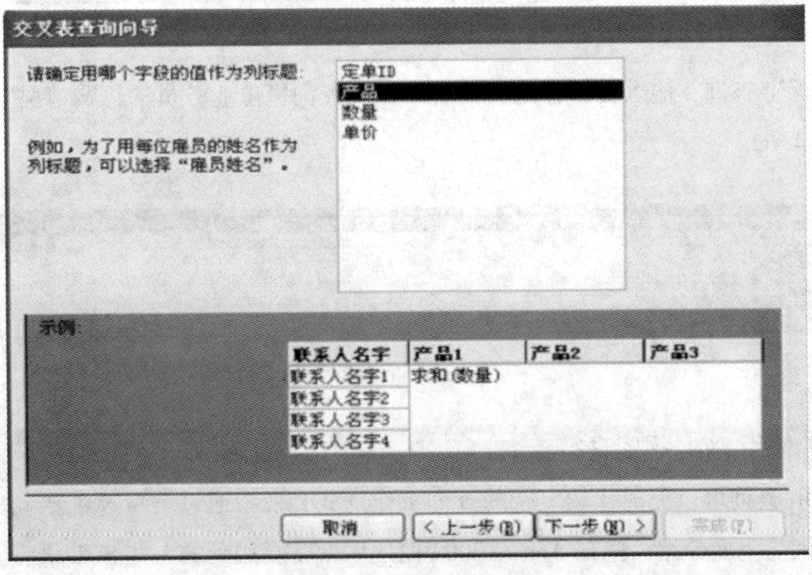

图4-60　选择列标题

（5）在下一步操作中，从“字段”列表框中选择交叉表中交叉单元格所要显示的字段，接下来，还可在“字段”列表框右旁的“函数”列表框中选择计算方式。显然，在本例中是不可以随便选用一种函数的，选择“计数”或者“最后一项”才是合理的，如果这样做了，那么结束在“交叉表向导”中的操作后，屏幕上就将显示出所设计的查询。

如本示例所设计的查询是要查询每位业务员的订购情况，所以这里需要选择“数量”字段，函数选择“求和”，见图 4-61。

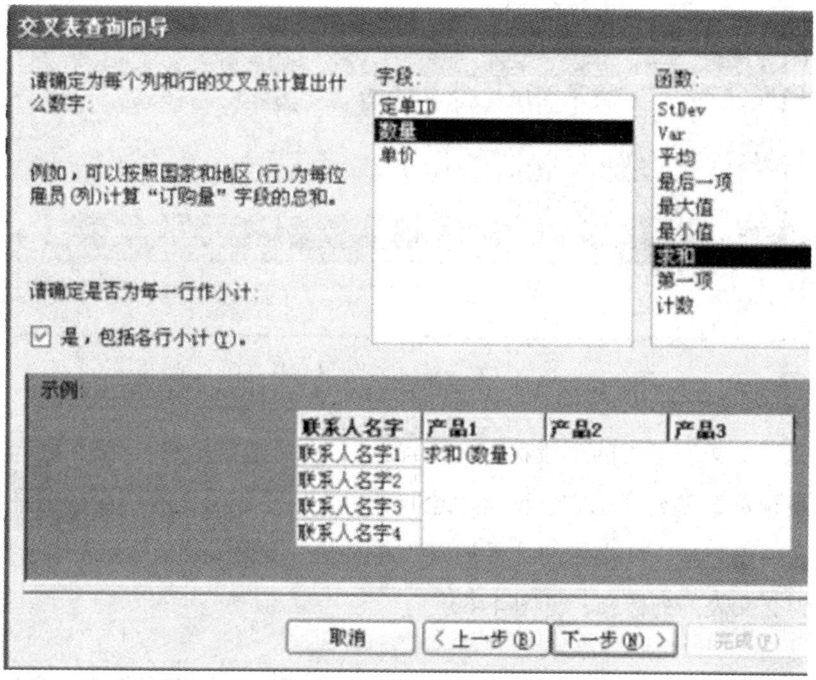

图4-61　函数选择

（6）保存查询，输入要保存的文件名。如“查询每位业务员的订购情况”。查询的结果如图 4-62。

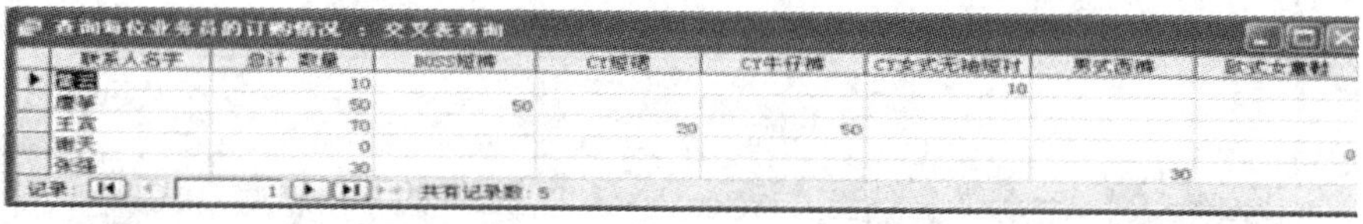

图4-62　查询结果

（三）使用 SQL 视图进行查询

用 SQL 查询可以完成比较复杂的查询工作。SQL 视图通过编写 SQL 语句完成一些特殊的查询。下面介绍一些在 Access 2003 使用中常常会用到的一些 SQL 语言。

当你打开一个查询以后，单击“新建方法”列表的时候并没有一个“使用 SQL 视图创建查询”的选项，见图 4-63、图 4-64。

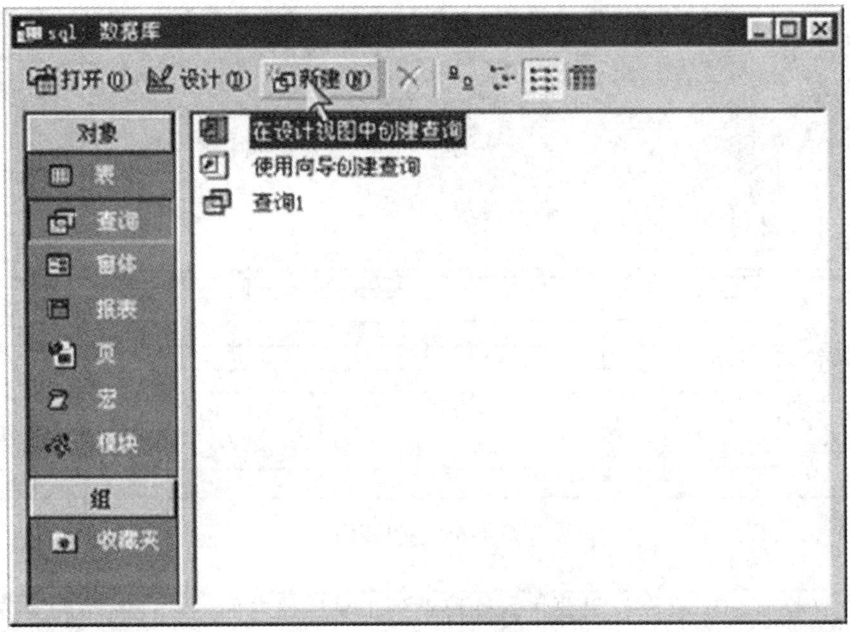

图4-63　查询界面

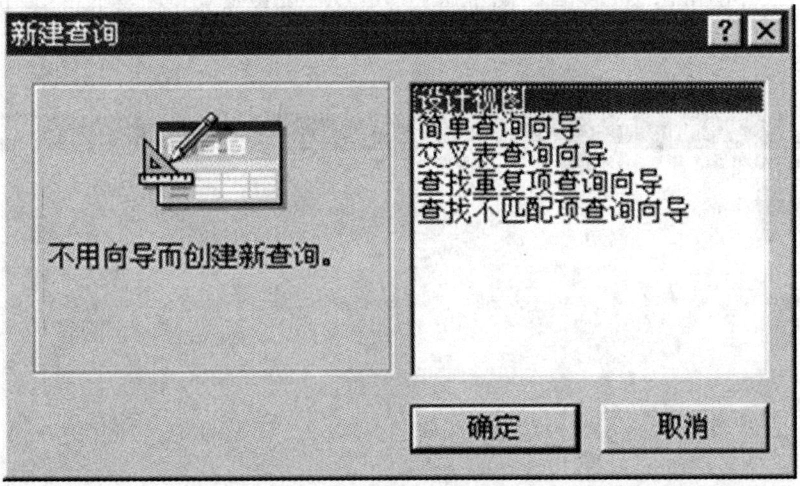

图4-64　选择设计视图

表明 Access 2003 并不提倡在工作中使用 SQL 语言，那就单击“在设计视图中创建查询”这一项，之后将会在屏幕上出现一个设计视图，见图 4-65。

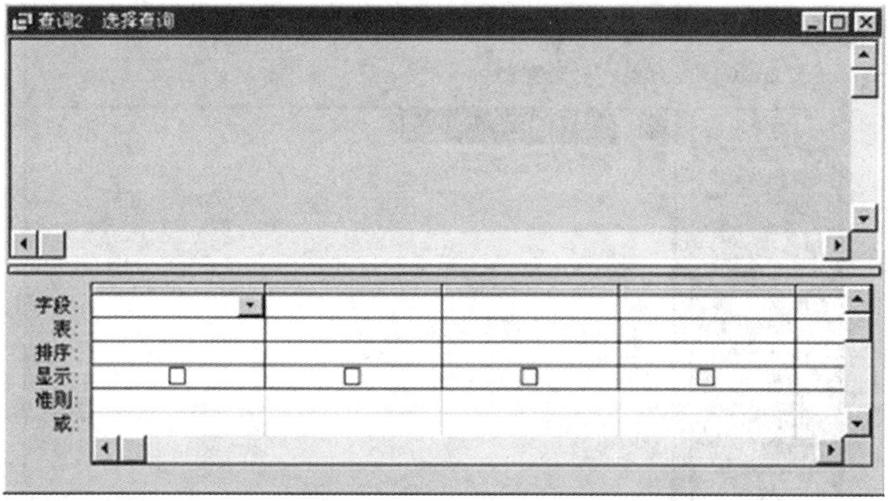

图 4-65　SQL视图

现在切换到 SQL 视图，只要将鼠标移动到工具栏最左面的“视图”选项按钮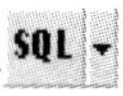右边的向下按钮上，单击鼠标左键，在弹出的下拉菜单中选中“SQL 设计视图”项就可以将视图切换到 SQL 状态。假设数据库 ypjxgl.mdb 中存在一图书资料表，并输入如下语句：select 图书资料 . 序号，图书资料 . 书名，图书资料 . 作者 from 图书资料，见图 4-66 。

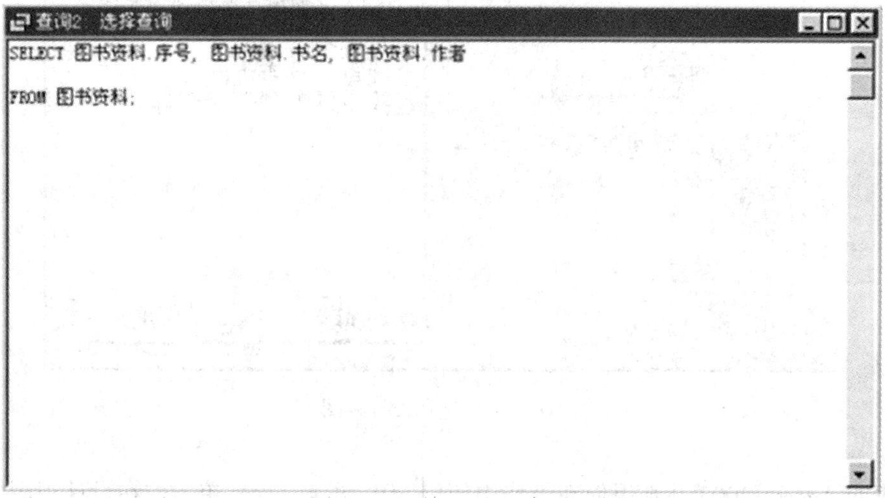

图4-66　输入SQL语句

现在可以单击“工具”菜单上的“执行”按钮 ！，得到图 4–67 这个查询结果，和直接用查询视图设计的查询产生了相同的效果。其实 Access 中所有的数据库操作都是由 SQL 语言构成的，微软公司只是在其上增加了更加方便的操作向导和可视化设计。

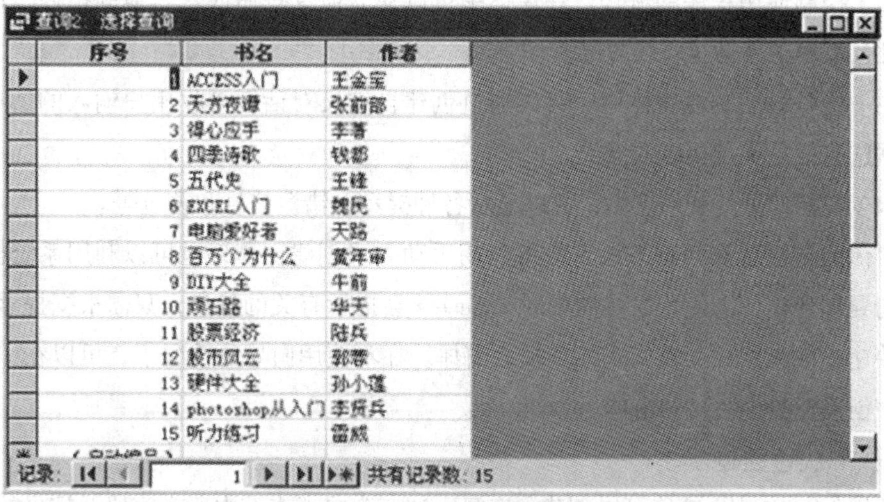

图4–67　运行SQL语句的查询结果

五、Access 2003 窗体

窗体是用户与 Access 2003 应用程序之间的主要接口，数据库的使用和维护大多都是通过窗体这一接口完成的。数据表只能以列的形式显示类似于电子表格的数据，而窗体能够以各种各样的格式显示数据，因此使用窗体来查看和编辑数据优于使用数据表。一个设计合理的窗体可以加快数据的输入，并且能够减少输入的错误。

首先打开窗体的对话框，如图 4–68 所示。

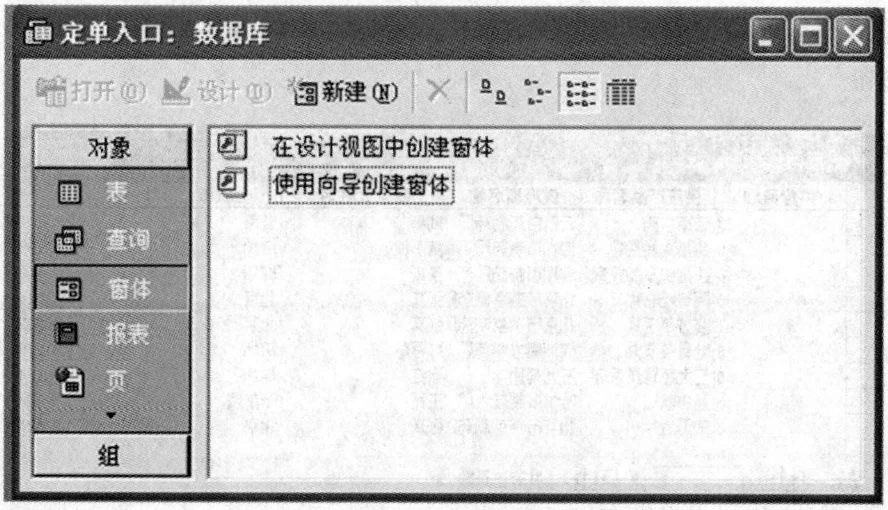

图4–68　窗体对话框

窗体的功能主要有以下几个方面。

（1）数据的编辑。这是窗体最基本的功能，可以利用窗体对数据库中的数据进行修改、添加或删除等操作。

（2）控制应用程序的流程。在窗体中可以建立命令按钮或者其他的控件，单击某一控件，Access 就会执行相应的操作。

（3）接收数据。在窗体中，可以通过创建自定义对话框接收用户输入的信息，并且根据这些信息执行相应的操作。

（4）显示信息。利用窗体，可以显示各种提示、错误信息和警告等。

窗体的创建也有两种方式，既可以用手动方式创建窗体，也可以利用系统提供的各种向导创建窗体。使用窗体向导时，Access 会提示有关的信息，只需根据提示操作，即可快速生成纵栏式、表格式或数据表窗体。在不使用向导的情况下，可以在“设计”视图中创建更具个性化的窗体。

（一）快速创建窗体

使用“自动窗体”功能可以创建一个显示选定表或者查询中所有字段及记录的窗体。使用“自动窗体”功能创建窗体的操作方法如下。

（1）打开“数据库”窗口，如果数据源是表，则单击“表”对象；如果数据源是查询，则单击“查询”对象。

（2）在“表”或“查询”对象下，使用“数据表”视图打开要创建窗体的表或查询。例如，打开定单入口数据库中的“供应商信息表”如图 4–69 所示。

（3）单击工具栏中的“新对象：自动窗体”按钮，屏幕上将弹出新建的窗体，如图 4–70 所示。

（4）单击工具栏中的“保存”按钮，出现“另存为”对话框。

（5）在“另存为”对话框的“窗体名称”文本框内输入窗体的名称，然后单击“确定”按钮。

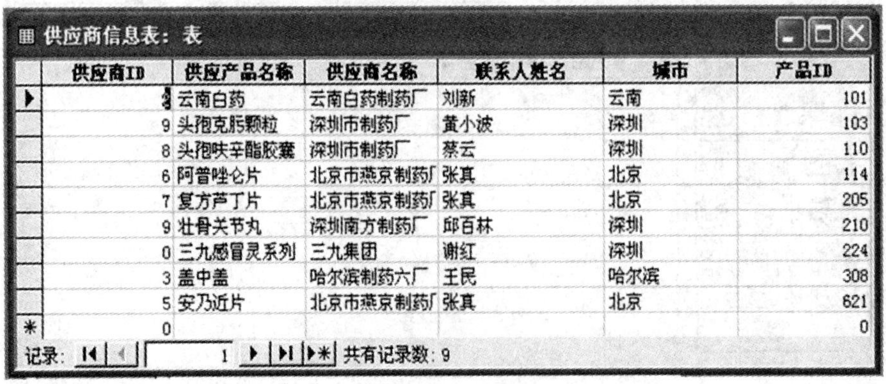

供应商信息表：表

供应商ID	供应产品名称	供应商名称	联系人姓名	城市	产品ID
3	云南白药	云南白药制药厂	刘新	云南	101
9	头孢克肟颗粒	深圳市制药厂	黄小波	深圳	103
8	头孢呋辛酯胶囊	深圳市制药厂	蔡云	深圳	110
6	阿普唑仑片	北京市燕京制药厂	张真	北京	114
7	复方芦丁片	北京市燕京制药厂	张真	北京	205
9	壮骨关节丸	深圳南方制药厂	邱百林	深圳	210
0	三九感冒灵系列	三九集团	谢红	深圳	224
3	盖中盖	哈尔滨制药六厂	王民	哈尔滨	308
5	安乃近片	北京市燕京制药厂	张真	北京	621
0					0

记录：1 共有记录数：9

图4–69　供应商信息表

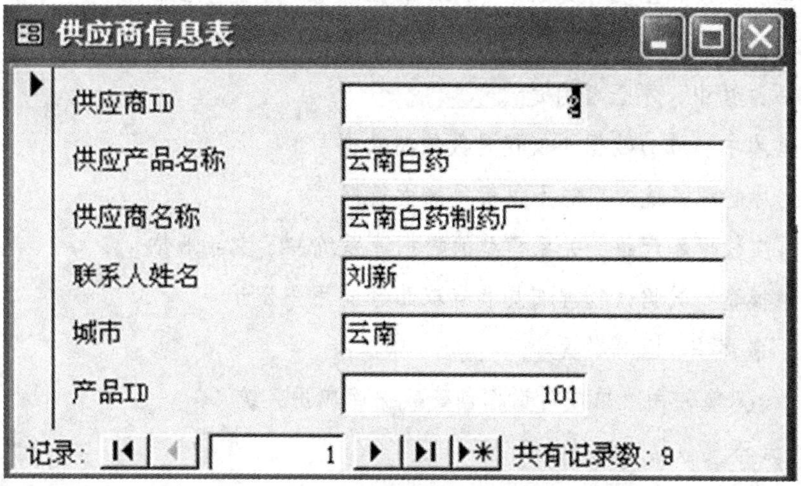

图4-70　为表创建的自动窗体

当然创建自动窗体还有其他的方法，读者可以自行实验。

（二）窗体的编辑操作

窗体及其所有的控件创建完后，就可以对它进行一些编辑操作。例如，修改窗体的显示格式，重新设置控件的大小、位置和属性等。由于窗体是基于表或查询创建的，所以利用窗体的形式，还可以对数据源中的记录进行操作。

习　题

一、单选题

1．Access 是按用户的应用需求设计的结构合理、使用方便、高效的数据库和配套的应用程序系统，属于一种________。

A．数据库　　B．数据库管理系统　　C．数据库应用系统　　D．数据模型

2．二维表由行和列组成，每一行表示关系的一个________。

A．属性　　B．字段　　C．集合　　D．记录

3．数据库是________。

A．以一定的组织结构保存在辅助存储器中的数据的集合

B．一些数据的集合　　C．辅助存储器上的一个文件

D．磁盘上的一个数据文件

4．关系数据库是以为基本结构而形成的数据集合________。

A．数据表　　B．关系模型　　C．数据模型　　D．关系代数

5．关系数据库中的数据表________。

A. 完全独立，相互没有关系　　B. 相互联系，不能单独存在

C. 相对独立，又相互联系　　D. 以数据表名来表现其相互间的联系

6. 以下说法中，不正确的是______。

A. 数据库中存放的数据不仅仅是数值型数据

B. 数据库管理系统的功能不仅仅是建立数据库

C. 目前在数据库产品中关系模型的数据库系统占了主导地位

D. 关系模型中数据的物理布局和存取路径向用户公开

7. 以下叙述中，正确的是______。

A. Access 只能使用菜单或对话框创建数据库应用系统

B. Access 不具备程序设计能力

C. Access 只具备了模块化程序设计能力

D. Access 具有面向对象的程序设计能力，并能创建复杂的数据库应用系统

8. 如果一张数据表中含有照片，那么“照片”这一字段的数据类型通常为______。

A. 备注　　B. 超级链接　　C. OLE 对象　　D. 文本

9. 在数据表的设计视图中，数据类型不包括______类型。

A. 文本　　B. 逻辑　　C. 数字　　D. 备注

10. 以下关于 Access 的说法中，不正确的是______。

A. Access 的界面采用了与 Microsoft Office 系列软件完全一致的风格

B. Access 可以作为个人计算机和大型主机系统之间的桥梁

C. Access 适用于大型企业、学校、个人等用户

D. Access 可以接受多种格式的数据

11. Access 数据库管理系统根据用户的不同需要，提供了使用数据库向导和______两种方法创建数据库。

A. 自定义　　B. 系统定义　　C. 特性定义　　D. 模板

12. 使用表设计器来定义表的字段时，以下______可以不设置内容。

A. 字段名称　　B. 数据类型　　C. 说明　　D. 字段属性

13. 字段名可以是任意想要的名字，最多可达______个字符。

A. 16　　B. 32　　C. 64　　D. 128

14. Access 常用的数据类型有______。

A. 文本、数值、日期和浮点数　　B. 数字、字符串、时间和自动编号

C. 数字、文本、日期/时间和货币　　D. 货币、序号、字符串和数字

15. 字段按其所存数据的不同而被分为不同的数据类型，其中“文本”数据类型用于存放______。

A. 图片　B. 文字或数字数据　C. 文字数据　D. 数字数据

16. Access 中，________字段类型的长度由系统决定。

A. 是/否　B. 文本　C. 货币　D. 备注

17. "字段大小"属性用来控制允许输入字段的最大字符数，以下________不属于常用的字段的大小。

A.OLE　B. 整型　C. 长整型　D. 双精度型

18. Access 有 3 种关键字的设置方法，以下的________不属于关键字的设置方法。

A. 自动编号　B. 手动编号　C. 单字段　D. 多字段

19. 以下关于主关键字的说法，错误的是________。

A. 使用自动编号是创建主关键字最简单的方法

B. 作为主关键字的字段中允许出现 Null 值

C. 作为主关键字的字段中不允许出现重复值

D. 不能确定任何单字段的值得惟一性时，可以将两个或更多的字段组合成为主关键字

20. 在 Access 中，文本数据类型的字段最大为________个字节。

A.64　B.128　C.255　D.256

21. Access 提供的筛选记录的常用方法有 3 种，________不是常用的。

A. 按选定内容筛选　B. 内容排除筛选

C. 按窗体筛选　D. 高级筛选/排序

22. 如果要从列表中选择所需的值，而不想浏览数据表或窗体中的所有记录，或者要一次指定多个准则，即筛选条件，可使用"________"方法。

A. 按选定内容筛选　B. 内容排除筛选

C. 按窗体筛选　D. 高级筛选/排序

23. 以下叙述中，________是正确的。

A. 在数据较多、较复杂的情况下使用筛选比使用查询的效果好

B. 查询只从一个表中选择数据，而筛选可以从多个表中获取数据

C. 通过筛选形成的数据表，可以提供给查询、视图和打印使用

D. 查询可将结果保存起来，供下次使用

24. 利用对话框提示用户输入参数的查询过程称为________。

A. 选择查询　B. 参数查询　C. 操作查询　D.SQL 查询

25. 以下叙述中，________是错误的。

A. 查询是从数据库的表中筛选出符合条件的记录，构成一个新的数据集合

B. 查询的种类有：选择查询、参数查询、交叉查询、操作查询和 SQL 查询

C．创建复杂的查询不能使用查询向导

D．可以使用函数、逻辑运算符、关系运算符创建复杂的查询

26．Access 共提供了_______种数据类型。

A.8　　B.9　　C.10　　D.11

27．“学号”字段中含有“1”、“2”、“3”……等值，则在表设计器中，该字段可以设置成数字类型，也可以设置为_______类型。

A．货币　　B．文本　　C．备注　　D．日期／时间

28．下面有关主键的叙述正确的是_______。

A．不同的记录可以具有重复的主键值或空值

B．一个表中的主键可以是一个或多个字段

C．在一个表中的主键只可以是一个字段

D．表中的主键的数据类型必须定义为自动编号或文本

29．下面有关表的叙述中错误的是_______。

A．表是 Access 数据库中的要素之一

B．表设计的主要工作是设计表的结构

C.Access 数据库的各表之间相互独立

D．可以将其他数据库的表导入到当前数据库中

30．Access 用户操作界面由_______部分组成。

A.4　　B.5　　C.3　　D.6

31．在设计 Access 数据表时，“索引”属性有_______取值。

A.1　　B.2　　C.3　　D.4

32．Access 数据库是_______。

A．层状数据　　B．网状数据库　　C．关系型数据库　　D．树状数据库

33．Access 中字段的“小数位”属性被用来指定_______型数据的小数部分的位数。

A．货币和数字　B．货币和备注　C．文本和数字

D．数字和备注

34．索引是在基本表的列上建立的一种数据库对象，它同基本表分开存储，使用它能够加快数据的_______速度。

A．插入　　B．修改　　C．删除　　D．查询

二、填空题

1．Access 的用户操作界面由_______等 5 个部分组成

2．Access“表”结构设计窗口中上半部分的“表设计器”是由_______等 3 列组成。

3．Access 数据库包含有_______等 7 种数据库对象。

三、多选题

1．SQL 是一种________语言。

A．高级算法　　B．人工智能　　C．关系数据库　　D．函数型

2．SQL 集________功能于一体。

A．数据定义、数据操作、数据安全

B．数据完整性、数据安全、数据并发控制

C．数据定义、数据操作、数据控制

D．数据查询、数据更新、数据输入输出

3．SQL 查询语句的一种典型是：Select X1，X2，…，Xn

From A1，A2，…，Am

Where F

其中 Xi（i=1，2，…，n）、Aj（j=1，2，…，m）、F 分别是______。

A．基本表名、字段名、逻辑表达式

B．基本表名、字段名、数值表达式

C．字段名、基本表名、逻辑表达式

D．字段名、基本表名、数值表达式

4．设关系模式 SCG（S#，C#，grade）中 S# 为学生学号，C# 为课程号，grade 为某学生学某课程的考试成绩。现要查询每门课程的平均成绩，且要求查询的结构按平均成绩升序排列，平均成绩相同时，按课程号降序排列，则用 SQL 查询语言应为 ___。

A.Select C#，AVG（grade）

B.Select C#，AVG（grade）

from SCG

group by grade Group by C#

order by 2，C# Desc

C.Select C#，AVG（grade）

from SCG

group by c#

order by AVG（grade），C# Desc

D.Select C#，AVG（grade）

from SCG

where C#，AVG Desc group by AVG（grade）

group by grade order by 2，C# desc

5．上题中若查询的结果仅限于平均分数超过 80 分的，则应为 ___。

A. 在Group子句的下一行加入Having AVG（grade）>=80

B. 在Group子句的下一行加入Having AVG（*）>=80

C. 在Group子句的下一行加入where AVG（grade）>=80

D. 在Group子句的下一行加入where AVG（*）>=80

6. Create view语句中不说明列名表时，列名由select语句确定，一般说来，在以下几种情况下应有列名表________。

A. 列名表应该包含视图中所有的列名

B. 视图中的字段名与导出表不同

C. 目标表中含有多表连接的连接字段名

D. SELECT的目标表中有内部函数或表达

7. 有关视图的优点，下面正确的是________。

A. 简化了用户的数据结构　　B. 视图提供了一定的逻辑数据独立性

C. 视图机制提供了数据安全的保护功能　　D. 简化了用户的查询操作

8. 关系模型的三类完整性是________。

A. 实体完整性　　B. 参照完整性

C. 用户定义的完整性　　D. 系统完整性

9. 随着计算机软硬件的发展，数据管理技术不断完善，先后经历了________3个阶段。

A. 文件系统阶段　　B. 数据库系统阶段

C. 分布式系统阶段　　D. 人工管理阶段

10. 与数据库系统相关的概念分为________3个主要范畴。

A. 开发　　B. 设计　　C. 编程　　D. 实现

11. 下列关于SQL语言叙述中，正确的是________。

A. SQL语言词汇有限，便于学习

B. SQL语言具有灵活强大的查询功能

C. SQL语言是一种非过程化的语言

D. SQL语言功能强，能满足所有应用需求

12. 数据库系统特点的是________。

A. 数据共享　　B. 数据完整性

C. 数据冗余度高　　D. 数据独立性高

13. 关系数据库基本特征的是________。

A. 不同的列应有不同的数据类型　　B. 不同的列应有不同的列名

C. 与行的次序无关　　D. 与列的次序无关

四、解答题

1. 试述采用E–R方法进行数据库概念设计的过程。

2. 某大学实现学分制，学生可根据自己情况选课。每名学生可同时选修多门课程，每门课程可由多位教师主讲；每位教师可讲授多门课程。其不完整的E–R图如图所示。

(1) 指出学生与课程的联系类型。

(2) 指出课程与教师的联系类型。

(3) 若每名学生有一位教师指导，每个教师指导多名学生，则学生与教师是如何联系？

(4) 在原E–R图上补画教师与学生的联系，并完善E–R图。

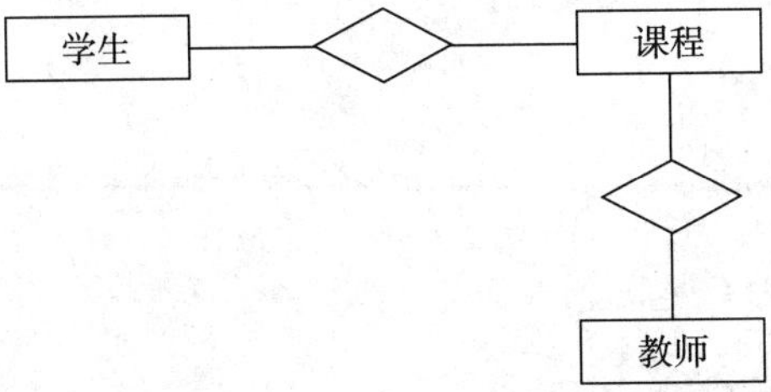

3. 某医院病计算机管理中心需要如下信息：科室：科名、科地址、科电话、医生姓名；病房：病房号、床位号、所属科室名；医生：姓名、职称、所属科室名、年龄、工作证号；患者：病历号、姓名、性别、诊断、主管医生、病房号。其中，一个科室有多个病房、多名医生，一个病房只能属于一个科室，一名医生只属于一个科室，但可负责多名患者的诊治，一名患者的主管医生只有一个。完成如下设计：

(1) 设计该计算机管理系统的E–R图；

(2) 将该E–R图转换为关系模式结构；

(3) 指出转换结果中每个关系模式的后选码。

4. 设有如下实体：学生：学号、单位名称、姓名、性别、年龄、选修课名；课程：编号、课程名、开课单位、任课教师号；教师：教师号、姓名、性别、职称、讲授课程编号；单位：单位名称、电话、教师号、教师姓名；上述实体中存在如下联系：

(1) 一名学生可选多门课程，一门课程可被多个学生选修；

(2) 一名教师可讲授多门课程，一门课程可由多个教师讲授；

(3) 一个单位可有多名教师，一名教师只能属于一个单位。

试完成如下工作：

(1) 分别设计学生选课和教师任课两个局部E–R图；

(2) 将上述设计完成的E–R图合并成一个全局E–R图；

(3) 将全局E–R图转换为等价的关系模式表示的数据库逻辑结构。

5. 设有商店、职工、顾客三个实体，“商店”有商店编号、商店名称、地址、商品名称等数据；“职工”有工号、姓名、性别、工资、职称等数据；“顾客”有顾客卡号、姓名、地址、电话等数据。如果规定：每个职工只能服务于一家商店，每个顾客可以与多家商店有联系。试完成如下工作：

（1）建立并画出E－R图；

（2）在图上标出联系的类型；

（3）将该E-R图转换为关系模式结构；

（4）写出各表的数据结构。

第五章　管理信息系统设计入门

[内容简介]

本章主要介绍了管理信息系统和程序设计的基本知识、VB的基本语法和编程方法、VB的数据库特性及功能。

[学习目标]

了解管理信息系统主要特点和常用开发程序功能。

掌握用VB开发应用程序的一般步骤，能使用常用控件进行简单的VB程序设计。

掌握VB中数据库的使用方法和数据库绑定控件的使用。

掌握SQL的VB应用。

理解面向对象程序设计中对象和类的基本概念。

第一节　管理信息系统设计概述

管理信息系统的开发是一项复杂的系统工程，它涉及的知识领域广泛，涉及的单位部门众多，需要在计算机技术、管理业务、组织及行为等方面全面把握。可以采用的系统开发方法较多，如传统的结构化方法、原形法、面向对象法等，每种方法都有自己的适用范围，不能简单地说哪种方法最好或明显比其他方法优越；往往各种方法会在系统开发的不同侧面和不同阶段为信息系统的开发提供有益的帮助或明显提高开发质量及效率。无论何种方法，都必须实现两个目标：一是提高信息系统的开发效率，二是保证信息系统的质量。

一、开发方法

系统方法或系统方法论是研究管理信息系统开发方法的重要思想。所谓系统工程有两层含义，作为科学，它是以研究大规模复杂系统为对象、以系统概念为主线，引用其他学科的一些理论、概念和思想而形成的多元目的科学；作为工程，它又是一门工程技术，具有和一般工程技术相同的特征，但又具有本身的特点。信息系统的开发是这样一种系统工程，它并不研究特定的工程物质对象，而是研究为协调物质对象而存在的信息系统，研究如何将现有的人工信息管理模式转换成利用计算机、通信等技术的现代化管理模式。这种转换过程就是信息系统开发。从这个意义上说，可以将信息系统的开发过程称之为信息系统工程，一方面从系统的概念出发，首先考虑系统的全局结构，着眼于整体最优，再进一步考虑系统的各个组成部分的主要功能以及组成部分之间的协调一致，进而达到系统的最终目标。在开发过程中要能够将管理学、人际关系学、组织行为学、计算机科学、通信技术等先进的科学技术有机地结合在一起。另一方面系统的开发体现出了一些工程的特性，即所有开发人员的工作必须遵循一个正确的方法、按照一定的工作标准和程序、利用有效的工具来进行，整个开发过程要分阶段、分步骤地逐步实施。每个阶段、每一步骤都应该有一系列的文档资料作为开发工作的阶段性成果，这些成果一定要经过正确性验证。

系统方法的要点可以归结为：系统的思想、数学的方法和计算机的技术。系统的思想即把研究对象作为一个系统，考虑系统的一般特性和被研究对象的个性；数学的方法就是用定量技术即数学方法来研究系统，通过建立系统的数学模型和运行模型，将得到的结果进行分析、再用到原来的系统中；计算机技术是求解数学模型的工具，在计算机上用数学模型对现实系统进行模拟，以实现系统的最优化。

结构化系统开发方法，亦称为 SSA & D 法（structured system analysis and design），或 SADT（structured analysis and design technology），是自上向下结构化方法、是工程化的系统开发方法和生命周期方法结合的产物，是至今为止所有开发方法中应用最广泛、最成熟的系统开发技术。

二、开发步骤

1. 可行性分析阶段 可行性分析也称可行性研究，在现代化管理中，是经济效益的评价和决策的重要依据，一个项目开始时，首先研究它可以获取的收益。当前可行性分析已被广泛应用于新产品开发、基建、工业企业、交通运输设施等项目投资的各种领域。新的信息系统的开发是一项耗资多、耗时长、风险很大的工程项目。因此，必须进行可行性分析，写出分析报告。报告中所阐述的可行性分析内容要经过充分论证正确之后方可进行下一阶段的工作。

2. 信息系统规划阶段 只有在被共享的前提下，信息才能发挥其资源作用。在企业或组织中，来源于企业或组织内外的信息源很多，如何从大量的信息源中收集、整理、加工、使用这些信息，发挥信息的整体效益，以满足各类管理不同层次的需要，显然不是分散、局部考虑所能解决的问题，必须经过来自高层的、统一的、全局的规划。系统规划阶段的任务就是要站在全局的角度,对所开发的系统中的信息进行统一的、总体的考虑。另外信息系统的开发需要经过开发人员长时间的努力，需要相应的开发资金，因而在开发之前要确定开发顺序，合理安排人力、物力和财力，这些问题也必须通过系统规划来解决。具体地说，系统规划是在可行性分析论证之后，从总体的角度来规划系统应该由哪些部分组成，在这些组成部分中有哪些数据库（这里所规划出的数据库是被系统各个模块所公用的主题数据库），它们之间的信息交换关系是如何通过数据库来实现的，并根据信息与功能需求提出计算机系统硬件网络配置方案。同时根据管理需求确定这些模块的开发优先顺序，制定出开发计划，根据开发计划合理调配人员、物资和资金。这一阶段的总结性成果是系统规划报告，这个报告要在管理人员特别是高层管理人员、系统开发人员的共同参与下进行论证。

3. 信息系统分析阶段 系统分析阶段的任务是按照总体规划的要求，逐一对系统规划中所确定的各组成部分进行详细的分析。其分析包含两个方面的内容，一是分析每部分内部的信息需求，除了要分析内部对主题数据库的需求外，还要分析为了完成用户（即管理人员）对该部分所要求的功能而必须建立的一些专用数据库。分析之后要定义出数据库的结构，建立数据字典。二是进行功能分析，即详细分析各部分如何对各类信息进行加工处理，以实现用户所提出的各类功能需求。在对系统的各个组成部分进行详尽的分析之后要利用适当的工具将分析结果表达出来，与用户进行充分地交流和验证，检验正确后可进入下一阶段的工作。

4. 信息系统设计阶段 系统设计阶段的任务是根据系统分析的结果，结合计算机的具体实现，设计各个组成部分在计算机系统上的结构。即采用一定的标准和准则，考虑模块应该由哪些程序块组成，它们之间的联系如何。同时要进行系统的编码设计、输入／输出设计等。

5. 信息系统开发实施阶段 系统开发实施阶段的任务有两个方面，一方面是系统硬件设备的购置与安装，另一方面是应用软件的程序设计。程序设计是根据系统设计阶段的成果，遵循一定的设计原则来进行的。其最终的阶段性成果是大量的程序清单及系统使用说明书。

6. 信息系统测试阶段 程序设计工作的完成并不标志系统开发的结束。一般在程序调试过程中往往使用的是一些试验数据。因此，在程序设计结束后必须选择一些实际管理信息加载到系统中进行测试。系统测试是从总体出发、测试系统应用软件的总体效益及系统各个组成部分的功能完成情况，测试系统的运行效率、系统的可靠性等。

7. 信息系统安装调试阶段 系统测试工作的结束表明信息系统的开发已初具规模，这时必须投入大量的人力从事系统安装、数据加载等系统运行前的一些新旧系统的转换工作。一旦转换结束便可对计算机硬件和软件系统进行系统的联合调试。

8. 信息系统试运行阶段 系统调试结束使可进入到系统运行阶段。但是，一般来说在系统正式运行之前要进行一段时间的试运行。因为信息系统是整个企业或组织的协调系统，如果不经过一段时间的实际检验就将系统投入运行状态，一旦出现问题可能会导致整个系统的瘫痪，进而造成严重的经济损失。所以最好的方法是将新开发出的系统与原来旧系统并行运转一段时间来进一步对系统进行各个方面的测试。这种做法尽管可以降低系统的风险性，但是由于两套系统的同时运作使得投资加大。因此可以根据实际运行情况适当缩短试运行的时间。

9. 信息系统运行维护阶段 当系统开发工作完成准备进入试运行阶段之前，除了要做好管理人员的培训工作外，还要制定一系列管理规则和制度。在这些规则和制度的约束下进行新系统的各项运行操作，如系统的备份、数据库的恢复、运行日志的建立、系统功能的修改与增加、数据库操作权限的更改等。在这一阶段着重要做好人员的各项管理和系统的维护工作,以保证系统处于合用状态。同时要定期对系统进行评审，经过评审后一旦认为这个信息系统已经不能满足现代管理的需求，则应该考虑进入下一个阶段。

10. 信息系统更新阶段 该阶段的主要任务就是要在上一阶段提出更新需求后，对信息系统进行充分地论证，提出信息系统的建设目标和功能需求，准备进入信息系统的一个崭新的开发周期。

信息系统的开发是一项长期而艰巨的系统工程，整个开发过程必须严格区分工作阶段，每个阶段都要有阶段性的成果。阶段性成果分别为：可行性报告、总体规划方案报告、系统分析报告、系统设计报告、系统使用说明书、系统测试报告、系统安装验收报告，系统试运行总结报告、系统运行审计报告。伴随着这些阶段性的总结报告要有一系列与之配套的文档资料。每个报告的完成标志着系统开发阶段工作的基本完成，对个阶段工作的质量和阶段性成果的检验可以通过评审来进行，检验合格后方能进入下一阶段的工作，否则要考虑对该阶段工作的修正。这就相当于产品生产的每道工序的质量检查一样，只有保证即将进入下一道工序的半成品是合格的，最终才能生产出合格的产品。

第二节 VB简介

一、程序和程序设计

计算机之所以能够按照人的意愿去执行一些操作，是因为人赋予了它相应的指令。程序就是计算机的一组指令，是用某种计算机能理解并执行的计算机语言作为描述语言，对解决问题的方法步骤的描述。如果没有程序，计算机什么也不会做。程序必须经过编译和执行才能最终完成程序设计的动作。程序设计的最终结果是软件。

直到20世纪70年代中期，程序设计还只是信息服务专业人员的工作。随着用户计算机知识的普及和高级程序语言的多样化使得用户进入了软件开发领域。用户管理人员在办公室里为自己的多项服务请求编制程序要比将一个服务请求交给别人来编程序容易得多。因此,学习掌握程序设计的基本知识对现实生活和工作有一定的指导意义。

二、VB的功能和特点

VB的全称是Visual Basic,即可视化的Basic语言。VB实际上是一种高级的编程语言,由于是面向对象可视化的特点,利用VB来编写运行在Windows操作系统下面的程序变得非常的简单,通过短时间的学习就可以编写出实际应用的专业软件。比如本书第六章所介绍的药品管理信息系统的应用程序就是一个利用VB实现的非常实用的软件。所以说VB是一种优秀的软件开发语言。

从上面的描述可以看出VB最大的特点是“可视化”。总的来说,它的主要功能特点可以概述如下。

1. 面向对象的可视化设计工具　在VB中,把程序和数据封装为一个对象,每个对象都是可视的。设计时只需要根据界面设计的要求,直接在屏幕上“画”出各类对象,同时为每个对象设置相应的属性即可。例如,你要设计一个类似Windows图形界面的菜单,只需要使用VB的菜单编辑器即可完成相应操作,省却了许多编写代码的工作。

2. 事件驱动的编程机制　VB通过事件来执行对象的操作。一个对象可能会产生多个事件,每个事件都可以通过一段程序来响应。例如,命令按钮是一个对象,当用户单击该按钮时,将产生一个“单击(Click)”事件,而在产生该事件时将驱动一段程序的运行,用来实现指定的操作。

3. 简单容易学的程序设计语言　VB是在Basic语言的基础上发展起来的,具有高级程序设计语言的语句结构,接近于自然语言和人类的逻辑思维方式,其语句简单易懂。

VB是解释型语言,在输入代码的同时,解释系统将高级语言分解翻译成计算机可以识别的机器指令,自动进行语法错误检查。

4. 强大的数据库功能　VB不但是一个高效快速开发Windows程序的强大工具,而且也是方便快捷地开发功能完善的数据库应用程序的出色工具。随着数据库的应用日益广泛,VB作为一种优秀的开发工具,其对数据库编程的强大支持,使得我们可以在VB中像在数据库管理系统中一样进行数据库应用程序的开发,既简单方便又快速高效。

VB支持对多种格式的数据库的访问和维护,无论是Access还是FoxPro中创建的数据库,都可以用VB打开,对其进行查询、修改和删除等操作。事实上,VB几乎支持对市面上所有数据库的访问。

三、VB的基本概念

(一)对象和类

对象是具有某些特性的具体事物的抽象。例如,一粒药丸就是一个对象,它有药品名称、颜色、规格等特性。而类是创建对象的模板。类和对象的关系就好比药品和一粒药丸的关系。具体到 VB 上，VB 工具箱上的各种工具就代表类；当用户用这上面的某一个工具在窗体上“画”了一个控件，就等于创建了一个控件对象。

(二) 对象的属性、事件和方法

每个对象都具有自己的属性、事件和方法。

1. 属性 用来描述对象的特征。例如，所有对象共有的属性是名称（name）；对于大多数对象都具有标题（caption）、字体（fontname）、颜色（color）等属性，对于今后要学到的时钟控件（timer），它特有的属性是 timer。不同对象具有各自不同的属性，初学者只需要掌握一些常用控件的常用属性，特殊的可以查阅帮助系统进行了解。

2. 事件 当用户对一个对象（如控件、窗体）发出一个动作时（如单击），会产生一个事件，然后自动地调用与该事件相关的事件过程。事件过程是在响应事件时执行的代码块。事件过程一般由 VB 创建，用户不能增加或删除。默认时，事件过程是私有的。事件过程是依附于窗体和控件上的。VB 应用程序设计的主要工作就是为对象编写事件过程中的程序代码。

事件过程的语法：

```
Sub 对象名_事件（[参数列表]）
…事件过程代码
End Sub
```

虽然可以自己键入首行的事件过程名，但使用模板会更方便，模板自动将正确的过程名包括进来。

在代码编辑器窗口中，从“对象”列表框中选择一个对象（如 Form），从“过程”列表框中选择指定对象的事件名（如 Click），系统自动在“代码编辑器”窗口中生成该对象所选对象的过程模板。如窗体的单击事件（Form_Click）。

注意：在为新控件或对象编写事件代码之前，应先设置好它的 Name 属性。如编写代码后再改变控件或对象的 Name 属性，也必须同时更改事件过程的名字。

3. 方法 将一些通用的过程和函数编写好并封装起来，让用户直接调用。这些过程和函数就称为方法。对象方法的调用形式如下：

[对象.] 方法 [参数名表]

例如，Form1.Print“你好”，其中，Print 就是方法。

四、VB 的可视化编程环境

(一) VB 的启动

安装 VB6.0 中文企业版后，最常用的启动 VB 的方法是通过“开始”按钮，选择“程序”菜单中的“Microsoft Visual Basic 6.0 中文版”便可启动 VB。

图 5-1 是启动 VB6.0 后看到的窗口，一般我们只需要按照默认的“标准 EXE”选择“打开”就可以了。这里顺便介绍一下该窗口中的 3 个选项卡：“新建”、“现存”和“最新”。

新建：建立一个新的工程。

现存：选择和打开现有的工程，继续进行修改和调试。

最新：列出最近使用过的工程。

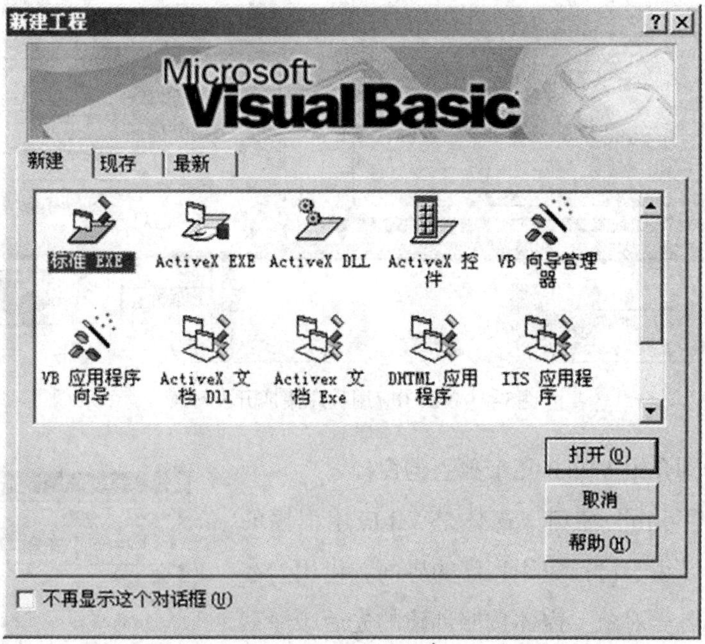

图5-1　VB6.0启动窗口

（二）VB6.0 应用程序集成开发环境

从 VB 6.0 启动窗口选择“打开”后，进入如图 5-2 所示的 VB6.0 应用程序集成开发环境。

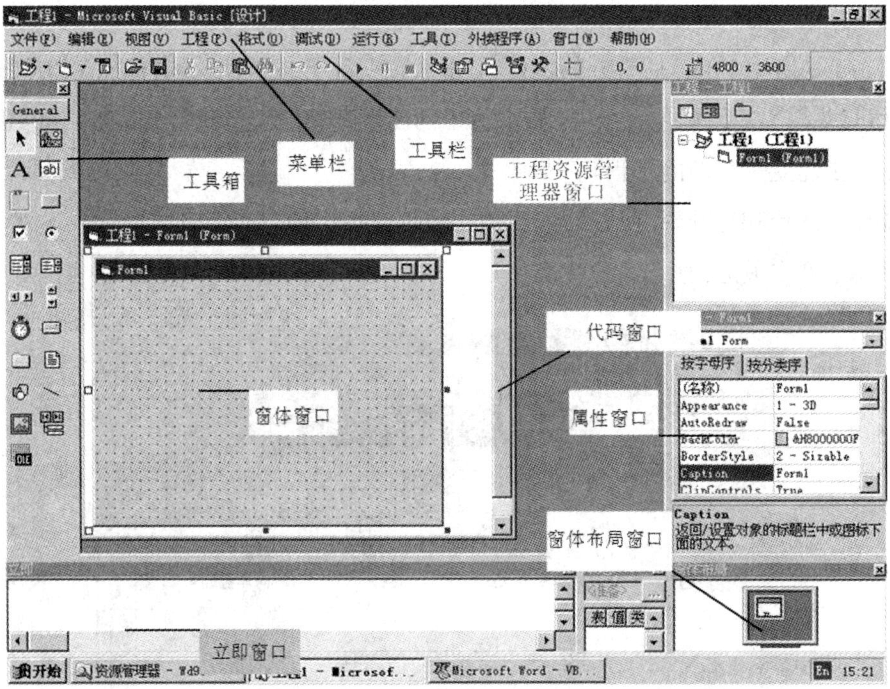

图5-2　VB6.0应用程序集成开发环境

下面，分别介绍 VB6.0 几个独立的窗口。

1. 窗体“Form”窗口　窗体是 VB 应用程序的主要构成部分，用于设计应用程序的界面，供用户在上面“画”出各类对象。窗体按照创建的先后顺序默认的名称为 Form1，Form2…。

2. 属性“Properties”窗口　属性窗口如图 5-3 所示。大多数窗体或控件的属性，如颜色、字体、大小等，都可以通过属性窗口来修改。

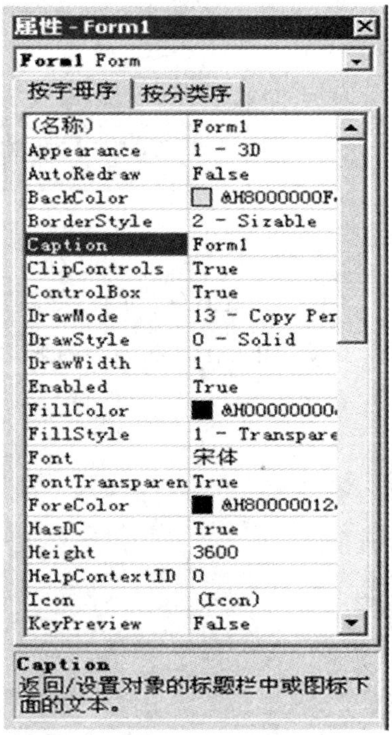

图5-3　属性窗口

3. 工程资源管理器“Project Explorer”窗口　如图 5-4 所示，工程资源管理器窗口以层次列表形式列出组成这个工程的所有文件，主要是窗体文件“*.frm”和模块“*.bas”文件。

其中“查看代码”和“查看对象”按钮可用于代码窗口和窗体窗口的切换。

4. 代码窗口　如图 5-5 所示，代码窗口是专门用来进行程序设计的窗口，可显示和编辑程序代码。

打开代码窗口有 3 种方法。

（1）从窗体窗口中用鼠标双击一个控件或窗体本身进入代码窗口（推荐）。

（2）从工程资源管理器窗口中选择一个窗体或标准模块,并选择“查看代码”按钮。

（3）从“视图”菜单中选择“代码窗口”命令。

5. 工具箱　图 5–6 所示工具箱中列出的是“通用（General）”工具，这 21 种工具是 VB 的标准控件。还可以用“工程”菜单中的“部件”命令将其他的控件装入工具箱，便可像标准控件一样使用。

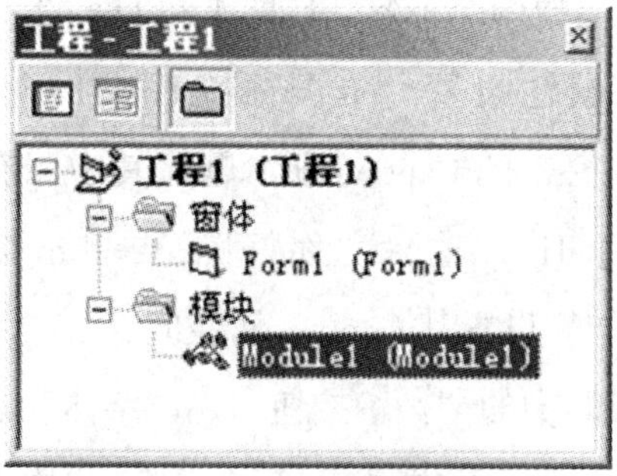

图5–4　工程资源管理器窗口

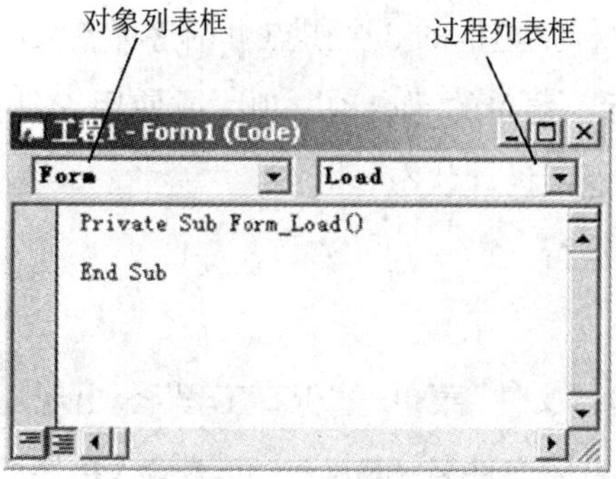

图5–5　代码窗口

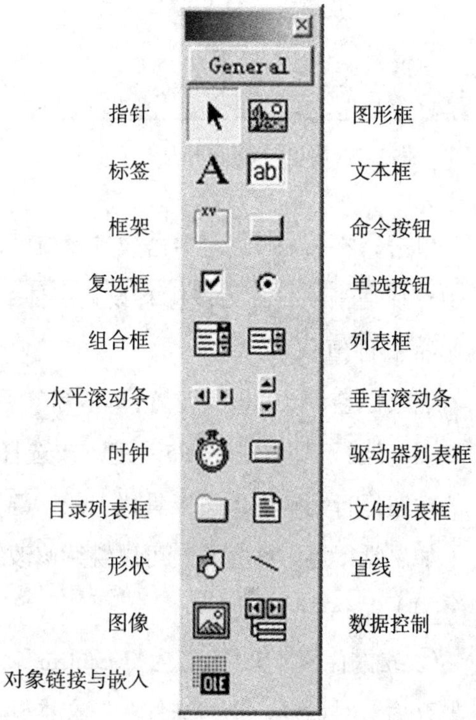

图5–6　工具箱

第三节　VB快速入门

一、VB 开发应用程序的一般步骤

利用 VB 建立一个应用程序的步骤如下。

（1）界面设计　即根据界面设计的要求，直接在屏幕上“画”出需要用到的对象。

（2）属性设置　对控件对象进行相应属性的设置。

（3）编写代码　编写对象事件过程代码。

（4）保存、调试及运行应用程序。

下面，通过一个简单的实例来说明完整的 VB 应用程序的创建过程。

例 5–1 建立一个简单的 VB 应用程序，运行时显示如图 5–7 所示的界面。

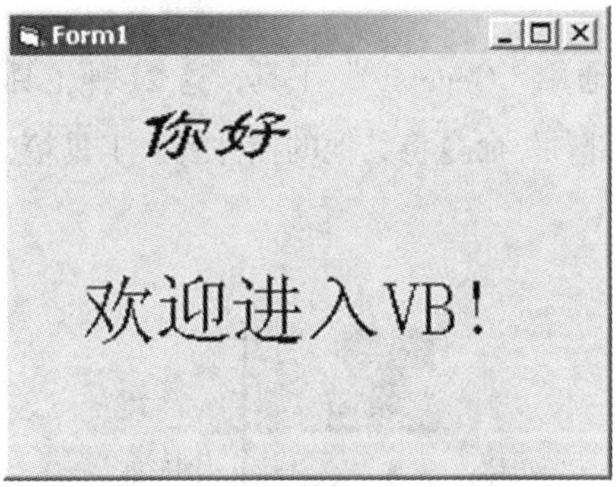

图5–7 简单的VB应用程序

基本操作步骤如下。

（1）界面设计 启动 VB，在“新建工程”对话框中选择“标准 EXE”。在自动出现的窗体 Form1 中放置两个标签（因两行字的字体不同，所以需要两个标签）Label1 和 Label2。

（2）属性设置 单击标签 Label1，然后单击属性窗口的 Caption 项，删除其中原有的文字“Label1”，输入“你好”。再单击标签 Label2，同样设置其 Caption 属性值。

单击标签 Label1，再单击属性窗口“Font”及其中的“…”按钮，在“字体”对话框中选择适当项目，为该标签设置字体、字型、字号。再单击标签 Label2，同样设置其 Font 属性值。

拖放标签，以调整其位置;单击标签后，拖放标签边框的 8 个黑点可调整标签大小。

（3）运行程序 按“F5”键，或选择“运行”菜单的“启动”项，或使用工具栏中的按钮运行完毕后，按工具栏上的“■”按钮返回设计状态。

如果觉得还不够完善，可以继续修改并再次运行。

（4）保存工程

① 先保存窗体文件,名为“First.frm”。步骤为:“文件”菜单→“保存工程”→出现“文件另存为”对话框→在“文件名”文本框内输入窗体文件名“First”（可不输入扩展名）→在“保存在”框内选择相应的文件夹→“保存”。

②后保存工程文件，名为“First.vbp”。保存窗体文件后，自动出现“工程另存为”对话框，在“文件名”文本框内输入工程文件名“First”（完整地输入 First.vbp 或只打 First）→“保存在”组合框内选择相应的保存位置→“保存”。

保存文件后如果又对工程进行了修改,需要再次按下“保存”按钮保存当前的内容,不过这次就不用再输入文件名了。

二、窗体和基本控件

（一）窗体

窗体“Form”是所有控件的容器。

1. 主要属性

（1）Caption 窗体标题栏显示的内容。

（2）Picture 设置窗体中要显示的图片。

在属性窗口中，可以单击 Picture 设置框右边的“…”，打开一个“加载图片”对话框，选择一个图形文件装入，也可以在代码窗口中通过 LoadPicture 函数加载，这个留待后面介绍。

2. 常用事件 Click，DblClick，Load。

顾名思义，Click 和 DblClick 就是在单击和双击窗体时分别触发的事件。

Load 事件是在窗体被装入工作区时所触发的事件，该事件用来启动应用程序时对属性和变量进行初始化（程序启动时，自动运行），一般不用于打印（Print）语句。若一定要利用 Print 方法在窗体上显示文字，必须将窗体的 AutoRedraw 属性设置为 True。

3. 常用方法 Print，Cls。有关 Print，Cls 的使用方法详见本节“三”。

（二）标签

标签 **A** “Label”主要用于显示输出文本信息或用来标识其他控件，例如 TextBox 控件没有自己的 Caption 属性，这时就可以使用 Label 来标识这个控件。但 Label 不能作为输入信息的界面，其内容只能用 Caption 属性来设置或修改，而不能直接编辑。

主要属性如下。

（1）Caption（标题）属性 此属性用来设置在标签上显示的文本信息，可以在创建界面时设置，也可以在程序中改变文本信息如果要在程序中修改标题属性，代码规则如下：标签名称 .Caption =“欲显示的文本”

例如例 5-1，要让标签 Label1 显示“你好”，除了在属性窗口中设置外，还可以写成代码：Label1.Caption =“你好”

（2）BorderStyle（边框）属性 用来设置标签的边框类型，有两种值可选：0，代表标签无边框；1，代表标签有边框，并且具有三维效果。

（3）Font（字体）属性 用来设置标签显示的字体，既可以在创建界面时设定，也可以在程序中改变。单击“…”就可以弹出字体对话框进行相应设置。

（4）Alignment（对齐）属性 用来设置标签上显示的文本的对齐方式，有 3 种值可选，分别是：左对齐，0；右对齐，1；居中显示，2。

（三）文本框

文本框 ab| “TextBox”是一个文本编辑区域，可用于输入、编辑、修改和显示正文内容。

标签和文本框都是用于显示文本。它们的最主要区别是：标签中的文本是只读文本，而文本框中的文本为可编辑文本。文本框可用于接受用户输入，并显示输出。

1. 主要属性

（1）Text（文本）属性 是文本框最重要的属性，用来显示文本框中的文本内容。

（2）SelStart 与 SelLength 属性 SelStart 选中文本的起始位置，返回的是选中文本的第一个字符的位置。SelLength 选中文本的长度，返回的是选中文本的字符串个数。

例如，文本框 Text1 中有内容“广东省人民医院”，假如选中“人民医院”四个字，那么，SelStart 为 4，SelLength 为 4。

（3）SelText（选中文本）属性　本属性返回或设置当前所选文本的字符串，如果没有选中的字符，那么返回值为空字符串即“”。

一般来说，选中文本属性跟文件复制、剪切等剪贴板（在 VB 中，剪贴板用 Clipboard 表示）操作有关，如要将文本框选中的文本复制到剪贴板上，用到以下语句：

Clipboard.SetText 文本框名称 .SelText（注意，本行没有表示赋值的等号）

要将剪贴板上的文本粘贴到文本框内，用到以下语句：

文本框名称 .SelText = Clipboard.GetText（注意，本行有表示赋值的等号）

例如，一个文本框（Text1），按钮一（CmdCopy）用于复制文本框中的选中文本；按钮二（CmdPaste）用于将剪贴板上的内容粘贴到文本框内。

按钮一：

```
Private Sub CmdCopy_Click ( )
Clipboard.SetText Text1.SelText
End Sub
```

按钮二：

```
Private Sub CmdPaste_Click ( )
Text1.SelText Clipboard GetText
End Sub
```

（4）MaxLength（最大长度）属性　本属性限制了文本框中可以输入字符个数的最大限度，默认为 0，表示在文本框所能容纳的字符数之内没有限制，文本框所能容纳的字符个数是 64K，如果超过这个范围，则应该用其他控件来代替文本框控件。

（5）MultiLine（多行）属性　本属性决定了文本框是否可以显示或输入多行文本，当值为 True，文本框可以容纳多行文本；当值为 False，文本框则只能容纳单行文本。本属性只能在界面设置时指定，程序运行时不能加以改变。

（6）PasswordChar（密码）属性　本属性主要用来作为口令功能进行使用。例如，若希望在密码框中显示星号，则可在“属性”窗口中将 PasswordChar 属性指定为“*”。这时，无论用户输入什么字符，文本框中都显示星号。

在 VB 中，PasswordChar 属性的默认符号是星号，但你也可以指定为其他符号。但请注意，如果文本框控件的 MultiLine（多行）属性为 True，那么文本框控件的 PasswordChar 属性将不起作用。

2. 主要事件　与文本框相关的主要事件是 Change、GotFocus、LostFocus 事件。

（1）Change 事件　当用户向文本框中输入新内容，或当程序把文本框控件的 Text 属性设置为新值时，触发 Change 事件。

（2）Keypress 事件　文本框内单击某键所激发的事件，常用于判断按下回车键（KeyAscii=13）后所触发的事件。

（3）GotFocus 事件　本事件又名“获得焦点事件”。所谓获得焦点，其实就是指处于活动状态。在电脑日常操作中，我们常常用 Alt+Tab 键在各个程序中切换，处于活动中的程序获得了焦点，不处于活动的程序则失去了焦点（LostFocus）。

（4）LostFocus 事件　失去焦点事件。常用于判断文本框中的输入是否合理。

3. 焦点和 Tab 键顺序

（1）焦点　焦点（Focus）就是光标，当对象获得焦点时就可以接受用户的输入。控件获得焦点时发生 GetFocus 事件，失去焦点时发生 LostFocus 事件。

当控件的 Visible 和 Enabled 属性被设置为真（True）时，控件才能接受焦点。但是某些控件不具有焦点，如标签、框架、计时器等。

将焦点赋给对象的方法：在程序运行时，用鼠标单击对象、用 Tab 键移动或用快捷键；在程序代码中用 SetFocus 方法。例如：

```
Private Sub Form_Activate（ ）
Text1.SetFocus
End Sub
```

（2）Tab 键顺序　是用户按 Tab 键时，焦点在窗体上的控件之间移动的顺序，一般由控件建立的先后顺序确定。但是，通过设置控件的 TabIndex 属性可改变控件的 Tab 顺序。

4. 主要方法　SetFocus 是文本框最有用的方法，该方法把光标移到指定的文本框中。在 Form_Load 事件中不能使用 SetFocus 方法。

（四）命令按钮

命令按钮“CommandButton”。

1. 主要属性

（1）Caption　设置命令按钮的标题。设置 Caption 属性时，在字母前加“&”，则将该字母设置为快捷键字母，用“Alt”+ 快捷键，可激活该命令按钮。

（2）Enabled　设置命令按钮是否可用．值为 True 时表示可用，为 False 时不可用。

（3）Style　用于设置按钮上显示文字或图形。Standard（默认值），按钮上不能显示图形；Graphical，按钮上可显示图形，也可显示文字。

2. 常用事件　命令按钮的常用事件为：Click。

例 5–2　创建一个登录系统的 VB 应用程序。

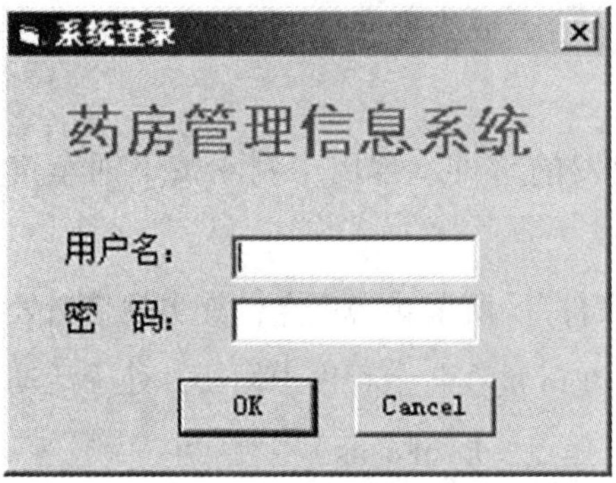

图5-8　登录系统的VB应用程序

窗体标题为“系统登录”。程序开始运行时文本框内容为空白。用户在文本框中输入用户名和密码，并按下“OK”按钮，程序将验证用户名和密码（假定用户名为“user”，密码为“123”为正确）；按下“Cancel”按钮，退出此应用程序。界面如图 5-8。

各对象属性的设置如表 5-1 所示。

表5-1　对象属性设置

控件名称	属性名称	属性设置值
Form	Caption	系统登录
Label1	Caption	用户名
Label2	Caption	密码
Command1	Caption	OK
Command2	Caption	Cancel
Text1	Text	（空白）
Text2	Text	（空白）
Text2	Passwordchar	*

完整的代码如下：

```
Private Sub Command1_Click（ ）
    If Text1.text=” user” and text2.text=” 123” then
    Else
    Msgbox “用户名或者密码不正确！ ”
    End if
End Sub

Private Sub Command2_Click（ ）
    End                          ‘ 结束程序运行
End Sub
```

三、对象的常用属性、事件和方法

每种对象都有自己的属性、事件和方法，但也有一些属性、事件和方法是大多数对象所共有的。

（一）常用属性

1. Name　设置标识对象的名字。这个属性是所有对象共有的。

2. Caption 设置对象的标题。大多数对象都具有这个属性，如 Form、Label、CommandButton 等，但 TextBox 不具有这个属性，对应设置对象标题的属性是 Text。

3. ForeColor 设置对象的前景色。

4. BackColor 设置对象的背景色。

5. Font 设置对象的字体、字号等。下面是关于字体的文本框属性设置。

设置字体名称，如 Text1.FontName = " 楷体 _GB2312"

设置字号，如 Text1.FontSize = 30

设置字形，如 Text1.FontBold = True ‘设置黑体

Text1.FontItalic = True ‘设置斜体

Text1.FontUnderline = True ‘设置下划线

Text1.FontStrikethru = True ‘设置删除线

6. Visible 设置对象可见或隐藏，值为 True/ False 分别表示可见 / 隐藏。

7. Enabled 设置对象是否允许操作，值为 True/ False 分别表示可用 / 不可用。

8. Height，Width 设置对象的高度、宽度，设置对象的大小。

9. Top，Left 设置对象在窗体中的位置；Top 为对象的顶边到窗体顶边的距离，Left 为对象的左边框到窗体的左边框的距离。

控件位置属性示意图如图 5-9 所示。

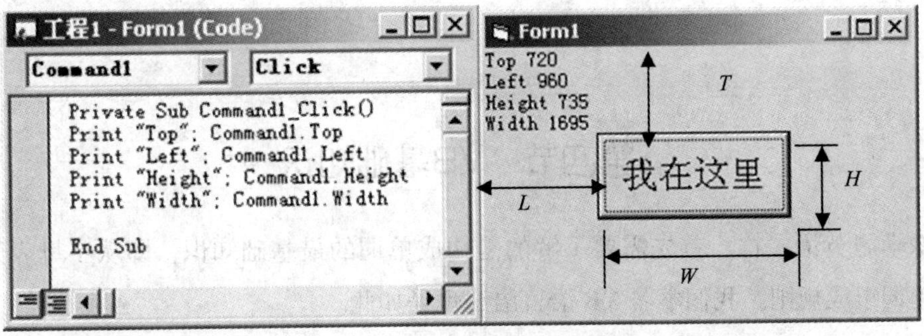

图5-9 控件位置属性示意图

（二）常见事件过程

1. 窗体（Form）Load 事件 Load 事件是在窗体被装入工作区时触发的事件。当应用程序启动时，自动执行该事件。该事件通常用来在启动应用程序时对属性和变量进行初始化。

2. 鼠标事件

Click：单击鼠标触发事件。DblClick：双击鼠标触发事件。

MouseDown：按下鼠标时触发事件。MouseUp：释放鼠标时触发事件。

MouseMove：鼠标经过对象时触发事件。

3. 键盘事件

KeyPress：按下并且释放一个会产生 ASCII 码的键时触发事件。例如判断用户按下的是否是回车键（KeyAscii=13）。

KeyDown：按下键盘上任意一个键时触发事件。

KeyUp：释放键盘上任意一个键时触发事件。

（三）常用方法

1. Print 方法　Print 方法的作用是在对象上输出信息。这里的对象包括窗体（Form）、图形框（PictureBox）或打印机（Printer）。

语法形式如下：

[对象].Print [{Spc（n）|Tab（n）}] [表达式列表] [;|,]

Spc（n）函数：输出时插入 *n* 个空格。

Tab（n）函数：输出表达式时定位于第 *n* 列

注意：Spc 函数与 Tab 函数的作用类似，可以互相代替。但 Tab 函数从对象的左端开始计数，而 Spc 只表示两个输出项之间的间隔。

表达式列表：若省略，则输出一个空行；多个表达式之间用空格、逗号或分号分隔。无分号或逗号表示输出后换行。

2. Cls 方法　用于清除运行时在窗体或图形框中显示的文本或图形。形式如下：

[对象.] Cls

第四节　VB基础知识

像学习英语一样，首先需要了解的是构成单词的最基础知识，即从字母表开始学习到单词组成规则。我们学习 VB 语言语法也是如此。

一、编码规则

1. VB 代码中不区分字母大小写　为了提高程序的可读性，VB 对用户程序代码进行自动转换。对于 VB 中的关键字，首字母总被转换成大写，其余字母被转换成小写。

若关键字由多个英文单词组成，自动将每个单词的首字母转换成大写。

2. 语句书写自由　在同一行上可以书写多条语句，语句间用"："分隔。单行语句可分若干行书写，在本行后加入续行符（空格和下划线"_"）。一行允许多达 255 个字符。

3. 注释　有利于程序的维护和调试。

方法：Rem 注释语句；单引号 ' 注释语句。

二、数据类型

VB 提供了多种标准数据类型。了解这些标准数据类型，就可以根据程序设计的需要选择恰当的数据类型，便于处理、查错和充分利用存储空间。

表 5–2 列出 VB 的标准数据类型以供参考使用。

表5–2　VB标准数据类型

数据类型	关键字	类型符	占字节数	范围
整型	Integer	%	2	–32767 ~ 32768
长整型	Long	&	4	–2147483648 ~ 2147483647
单精度型	Single	!	4	
双精度型	Double	#	8	
字符型	String	$		0 ~ 65535
日期型	Date	无	8	
逻辑型	Boolean	无	2	True或False
货币型	Currency	@	8	
字节型	Byte	无	1	
对象型	Object	无	4	
变体型	Variant	无		

1. 数值型（Numeric）数据

Integer 和 Long 型：用于保存整数，整数运算速度快、精确，但表示数的范围小。

Single 和 Double 型：用于保存浮点实数，浮点实数表示数的范围大，但有误差。

Currency 型：是定点实数，其保留小数点右边 4 位和小数点左边 15 位，用于货币计算。

Byte 型：用于存储二进制数。

2. 日期型（Date）数据　Date 型按 8 字节的浮点数来存储。

日期范围：100 年 1 月 1 日 ~ 9999 年 12 月 31 日。

时间范围：0 ：00 ：00 ~ 23 ：59 ：59。

3. 逻辑型（Boolean）数据　Boolean 型用于逻辑判断，它只有 True 和 False 两个值。

4. 字符型（String）数据　String 类型存放字符型数据。如："HELLO"、"abc"、"123.45"、注意区分 ""（空字符串）与 "　"（空格）。

5. 变体型（Variant）数据　对所有未定义的变量的默认数据类型定义，它对数据的处理完全取决于程序上下文的需要。

注意：对于整数，定义数据类型时要留意该数的范围，如果超过 –32767 ~ 32768 的范围就不能再把此整数定义为整型（Integer），必须考虑把它定义为长整型或单精度型、双精度型等。

三、变量和常量

1. 变量的定义 在程序执行过程中，需要临时存储一些数据。在 VB 中，用变量存储数据。变量有变量名和数据类型。变量名用于引用变量；数据类型用于确定变量所能存储的数据种类。

变量的命名规则如下。

（1）必须以字母或汉字开头，其后由字母、汉字、数字、下划线组成，长度不超过 255 个字符（汉字、字母都各占一个字符）。

（2）不能使用 VB 中的关键字。

注意：关键字又称保留字，它们在语法上有着固定的含义，是语言的组成部分，往往表现为系统提供的标准过程、函数、运算符、常量等。如：Const、Int、Date 等。在 VB 中约定关键字的首写字母为大写。

（3）VB 中不区分变量名的大小写。

为了增加程序的可读性，可在变量名前加一个缩写的前缀来表明该变量的数据类型。缩写前缀的约定参见表 5-2。

（4）作为变量名的字符串内不得包括点号和用于类型说明的字符 %、&、!、#、@、$ 和空格。

根据以上命名规则，可以判断下列是不合法的变量名：

2ab　　　‘不允许数字开头

a-b　　　‘不允许出现下划线以外的非字母、非汉字、非数字符号

a b　　　‘不允许出现空格

Sin　　　‘不允许出现 VB 的关键字

2. 变量的声明 虽然在 VB 中允许对变量不声明而直接使用，这称为变量的隐式声明。但对于初学者最好不要使用隐式声明，建议使用显式声明。在变量使用前用 Dim、Private、Public、Static 语句声明变量，称为变量的显式声明。这有利于在程序调试中及时发现问题，也可减少因程序输入过程中拼写差错导致难以查找的错误。

显式声明的语法形式：

[Dim|Private|Public|Static] 变量名 1 [As 类型][，变量名 2 [As 类型]，…]

可在变量名后加类型符来代替“[As 类型]”。

例如：

Dim A As Integer 等同于 Dim A%。

Dim A，B As String 表示定义了变体型变量 A，字符串型变量 B。

上面说过，更好的声明方法是显式声明变量。在实际的开发中，为了避免写错变量名引起的麻烦，可以规定，只要遇到一个未经明确声明就当成变量的名字，VB 都发

出错误警告。可以在类模块、窗体模块或标准模块的声明段中加入这个语句：

Option Explicit

3. 常量　常量是指在程序运行中保持不变的量。常见的有数值常量、字符常量、日期常量等。

常量的定义：

[Public|Private] Const 常量名 [As 类型] = 表达式

例如，Const PI=3.1415926 表示声明一个值为 3.1415926 的常量 PI，在程序中可以用它来代表圆周率 π 进行圆的计算。

Const A= "Hello"　　　　'表示声明一个值为"Hello"的字符型常量 A

四、运算符和表达式

描述各种不同运算的符号称为运算符。

1. 算术运算符　表 5–3 列出了 VB 中的算术运算符。

表5–3　算术运算符

（按优先级递减）

运算符	含义	运算举例	运算结果
^	幂运算	3^2	9
–	负号运算	–3+1	–2
*	乘法运算	2*8	16
/	除法运算	15/6	2.5
\	整除运算	10.3\3.6	2
Mod	求余运算	19 Mod 8	3
+	加法运算	4.8+11.8	16.6
–	减法运算	6–8	–2

2. 字符串运算符　包括 & 和 +。

"&"运算会自动将两边的非字符串型的数据转换为字符串类型后再进行连接。

"+"连接的两个操作数必须是字符串型数据。

例如，"123" + "456" 结果为"123456"。

"123" & "456" 结果为"123456"。

"123" + 456 结果为 579，这里"+"已经变为算术运算符中的加号。

"abcdef" + 12345 就提示出错了。

"abcdef" & 12345 结果为"abcdef12345"。

3. 关系运算符　关系运算符作用是将两个操作数进行大小比较，若关系成立，则返回 True，否则返回 False。表 5–4 列出了 VB 中的关系运算符。

表5-4　关系运算符

运算符	含义	运算举例	运算结果
<	小于	5<6	True
>	大于	5>6	False
<=	小于或等于	5<=6	True
>=	大于或等于	5>=6	False
=	等于	5=6	False
< >	不等于	5<>6	True

4. 逻辑运算符　逻辑运算符的作用是将操作数进行逻辑运算，结果是逻辑值 True 或 False。表 5-5 列出了 VB 中的常用逻辑运算符。

表5-5　常用逻辑运算符

运算符	含义	运算结果
And	与	A和B都是True时，结果才为True
Or	或	A和B都是False时，结果才为False
Not	非	单目运算符

例如，Print 6>5 And 4>3 结果为 True

Print 6>5 And 4<3 结果为 False。

Print 6>5 Or 4<3 结果为 True。

Print 6<5 Or 4<3 结果为 False。

5. 运算符的优先级　表达式中出现了多种不同类型的运算符时，其运算符优先级如下：算术运算符 > 字符运算符 > 关系运算符 > 逻辑运算。

6. 表达式　用来表示某个求值规则，它是由关键字、运算符、常量、变量、函数、对象和配对的圆括号以合理的形式组合而成的合法的式子。

算术表达式与数学中的表达式写法有所区别，在书写表达式时应当特别注意以下几点。

（1）每个符号占1格，所有符号都必须一个一个并排写在同一横线上，不能在右上角或右下角写方次或下标。例如：x^2 要写成 x^2。

（2）原来在数学表达式中省略的内容必须重新写上。例如：2x 要写成 2*x。

（3）所有括号都用小括号( )，括号必须配对。例如：[（x+y）× 2-z] ÷ 3 要写成((x+y)*2-z)/3。

（4）要把数学表达式中的有些符号，改成 VB 中可以表示的符号。例如；要把 2πr 改为 2*PI*r（其中 PI 是常量，值为 3.1415926）。

五、函数

(一)函数的分类

函数分为内部函数和自定义函数两类。

1. 内部函数 标准函数，由 VB 系统提供，用户可以直接使用。表 5-6 列出了 VB 中常用的内部函数。

2. 自定义函数 用户为达到某目的而自行编写的一段程序。

注意：在三角函数中，自变量 N 是以弧度表示的。例如利用 Sin 函数求角度为 30° 的正弦值，必须将角度转换成弧度（角度 × π/180）再进行计算。

表5-6　常用内部函数

函数名	含义	实例	结果
Abs（N）	取绝对值	Abs（-1.5）	1.5
Sqr（N）	求平方根	Sqr（25）	5
Sin（N）	求正弦	Sin	0
Cos（N）	求余弦	Cos（0）	1
Exp（N）	e^N	Exp（3）	20.086
Log（N）	以e为底的自然对数	Log（10）	2.3
Int（N）	取小于或等于N的最大整数	Int（1.5）	1
		Int（-1.5）	-1
Fix（N）	取整或截尾	Fix（1.5）	1
		Fix（-1.5）	-1
Asc（C）	字符转换成ASC码值	Asc（“A”）	65
Chr（N）	ASC码值转换成字符	Chr（65）	“A”
Val（C）	将数字字符串转换成数值	Val（“123ABC”）	123
Str（N）	数值转换成数字字符串	Str（123）	“123”
Lcase（C）	大写字母转换成小写字母	Lcase（“A”）	“a”
Ucase（C）	小写字母转换成大写字母	Ucase（“a”）	“A”
Trim（C）	去除字符串两边的空格	Trim（“□□ABCD□□□”）	“ABCD”
LTrim（C）	去除字符串左边的空格	Trim（“□□ABCD□□□”）	“ABCD□□□”
RTrim（C）	去除字符串右边的空格	Trim（“□□ABCD□□□”）	“□□ABCD”
Mid（C，N1，N2）	截取字符串，从C中N1位开始向右取N2个字符	Mid（“ABCDEFG”，2，3）	“BCD”
Left（C，N）	从C中左边第1位开始向右取N个字符	Left（“ABCDEFG”，3）	“ABC”
Right（C，N）	取字符串C右边N个字符	Right（“ABCDEFG”，3）	“EFG”
String（N，C）	返回由C中首字母组成的N个字符串	String（3，“ABC”）	“AAA”
Date〔（）〕	返回系统日期	Date	2005-7-15
Now	返回系统日期和时间	Now	

（二）常用函数

1. 随机函数（Rnd） Rnd［（N）］：产生［0，1］之间的随机数。

Rnd 函数产生的随机数范围是［0，1］，即 0 到 1 之间，包含 0 但不包含 1 的双精度随机数。假设 a，b 均是整数，且 a<b，现在要产生［a，b］范围的随机整数，可以通过以下方式构造产生：Int（Rnd*（b–a+1））+a。另外，为了每次运行时，产生不同序列的随机数，可执行 Randomize 语句。

2. QBColor（ ）函数 采用 QuickBasic 所使用的 16 种颜色，其语法形式为：

QBColor（颜色码）

其中，颜色码使用 0 ~ 15 之间的整数，每个颜色码代表一种颜色。

例如，用 QBColor（ ）函数随机产生一种颜色。

分析：因为 QBColor（颜色码）中颜色码使用 0 ~ 15 之间的整数。故要用随机函数产生 0 ~ 15 之间的整数。套用公式 Int（Rnd*（b–a+1））+a，可以表达为：

QBColor（Int（Rnd*16））。

3. RGB 函数 语法形式为：

混合颜色 =RGB（红色值，绿色值，蓝色值）

其中三色的取值范围均为 0 ~ 255 之间的整数。

例如，当三色都为 0 时，合成黑色，即 RGB（0，0，0）；当三色都为 255 时，合成白色，即 RGB（255，255，255）。

4. 格式输出函数（Format） 语法形式为：

Format(<表达式>[,<格式控制字符串>])

功能：将“表达式”的值，按照“格式控制字符串”参数的指定格式输出为字符串，“格式控制字符串”决定了“表达式”的值显示的格式和长度。“表达式”的值可以是数值型、日期时间型、字符串型等类型数据。

例 5–3 已知出库药品的数量和单价，求总的药品金额。应用程序界面如图 5–10 所示，要求结果保留一位小数。

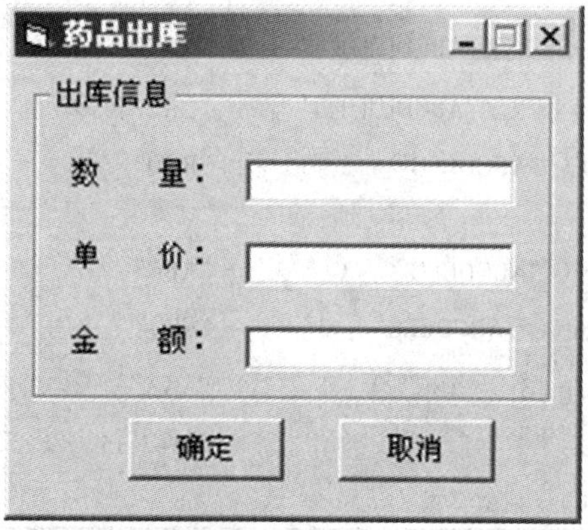

图5–10 药品出库

Private Sub Command1_Click（ ）

Dim IntNum As Integer，SngPring As Single，Totalmoney as single

IntNum = val（Text1.Text）‘Val 函数是把字符串数据类型转换为数值型

SngPring =val（Text2.Text）

Totalmoney = IntNum * SngPring ‘计算药品金额

Text3.Text = Format（Totalmoney，“0.0”）‘结果显示保留一位小数

End Sub

5. 数据输入函数（InputBox） 语法形式为：

InputBox（提示信息 [，窗口标题]）

通常用于赋值语句。产生一个对话框，供用户输入信息，并返回一个字符型的值，赋值给一个变量。

在 InputBox 函数中有两个默认的命令按钮，分别是“确定”按钮和“取消”按钮，除了这两个按钮外，没有选项可以选择其他的按钮形式。

6. 信息框函数（MsgBox） 一些简单的信息的输出，可以使用信息框函数 MsgBox，也可以使用 MsgBox 的命令形式。MsgBox 函数的语法形式为：

变量 =MsgBox（< 提示信息 > [，< 对话框类型 > [，< 对话框标题 >]]）

MsgBox 命令的语法形式：

MsgBox< 提示信息 > [，< 对话框类型 > [，< 对话框标题 >]]

说明：

（1）< 提示信息 > 为对话框中显示的提示文本。

（2）< 对话框类型 > 用于控制对话框中按钮的数目和图标样式，一般有 4 个参数，4 个参数值用加号连接共同作为 < 对话框类型 >。

（3）< 对话框类型 > 可以省略，若省略时默认值为 0，即只显示一个“确定”按钮，但是逗号分隔符不能省略。

（4）< 对话框标题 > 表示对话框的标题，该选项可以省略。例如，执行以下语句：

N = InputBox（“请输入你的名字”）

MsgBox “欢迎你，” & N

产生的对话框和信息框如图 5-11 所示。

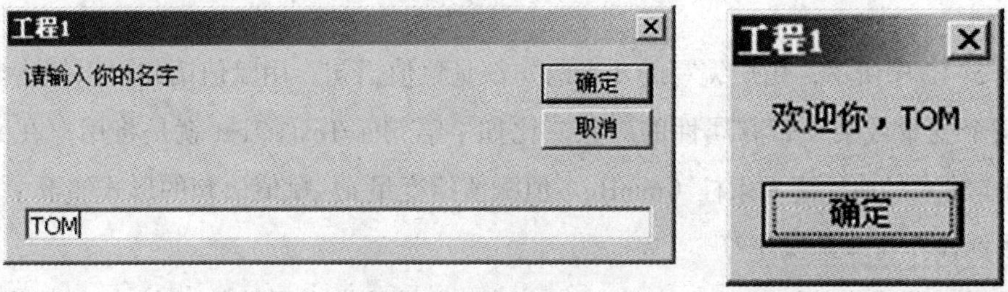

图5-11　InputBox与MsgBox

（5）Msgbox（ ）的函数形式的返回值指明了在对话框中选择了哪一个按钮。表 5-7 中列出了 MsgBox 函数返回值。

表5-7 MsgBox函数返回值表

文字常数	值	描述	文字常数	值	描述
vbOK	1	确定（OK）	vbIgnore	5	忽略（Ignore）
vbCancel	2	取消（Cancel）	vbYes	6	是（Yes）
vbAbort	3	终止（Abort）	vbNo	7	否（No）
vbRetry	4	重试（Retry）			

第五节 基本控制结构

一、顺序结构

顺序结构就是各语句按顺序自上而下依次执行。

例 5-4 设计一个把血压的单位毫米汞柱(mmHg)换算成千帕(kPa)的程序。提示：用毫米汞柱乘以 4 再除以 30，就得到血压的千帕值。

图 5-12 是代码窗口的一部分。

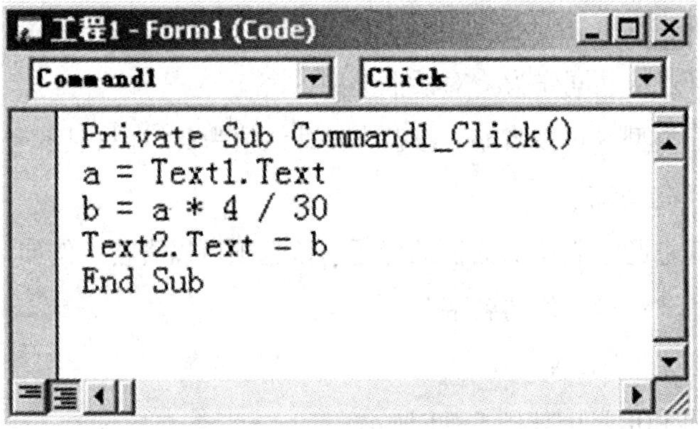

图5-12 代码窗口

图 5-12 中所示，用户编写的 3 个语句都是赋值语句。用赋值语句可以把指定的值赋给某个变量或某个带有属性的对象。比如：语句 a=Text1.Text 就是将用户在文本框（Text1）输入的血压毫米汞柱（mmHg）值赋值给变量 a。赋值语句的形式如下：

目标操作符＝源操作符

这里“源操作符”指的是变量、表达式、常量及带有属性的对象；“目标操作符”指的是变量或带有属性的对象。“＝”称为“赋值号”。注意，赋值语句 a=b 和 b=a 是两个结果不同的赋值语句，在赋值语句中必须分清赋值号的左右边。

以上用户编写的 3 个语句是按出现的先后次序执行的。比如，语句 a=Text1.Text 先将已知的血压的毫米汞柱（mmHg）值赋值给变量 a，然后才能代入 a*4/30 计算，将得到的值赋给 b；最后，通过 Text2.Text=b 将 b 的值（即对应的血压的千帕值）显示在第二个文本框中。这三个语句按出现的先后次序执行，顺序不能颠倒，这种程序结构就是顺序结构。

二、选择结构

在日常生活和工作中，常常需要对给定的条件进行分析、比较和判断，并根据判断的结果采取不同的操作。VB 提供了多种形式的条件语句来实现选择结构。

1. If…Then 语句　语句形式如下。

```
（1）If< 表达式 >  Then< 语句块 >
（2）If< 表达式 >  Then
       < 语句块 >
     End If
```

其中，< 表达式 > 一般为关系表达式、逻辑表达式，也可为算术表达式（值非零为 True，零为 False）。

< 语句块 > 可以是一个或多个语句。形式（1）称为单行条件语句，即所有语句必须写在同一行上，多个语句间用冒号分隔。

例如，建立药品库存预警机制对于药房科学合理进货有一定的作用。假设药品库存量 *x* 低于某个设定的下限值 *y* 时,应及时给出预警报告并及时地补货。这可以表示为：

```
If x<y Then Msgbox“库存不足，请及时进货”
```

2. If…Then…Else 语句　语句形式如下。

```
If< 表达式 >Then
    < 语句块 1>
Else
    < 语句块 2>
End If
```

例如，输入一个数 *x*，若为正数，求得该数的平方根 *y*；否则提示出错。

```
If x >= 0 Then
    y = Sqr（x）
Else
    MsgBox“请输入正数”
End If
```

3. If…Then…ElseIf 语句　语句形式如下。

```
If < 表达式 1>  Then
```

```
    <语句块 1>
ElseIf <表达式 2> Then
    <语句块 2>
…
[ Else
    <语句块 n+1> ]
End If
```

例如，已知变量 strC 中存放了一个字符，判断该字符是字母字符、数字字符还是其他字符。

```
If UCase(strC)>= "A" And UCase(strC)<= "Z" Then
    MsgBox "这是字母字符"
ElseIf strC >= "0" And strC <= "9" Then
    MsgBox "这是数字字符"
Else
    MsgBox "这是其他字符"
End If
```

4. If 语句的嵌套　If 语句的嵌套是指 If 或 Else 后面的语句块中又包含 If 语句。语句形式如下。

```
If <表达式 1>  Then
    If <表达式 2> Then
    …
    End If
    …
End If
```

注意：对于嵌套结构，为了增强程序的可读性，应该采用缩进形式书写；If 语句形式若不在一行上书写，必须与 End If 配对，多个 If 嵌套，If 与它最接近的 End If 配对。

例 5-5　我们以例 5-3 作为基础，增加对药品数量输入文本框的检验程序。对光标离开输入文本框规定如下：

（1）如果输入文本框为空则要求提醒应该输入数量。如果用户点击“确定”，则光标重新定位在药品数量输入文本框。

（2）如果输入文本框不为空就对用户输入的文本进行检测是否全部是数字。如果结果不是全部是数字时，显示相应的错误提示信息；焦点定位在原输入的文本框，以供再次输入。

分析：我们可以通过文本框控件的 Lostfocut 事件来进行相应的检查，可以根据 MsgBox 函数的返回值来判断。

```
Private Sub Text1_Lostfocu（ ）
    If Text1.Text = “” Then
      I=msgbox（“请输入数量”，vbokcancel）
      If I=1 then Text1.setfocust
    Else
    If not Isnumeric（Text1.Text）Then
      MsgBox“请输入数字！ "
      Text1.setfocust
    End if
    End If
End Sub
```

5. Select Case 语句（情况语句） Select Case 语句是多分支结构的另一种表示形式，这种语句条件表示直观，但必须按照规定的语法规则书写。语句形式如下。

```
Select Case 测试表达式
Case  表达式列表 1
   <语句块 1>
Case  表达式列表 2
   <语句块 2>
……
[ Case Else
   <语句块 n+1> ]
End Select
```

功能：根据“测试表达式”的值，选择第一个符合条件的语句块执行。

Select Case 语句的执行过程是：先求“测试表达式”的值，然后顺序测试该值符合哪一个 Case 子句中情况，如果找到了，则执行该 Case 子句下面的语句块，然后执行 End Select 下面的语句；如果没找到，则执行 Case Else 下面的语句块，然后执行 End Select 下面的语句。

说明：“测试表达式”可以是数值表达式或字符表达式；“表达式列表”形式有以下 3 种。

（1）一个表达式或用逗号隔开的若干表达式

```
Select Case I
```

```
    Case1，3，5
      Print "这是奇数"
    Case 2，4，6
      Print "这是偶数"
    End Select
```

（2）表达式 1 To 表达式 2

注：相当于表达式 1<= 测试表达式 <= 表达式 2

```
Select Case I
    Case 1 to 9
    Print "此数在 1 到 10 的范围内"
    Case "A" to "Z"
    Print "请输入数字"
    End Select
```

（3）Is 关系运算符表达式

```
Select Case I
Case Is>=30
    Print "此数的范围大于 30"
Case Is>=20
    Print "此数的范围大于 20"
Case Is>=10
    Print "此数的范围大于 10"
End  Select
```

6. 条件函数 IIf 语句形式如下。

IIf（条件，表达式 1，表达式 2）

先求出两个表达式的值。当条件成立时，函数值为表达式 1 的值；条件不成立时，函数值为表达式 2 的值。

例如，求 x，y 中较大的数，放入变量 z 中，语句如下：

z=IIf（x>y，x，y）

三、循环结构

在实际应用中，经常遇到一些操作并不复杂，但需要反复多次处理的问题，诸如人口增长统计、银行存款利率的计算等。为此，VB 提供了循环语句，在指定的条件下多次重复执行一组语句。

1. For 循环 For 循环语句是计数型循环语句，用于控制循环次数预知的循环结构。语句形式如下：

```
For 循环变量 = 初值 To 终值 [ Step 步长 ]
    <语句块>     ┐
    [ Exit For ] ├ 循环体
    <语句块>     ┘
Next 循环变量
```

其中，循环变量必须为数值型；语句块可以是一个或多个语句，构成循环体。

对于 For 循环，

步长	>0	初值<终值，=1 时，可省略
	<0	初值>终值
	=0	死循环

循环次数 =Int ((终值 – 初值) / 步长 +1)

如果程序进入死循环，即缺少退出循环的条件，循环被无限次的执行，这时候可以通过按 Ctrl+Pause/Break 强行退出循环。

For 循环中，每执行一次循环，循环变量会自动增加一个步长的值。要注意出了循环，循环控制变量值的问题。

例如，以下程序段：

```
For i=2 To 13 Step 3          '循环执行次数 Int ((13-2) /3+1) =4
  Print i,                    '输出 i 的值分别为：2 、5、8、11
Next i
  Print : Print "I= ", i      '出循环输出为：I=14
```

例 5-6 用循环结构写一个程序，在窗体上显示如图 5-13 的字符图形。

分析：字符图形的打印一般要考虑两个方面：一个是起始输出位置；一个是每行输出的字符数。

通过分析此字符图形的规律，写出代码如下：

```
Private Sub Form_Click ( )
For i = 1 To 6
Print Spc (7 – i) ; String (2 * i – 1, "*")
Next i
End Sub
```

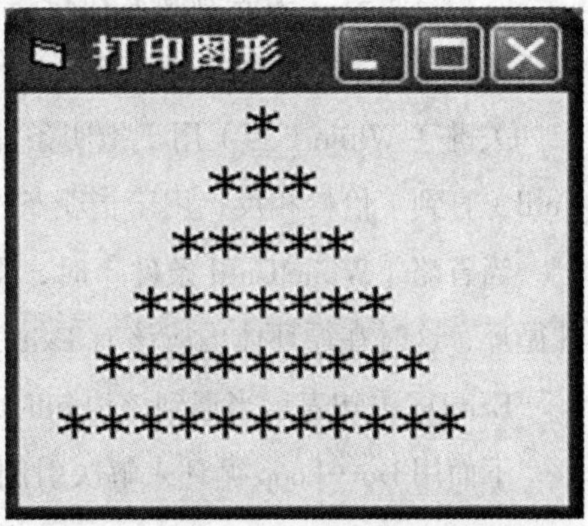

图5-13 打印图形

例 5–7 产生 30 个［100，200］间的随机整数，按每行 6 个显示这组数。

```
Private Sub Form_Click ( )
    Dim i%, s As Integer
For i = 1 To 30
    s= Int ( Rnd * 101 + 100 )         '产生［100，200］间的随机整数
    Print s ;                          '注意后面的分号，表示紧凑输出
    If i Mod 6 = 0 Then Print          'i 计数到 6 就换行
Next i
End Sub
```

引例：我国有 13 亿人口，按人口年增长 0.8% 计算，多少年后我国人口超过 26 亿。

分析：解此问题可根据公式：$26=13*(1+0.008)^n$，这里的 *n* 就是要求的“多少年”。用循环结构来解此问题的话，*n* 就是要求的循环次数。前面说到，For 循环语句是用于控制循环次数预知的循环结构。因此，此题无法用 For 循环语句来实现。我们要考虑用另外一种循环语句来完成此题。

2. Do…Loop 循环 Do…Loop 循环用于控制循环次数未知的循环结构。语法形式如下。

形式 1：	形式 2：
Do［While|Until 条件］	Do
…	…
［Exit Do］	［Exit Do］
…	…
Loop	Loop［While|Until 条件］

其中，形式 1 为先判断后执行，只有满足条件才进入循环，否则有可能循环一次也不执行；形式 2 为先执行后判断，因此循环至少会被执行一次。

关键字 While（当）用于指明条件为真（True）时就执行循环体中的语句，关键字 Until（直到）恰恰相反，用于指明条件为真（True）时就退出循环。

当省略［While|Until 条件］时，即循环结构仅由 Do…Loop 关键字构成，表示无条件循环，这时在循环体内应该有 Exit Do 语句，否则为死循环。

Exit Do 语句表示当遇到该语句时，退出循环，执行 Loop 后的下一个语句。

下面用 Do…Loop 循环来解决引例提出的人口问题。

```
Private Sub Command1_Click ( )
P=13              '当前人口数为 13 亿
```

```
N=0            'N 用来统计经过多少年人口超过 26 亿
Do While P < 26
       P = P *（1 + 0.008）
       N = N + 1
Loop
Print N ;"年后我国人口超过 26 亿"
End Sub
```

如果用 Do Until…Loop 循环，只需要将循环条件改为“Do Until P >= 26”即可

3. 循环的嵌套 在一个循环体内又包含了一个完整的循环结构称为循环的嵌套。

例 5-8 打印九九乘法表。

```
For i = 1 To 9
   For j = 1 To 9
        se = i & " × " & j & "=" & i * j
        Picture1.Print Tab（(j - 1）* 9 + 1）; se ;
   Next j
      Picture1.Print
Next i
```

对于循环的嵌套，要注意以下事项：内循环变量与外循环变量不能同名；外循环必须完全包含内循环，不能交叉；不能从循环体外转向循环体内，反之则可以。

第六节 数组

假如我们要记录一个班级的同学的名字，可以为每一个同学定义一个变量用来记录他们的名字，例如 A，B，C，D…。但是这样做显然比较麻烦，因为这些变量的类型都是相同的，并且功能相似，都是用来记录学生名字的。因此，这里引入数组的方法就会简单得多，利用数组只需要定义一个数组变量 Student，然后利用数组的索引就可以识别数组中每一个元素。如表 5-8 所示，显示了用一维数组的方法存储学生的姓名。

表5-8 一维数组存储学生姓名

张三	李四	王五	赵七
Student（1）	Student（2）	Student（3）	Student（4）

在许多场合，使用数组可以缩短和简化程序，因为可以利用索引值设计一个循环，高效处理多种情况。

一、数组的定义

数组是一组相同类型的变量的集合。数组有一个数组名，用数组名和下标来引用数组中的每个元素。数组必须先声明后使用。包括声明数组名、数组类型、维数和数组大小。在程序中使用数组的最大好处是用一个数组名代表逻辑上相关的一批数据，用下标表示该数组中的各个元素，结合循环语句使用，将使得程序更加简洁明了。

1. 一维数组 只有一个下标的数组称为一维数组。声明一维数组的形式如下：

Dim 数组名（下标）[As 类型]

数组名的命名规则与变量的命名规则相同。

下标的形式可用：下界 To 上界，亦可省略下界，默认为 0。

或者在 VB 的窗体层或标准模块层用 Option Base n 语句可以重新设定数组的下界：

Option Base 数值

例如：

Option Base 1

设定下界为 1。数组的大小为：上界 - 下界 +1

[As 类型] 省略则数组类型为变体类型。

例如，Dim a（1 to 10）As Integer 相当于定义了一个整型数组 a，它有 10 个元素。

Dim a（10） 相当于定义了一个变体型数组 a，它有 11 个元素。

2. 动态数组 在有些情况下用户可能不知道需要多大的数组，这时就需要用一个能够改变大小的数组,这就是动态数组。动态数组是指在声明数组时未给出数组的大小，当要使用它时，随时用 Redim 语句重新指出大小的数组。利用动态数组还有助于有效管理内存，因为动态数组是使用时才开辟内存空间，在不使用这个数组时，还可以将内存空间释放给系统。这样就可以最大限度地节省内存，提高运行速度。

动态数组的定义：

Dim 数组名（ ）[As 数据类型]

ReDim 数组名（下标）[As 数据类型]

例如，求若干个学生的平均分。

```
Private Sub Form_Load ( )
        Dim x ( ) As  Single
         n =Inputbox ("输入学生的人数 n")
        ReDim x ( n )
        …
End Sub
```

每次执行 ReDim 语句时，VB 会把动态数组中的数值重新初始化一遍，当前存储在数组中的值都会全部丢失。但是用户有时希望只改变数组大小,但不丢失数组中的数据。这时，可以在 Redim 语句后加 Preserve 参数来保留数组中的数据。

二、数组的基本操作

1. 给数组元素赋初值

（1）利用循环结构　例如：

```
Dim A（1 To 10）As Integer
        For i=1 To 10
            A（i）=0        '该数组的每个元素值都为 0
        Next i
```

（2）利用 Array 函数　例如：

```
Dim a As Variant，i%
            a=Array（1，2，3，4，5）
            For i=Lbound（a）To Ubound（a）
                    Print a（i）
            Next i
```

注意：使用 Array 函数给数组元素赋值时，声明的数组是动态数组或连圆括号都可省略的数组，并且其类型只能是 Variant。数组的下界可以通过 Lbound（）函数获得，上界可以通过 Ubound（）函数获得。

2. 数组的输入输出　用 For…Next 循环语句输入输出。

```
Dim B（3）As Integer
For i = 0 To 3
    B（i）= InputBox（"输入 B（"& i &"）的值"）
Next i
For i = 0 To 3
    Print "B（"; i ;"）="; B（i）
Next i
```

3. 数组举例

例 5-9　产生 10 个［10，100］间的随机整数作为数组的元素，然后分别求下标为奇数和偶数的元素的和，并显示计算结果。

编写代码如下：

```
Private Sub Form_Click（）
Dim A（1 To 10）As Integer，S1 As Integer，S2 As Integer
```

```
S1 = 0
S2 = 0
For I = 1 To 10
    A（I）= Int（Rnd * 91 + 10） '给数组元素赋值
    Print "A（"; I ; "）=" ; A（I）
    If I Mod 2 = 1 Then
      S1 = S1 + A（I）
    Else
      S2 = S2 + A（I）
    End If
Next I
Print "下标为奇数的元素的和为" ; S1
Print "下标为偶数的元素的和为" ; S2
End Sub
```

4. 求最大值和最小值

例 5-10 利用随机函数产生 20 个 10 ~ 99 之间的随机整数，求出其中的最大值、最小值和平均值。

在若干个数中求最大值，一般先假设一个较小的数为最大值的初值；若无法估计较小的值，则取第一个数为最大值的初值，然后将每一个数与最大值比较，若该数大于最大值，则将该数替换为最大值，依次逐一比较。

求最小值的方法相似，一般先假设一个较大的数为最小值的初值。

完整程序如下：

```
Private Sub Form_Click（）
Dim intA（1 To 20）As Integer
    For i = 1 To 20
        intA（i）= Int（Rnd * 90 + 10）
        Print intA（i）;
        If i Mod 5 = 0 Then Print '每行输出 5 个数
    Next i
MaxA = intA（1）            '假设第一个数为最大值的初值
MinA = intA（1）            '假设第一个数为最小值的初值
For i = 1 To 20
    If intA（i）> MaxA Then MaxA = intA（i）
```

```
        If intA（i)< MinA Then MinA = intA（i）
    Next i
    Print“最大值是”；MaxA
    Print“最小值是”；MinA
End Sub
```

三、控件数组

控件数组由一组相同类型的控件组成。它们共用一个控件名，具有相同的属性，建立时系统给每个元素赋一个惟一的索引号（Index）。

控件数组共享同样的事件过程，通过返回的下标值区分控件数组中的各个元素。

例如，如图 5-14，把 5 个按钮都命名成同一个名称。

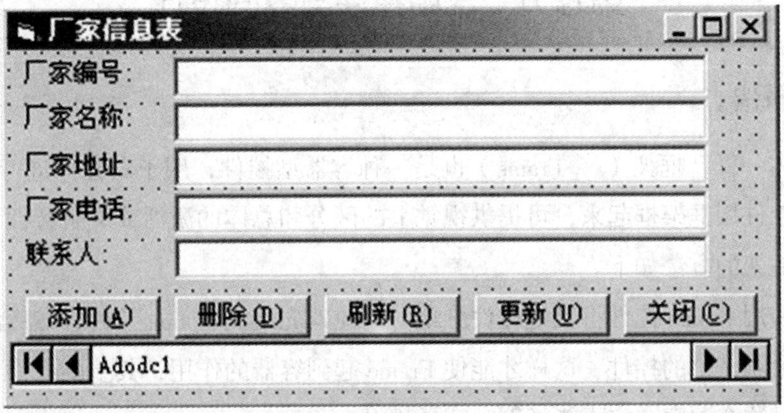

图5-14　厂家信息表

如果用一般的方法，在窗体上添加“Command1”、“Command2”…“ Command5”共 5 个按钮。最后再编写每个命令按钮对应的 Click 事件过程，如：

```
Private Sub Command1_Click（）
    ‘添加事件
End Sub
Private Sub Command2_Click（）
    ‘删除事件
End Sub
    ...
```

如此这般，程序将会冗长复杂．我们注意到这 10 个按键都是由命令按钮组成，它们可以共享同样的事件过程。由此，我们创建一个控件数组，控件名为“Command1”，共有 5 个元素，下标 Index 分别对应“0”、“1”...“5”，然后只需要在同一事件过程中编写一行代码就可以实现以上功能。

```
Private Sub Command1_Click（Index As Integer）
    Select Case Index
    Case 0
        ‘添加事件
    case 1
        ‘删除事件
    ...
End Sub
```

第七节　常用控件与界面设计

一、框架

和窗体一样，框架（ Frame）也是一种容器型控件，用于对控件进行分类整理。将同组的控件用框架框起来，可提供视觉上的区分和总体的激活或屏蔽特性。

添加框架的方法如下。

（1）使用 Frame 控件将其他控件分组时，应首先绘制 Frame 控件，然后激活 Frame 控件，再绘制其中的控件，这样才能使 Frame 起到容器的作用，其上的控件可随 Frame 一起移动。这个顺序一定不能颠倒。

（2）如果希望将已经存在的若干控件放在框架中，则选定需放入框架中的所有控件，将它们剪切到剪贴板上，然后选定 Frame 控件，再将剪贴板上的控件粘贴到 Frame 控件上。

二、单选按钮和复选框

单选按钮（ ）主要用于在多种功能中由用户选择一种功能的情况，比如性别中的“男”和“女”。用户在一组单选按钮中必须并且最多只能选择一项。

复选框（ ）主要用于在多种功能中由用户选择一项或多项功能的情况，比如“兴趣爱好”是多项选择。

重要属性如下。

1. Caption 属性　设置单选按钮或复选框的文本注释内容。

2. Value 属性

（1）单选按钮

True：单选按钮被选定。

False：单选按钮未被选定，默认值。

（2）复选框

0：复选框未被选定，默认值。

1：复选框被选定。

2：复选框灰色不可选。

例 5-11 设计一个病案输入应用程序。要求病历号必须是 6 位数字,在"信息显示"框中的文本框显示病历号、姓名、性别等信息。

设计步骤如下。

（1）建立程序界面和设置对象属性。程序运行界面如图 5-15 所示，对象属性设置中注意将"信息显示"框中文本框 Text3 的多行显示属性 Multiline 值设置为 True。

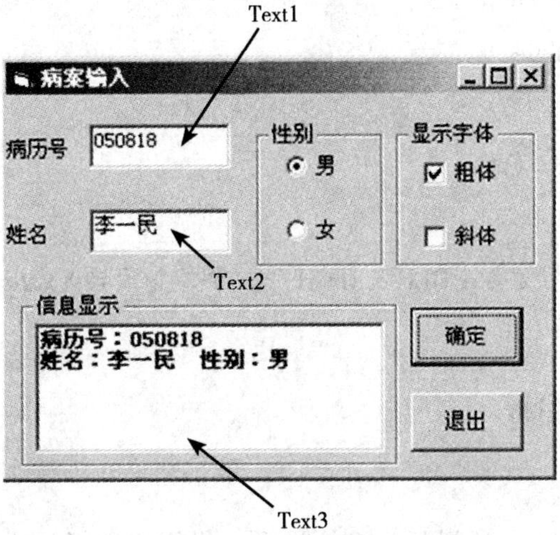

图5-15 病案输入

（2）编写程序代码。

```
Private Sub Text1_LostFocus（）
If Not IsNumeric（Text1.Text）Or Len（Text1.Text）<> 6 Then ‘判断输入的病历号是否是 6 位数字
Beep ‘响铃
Text1.Text= “”
Text1.SetFocus
Text3.Text=“病历号必须是 6 位数字，请重新输入”
Else
   Text3.Text = ““
End If
```

```
End Sub
Private Sub Command1_Click ( )
BLH = Text1.Text                                          '病历号
XM = Text2.Text                                           '姓名
XB = IIf ( Option1.Value = True, "男", "女" )              '性别
If Check1.Value = 1 Then
   Text3.FontBold = True
Else
    Text3.FontBold = False
End If
If Check2.Value = 1 Then
Text3.FontItalic = True
Else
    Text3.FontItalic = False
End If
Text3.Text = "病历号：" & BLH & vbCrLf & "姓名：" & XM & "  " & "性别：" & XB
End Sub
```

三、列表框和组合框

（一）列表框

列表框（ListBox）通过显示多个选项，供用户选择，达到与用户对话的目的。用户只能从其中选择，不能直接修改其中的内容。

1. 主要属性

（1）ListCount 属性　用于返回列表框中所有选项的个数。该属性只能在程序代码中调用和设置。

（2）ListIndex 属性　返回当前选项的索引号，索引号从 0 开始。如果没有选项被选中，该属性为 -1。该属性也只能在程序代码中调用和设置。

（3）List 属性　使用 List 属性可以得到列表中任何选项的值，它以数组的方式存在。例如，List1.List（3）=“北京”表示列表框 List1 中第 4 项的值为“北京”。

（4）Selected 属性　该属性记录了列表中的选项是否被选中，也用数组表示，其取值为 True 或 False。例如：List1.Selected（3）=True 表明列表框 List1 中的第 4 项被选中。

（5）Text 属性　该属性用来直接返回当前选中的项目文本。List1.Text 的结果和 List1.List（List1.listIndex）表达式的结果完全相同。当我们需要知道选中项目的文

本内容时，用 Text 属性就可以了。当需要对选定项目进行详细描述时，使用 List 和 ListIndex 属性能够表达得更详细。

（6）Sorted 属性　该属性设置列表框中的项目是否按字母顺序排序，其取值为 True 和 False。若设置为 True，则列表框中的内容按字母升序排列显示；若为 False，则不对其进行排序，为系统默认值。该属性只能在设计时设置，在运行时是只读的。

2. 常用方法　列表框中的选择项可以简单地在设计状态通过 List 属性设置，也可以在程序中用 AddItem 来添加，用 RemoveItem 或 Clear 方法来删除。

（1）AddItem　添加项目。

语法形式：< 列表框名 >.AddItem < 字符串 >，< 下标 >

若字符串是文字常量，则需加双引号将它括起来。下标用于指定新插入的项在列表框中的位置，第一项位置用 0 表示，依此类推；若省略该项，则新增加的列表项将自动放在列表框的末尾。

利用该方法一次只能增加一个列表项，若要增加多项，需要使用多个这样的语句。

对列表项目的添加是比较灵活的，在程序运行的任何时候使用 AddItem 方法动态地添加项目，通常在 Form_Load 事件过程中添加列表项目。

例如，　List1.AddItem "年龄"，3　　　　'将"年龄"插入列表框的第 4 项

　　　　List1.AddItem "家庭住址"　　　　'将"家庭住址"插入列表框末尾

（2）RemoveItem　删除指定项目。

语法格式：< 列表框名 >.RemoveItem < 下标 >

例如，　List1.RemoveItem 5　　　　'删除第 6 项

　　　　List1.RemoveItem　List1.ListIndex　　'删除当前所选的项

（3）Clear 清除全部内容。

Clear 方法用于清除列表框中的所以列表项。执行该方法后，列表框的 ListCount 被置为 0。

（二）组合框

组合框（）是组合了列表框和文本框的特性而形成的控件，同时具有文本框和列表框的特性，既可以让用户通过鼠标选择所需要的项目，也可以像文本框那样，用键入方式输入项目。由于组合框是文本框和列表框的组合，所以它的大多数属性都和这两个控件相同，但它有一个特殊属性 Style，用以确定组合框的形式。

Style　　0—下拉式组合框，可选择和输入项目。

　　　　1— 简单组合框，可选择和输入项目，列表框不能收起。

　　　　2—下拉式列表框，只能选择，不能输入。

如何选择使用组合框和列表框呢？一般情况下，当希望将选择限制在列表之内时，

应使用列表框。组合框包含文本编辑区（当 Style=0 或 1 时），因此可以通过组合框将不在列表中的选项输入到列表区域中。此外，组合框节省了窗体的空间，只有单击组合框的向下箭头时才显示全部列表（当 Style=0 或 2 时），所以无法容纳列表框的地方可以很容易地容纳组合框。

例 5–12 如图 5-16 所示，设计一个为糖尿病患者配餐的程序。

完整程序如下：

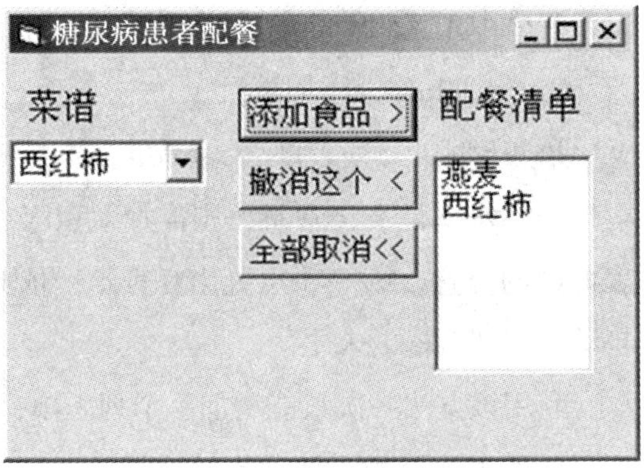

图5-16 糖尿病患者配餐

```
Private Sub Form_Load ( )
    Combo1.AddItem "馒头"
    Combo1.AddItem "燕麦"
    Combo1.AddItem "面条"
    Combo1.AddItem "炒饭"
    Combo1.AddItem "果汁"
    Combo1.AddItem "牛奶"
    Combo1.AddItem "鱼"
    Combo1.AddItem "南瓜"
    Combo1.AddItem "汽水"
    Combo1.AddItem "西红柿"
  End Sub
Private Sub Command1_Click ( )                '添加食品
    List1.AddItem Combo1.Text
End Sub
Private Sub Command2_Click ( )                '撤销这个
    List1.RemoveItem List1.ListIndex
End Sub
Private Sub Command3_Click ( )                '全部取消
    List1.Clear
End Sub
```

四、滚动条

滚动条通常用于附在窗口上帮助观察数据或确定位置，也可用于作为数据输入的工具。

滚动条分为水平滚动条（HScrollBar）和垂直滚动条（VScrollBar），它们除方向不一样外，其结构和操作是一样的。

1. 常用属性

Max：滚动条所能表示的最大值，为滑动块在最右端或最下端时所代表的值。

Min：滚动条所能表示的最小值，为滑动块在最左端或最上端时所代表的值。

LargeChange：单击滚动条中滚动框前面或后面部分时，滑块增加或减少的增量值。

SmallChange：单击滚动条两端箭头时，Value 属性增加或减少的增量值。

Value：滑块在滚动条上的所处位置所代表的值，其值在 Max 与 Min 之间。

2. 常用事件

Scroll 事件：用于用鼠标单击滚动条的滑块时触发该事件（单击滚动箭头或滚动条时不发生 Scroll 事件），即用于跟踪滚动条中的动态变化。

Change 事件：改变滑块的位置后（Value 值改变）会触发 Change 事件。

五、时钟控件

时钟控件（Timer）能有规律地以一定的时间间隔（Interval）激发计时器事件（Timer）而执行相应的代码。

Interval——计时间隔（单位：毫秒）Timer：每隔指定时间调用该事件。Timer 控件的大小不能调整，在程序运行时始终不可见。

例 5-13　设计一个窗体，在一个标签中分别显示系统的当前日期和时间。

分析：由于计时器可以每隔一定时间间隔触发一次 Timer 事件，因此可将计时器设置为每隔 1 秒钟触发一次，然后在其 Timer 事件过程中，利用 time 函数得到系统的当前时间，当单击"时间"命令按钮时，在标签中显示时间;当单击"日期"命令按钮时，使计时器的 Enabled 属性设置为 False，并在标签中显示系统的当前日期。

设计步骤如下。

（1）设计界面和各对象的属性。在窗体上设计一个标签 Label1、两个命令按钮 Command1 ~ Command2 和一个计时器控件 Timer1。

（2）编写程序代码。

```
Private Sub Command1_Click（ ）
Timer1.Enabled = True
End Sub
Private Sub Command2_Click（ ）
Timer1.Enabled = False
Label1.Caption = Format（Date，"dddddd"）‘设置日期的显示格式
End Sub
Private Sub Timer1_Timer（ ）
```

```
Label1.Caption = Time
End Sub
```

六、图片框和图像框

图片框（PictureBox）和图像框（Image）是 VB 中显示图形图像的主要控件。二者相比，图片框（PictureBox）的功能更强，可以作为其他控件的父对象，而且可以通过 Print 方法接受文本；而图像框（Image）只能显示图形信息。

主要属性如下。

Picture：用于设置或返回要显示的图形，既可在属性窗口设置，也可用代码设置：

对象 .Picture = LoadPicture（“文件 "））

例如，在运行时，在图片框 Picture 中装载 c：\picture\dog.ico 的图形文件，则装载方法为：

```
Private Sub Form_Load（）
Picture1.Picture = LoadPicture（“c：\picture\dog.ico”）
End Sub
```

若要在运行中删除控件中的图形，则可用如下语句来实现：

```
Picture1.Picture= LoadPicture（“”）
```

AutoSize：调整图片框的大小以适应图的大小（仅适用于 Picture）其值为 True 时，图片框的边框自动调整以适应置入图形的大小，为 False 时，假如图片过大将自动截去超过的部分。

Stretch：调整图的大小以适应图像框的大小（仅适用于 Image），当其值为 True 时，将自动放大或缩小图像框中的图形与图像框的边界相适应，其值为 False 时，图像框将自动放大或缩小以适应其中的图形。

七、菜单

菜单的基本作用有两个：一是提供人机对话界面，让使用者方便的选择应用系统的各种功能；二是管理应用系统，控制各种功能模块的运行。

（一）菜单编辑器

对于 Visual Basic 语言，菜单的设计可以通过菜单编辑器来实现。可以通过下面的方式进入菜单编辑器的界面，如图 5-17 所示。

（1）执行“工具”菜单里的“菜单编辑器”命令；

（2）单击工具栏中的“菜单编辑器”按钮；

（3）在要建立菜单的窗体空白处单击鼠标右键，在弹出的快捷菜单中选择“菜单编辑器”命令。

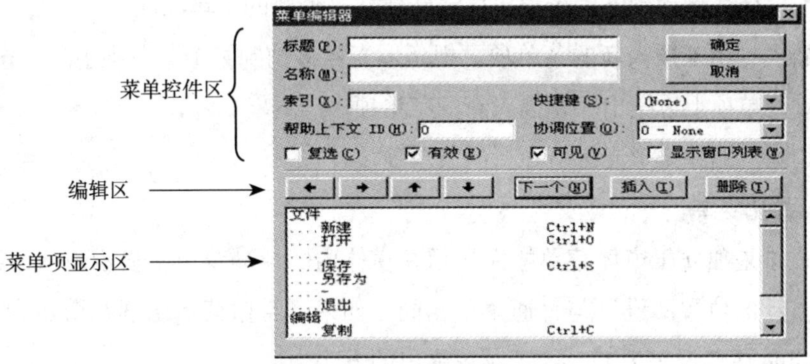

图5-17　菜单编辑器界面

1. 菜单控件区　用来输入和修改菜单项，设置菜单项的属性。

（1）标题　该文本框内输入的内容是出现在菜单项上的文本，即菜单项的 Caption 属性。如果在菜单标题的某个字符前加上符号“&”，则该字符成为一个热键字符。操作时只需要使用 Alt 键 + 该字符就可以打开菜单。如果在该栏中输入一个减号（-），则可在菜单中加入一条分隔线。

（2）名称　该文本框内输入的内容是用来引用菜单项的名字，即菜单项的 Name 属性，它不在菜单中出现。每一个菜单项都必须有一个名称。

（3）快捷键　该列表框用来设置使用菜单项的快捷键（热键）。

（4）复选　即菜单项的 Check 属性。当该项被选中时，可以在相应的菜单项旁加上指定的记号（例如“√”）。利用这个属性，可以指明某个菜单项当前是否处于活动状态。

（5）有效　即菜单项的 Enabled 属性，用来设置菜单控件的操作状态。该属性默认处于选中状态，表明相应的菜单控件此时可以响应用户的事件，否则该控件会“变灰”，不响应用户的事件。

（6）可见　即菜单项的 Visible 属性，设置菜单项是否可见。该属性默认处于选中状态，否则该菜单项会在菜单中看不见，一个不可见的菜单项是不能执行的。

2. 菜单项显示区　在这里显示输入的菜单项，并通过内缩符号“...”表明菜单项的层次关系。菜单项前没有内缩符号，则说明该项为菜单名，即菜单的第一层。

条形光标所在的菜单项是当前的菜单项。

3. 编辑区　用来对输入的菜单项进行简单的编辑。

（1）左、右箭头　用来产生和取消内缩符号，从而确定输入菜单项的层次。单击一次右箭头可产生一个内缩符号，单击一次左箭头可取消一个内缩符号。

（2）上、下箭头　用来修改菜单项的位置。把条形光标移动到某个菜单项上，单击上箭头使该菜单项向上移，单击下箭头使该菜单项向下移。

（3）下一个　移动到下一个菜单项或新建立一个新的菜单项。

（4）插入　用来插入新的菜单项。把条形光标移动到某个菜单项上，单击“插入”按钮可在该菜单项上方空出一行插入新的菜单项。

（5）删除　删除条形光标所在行的菜单项。

（二）弹出菜单

弹出菜单是独立于窗体菜单栏而显示在窗体内的浮动菜单。显示位置取决于单击鼠标键时指针的位置。设计与普通菜单相同（如果不希望菜单出现在窗口的顶部，该菜单名 Visible 属性设置为 False）。菜单弹出的方法为：

［对象.］PopupMenu 菜单名，标志，x，y

其中，标志表示弹出的位置和触发的键。

第八节　使用ADO控件连接数据库

一、Visual Basic 中的数据访问

Visual Basic 提供了强有力的数据库存取能力，将 Windows 的各种先进特性与强大的数据库管理功能有机地结合在一起。VB 提供了功能强大的 ADodc 控件不需编程就能访问现存数据库的功能。

VB 中的数据库编程就是创建数据访问对象，这些数据访问对象对应于被访问的物理数据库的不同部分，如 Database（数据库）、TableDef（表）、Field（字段）和 Index（索引）对象。用这些对象的属性和方法来实现对数据库的操作。

Visual Basic 数据库应用程序有 3 个部分，如图 5-18 所示。

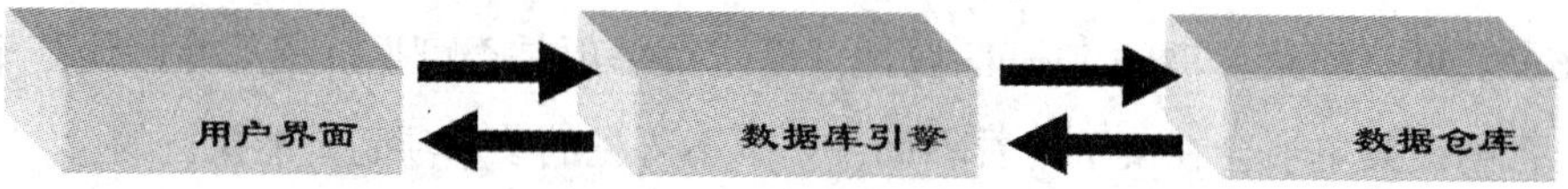

图5-18　Visual Basic数据库应用程序的3个部分

数据库引擎存在于程序和物理数据库文件之间，这使用户与正在访问的特定数据库无关。不管这个数据库是本地的 Visual Basic 数据库，还是所支持的其他任何数据库格式，所使用的数据访问对象和编程技术都是相同的。

二、ADO 数据控件

（一）ADO 概述

ADO（Active Data Object）数据访问接口是 Microsoft 处理数据库信息的最新技

术。它是一种 ActiveX 对象，采用了被称为 OLE DB 的数据访问模式，是数据访问对象 DAO、远程数据对象 RDO 和开放数据库互连 ODBC 3 种方式的扩展。ADO 对象模型定义了一个可编程的分层对象集合，主要由 3 个对象成员 Connection、Command 和 Recordset 对象，以及几个集合对象 Errors、Parameters 和 Fields 等所组成。表 5-9 为 ADO 对象的描述。

表5-9　ADO对象描述

对象名	功能描述
Connection	连接数据来源
Command	从数据源获取所需数据的命令信息
Recordset	所获取的一组记录组成的记录集
Errors	在访问数据时，由数据源所返回的错误信息
Parameters	与命令对象相关的参数
Fields	包含了记录集中某个字段的信息

（二）使用 ADO 数据控件

ADO 数据控件不在标准的工具箱中，故在使用 ADO 数据控件前，必须通过“工程”→“部件”菜单命令，在弹出的“部件”对话框中选中“Microsoft ADO Data Control6.0（OLE DB）”复选框，将 ADO 对象类添加到工具箱。

1. ADO 数据控件的基本属性

（1）ConnectionString 属性　ADO 数据控件没有 DatabaseName 属性，其使用 ConnectionString 属性与数据库建立连接。该属性通过传递包含一系列由分号分隔的 Argument=Value 语句的详细连接字符串指定 ADO Data 控件的数据源，在连接字符串中包含进行一个连接所需的所有设置值，其传递的参数与驱动程序有关，例如 ODBC 驱动程序允许该字符串包含驱动程序、提供者、默认数据库、服务器、用户名称以及密码等。ConnectionString 属性带有 4 个参数，如表 5-10 所示。

表5-10　ConnectionString属性参数

参数	描述
Provide	指定连接提供者的名称
FileName	指定数据源所对应的文件名
RemoteProvide	在远程数据服务器打开一个客户端时所用的数据源名称
Remote Server	在远程数据服务器打开一个主机端时所用的数据源名称

（2）RecordSource 属性　确定具体可访问的数据，这些数据构成记录集对象 Recordset。该属性值可以是数据库中的单个表名，一个存储查询，也可以是使用 SQL 查询语言的一个查询字符串。

（3）CommandType 属性　返回或设置一个命令类型，用于告诉数据提供者 RecordSource 属性是数据库中的单个表名、一个存储查询，使用 SQL 查询语言的一个查询字符串还是一个未知的类型。

（4）ConnectionTimeout 属性　用于数据连接的超时设置，若在指定时间内连接不成功显示超时信息。

（5）Recordset 属性　返回或设置对下一级 ADO Recordset 对象的引用。

（6）Mode 属性　描述当前被打开的连接中的模式，指定用户可更改在 ConnectionString 中的数据可用权限。例如，如果打开想要创建一个报告，可以将 Mode 属性设置为只读来获得性能的改善。

（7）MaxRecord 属性　设置或返回从一个查询中最多能返回的记录数。如何决定这个属性的值取决于所查询的记录的大小，以及计算机的可用资源多少。一个包括很多列以及长字符串的大记录比小记录要花费更多的资源。因此，MaxRecord 属性值不宜太大。

（8）BOF 和 EOF 属性　指示当前记录位置是否位于 Recordset 对象集的首记录前或最后一条记录尾。

（9）EOFAction 和 BOFAction 属性　返回或设置当到达记录集首记录前或最后一条记录后时的行为。可供的选择为：直接停留在首记录前或最后一条记录后、移动到记录集首记录或最后一条记录或者在末尾添加一个新记录。

2. ADO 数据控件的方法与事件　ADO 数据控件的主要方法和事件与 Data 数据控件的方法和事件一样，详细可参考相关章节。

3. 设置 ADO 数据控件的属性

例 5-14　在 Windows 桌面上为"药房数据库"的数据库创建一个数据链接文件（Data Link File）。

创建数据链接文件的步骤如下。

（1）用鼠标右击桌面，在弹出的快捷菜单中选择"新建"菜单的"Microsoft 数据链接"命令。

（2）桌面上产生一个数据链接文件图标，命名链接文件名。

（3）用鼠标右击图表，执行菜单中的"属性"命令，将打开"属性"对话框。

（4）在打开"属性"对话框中，单击"提供者"属性页，在"OLE DB 提供者"列表中选择"Microsoft Jet 4.0 OLE DB Provider"（假如创建的 Access 数据库是用 Access97 及以下版本创建的，选择"Microsoft Jet 3.51 OLE DB Provider"，否则选择"Microsoft Jet 4.0 OLE DB Provider"）。

（5）单击"下一步"按钮，切换到"连接"属性页，输入所要连接的"药房数据库"；单击对话框右下方的"测试连接"按钮，测试是否连接正常，若正常，则数据链接文件创建完成。

例 5–15　利用 ADO 数据控件连接药房数据库 .mdb 数据库来说明 ADO 数据控件属性的设置过程。

（1）在工具箱中选择 ADO 控件按钮，并把它放置在窗体上，控件的默认名称为 Adodc1。

（2）单击 ADO 控件属性窗口中的 ConnectionString 属性右边的“…”按钮，将弹出的“属性页”对话框，如图 5–19 所示。

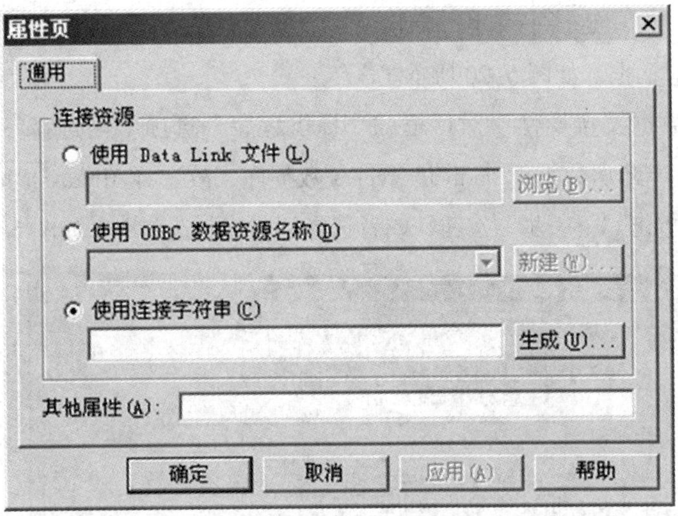

图5–19　ConnectionString的属性页对话框

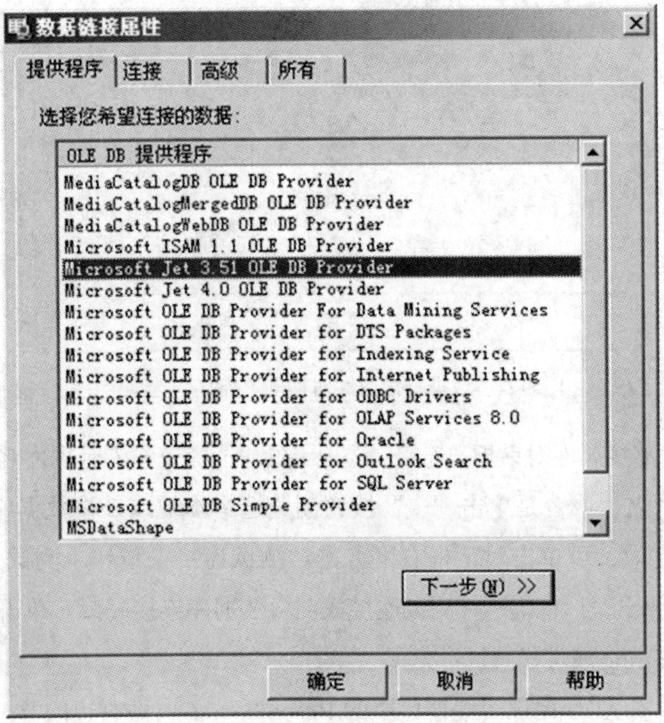

图5–20　数据链接属性对话框“提供程序”选项卡

（3）在“属性页”对话框中允许通过 3 种不同的方式连接数据源。

“使用 Data Link 文件”：表示通过一个链接文件来完成。

“使用 ODBC 数据源名称”：可以通过下拉式列表框，选择某个创建好的数据源名称（DSN），作为数据来源，对远程数据库进行控制。

“使用链接字符串”：只需要单击“生成”按钮，通过选项设置自动产生连接字符串的内容。

（4）采用“使用链接字符串”方式连接数据源，单击“生成”按钮，将打开“数据链接属性”对话框。如图 5-20 所示。

（5）在“数据链接属性”对话框的“提供程序”选项卡内选择一个合适的 OLE DB 数据源；由于药房数据库 .mdb 是 Access 数据库，故选择 Microsoft Jet 3.51 OLE DB Provider。然后单击“下一步”按钮，或者选择“连接”选项卡，如图 5-21 所示。

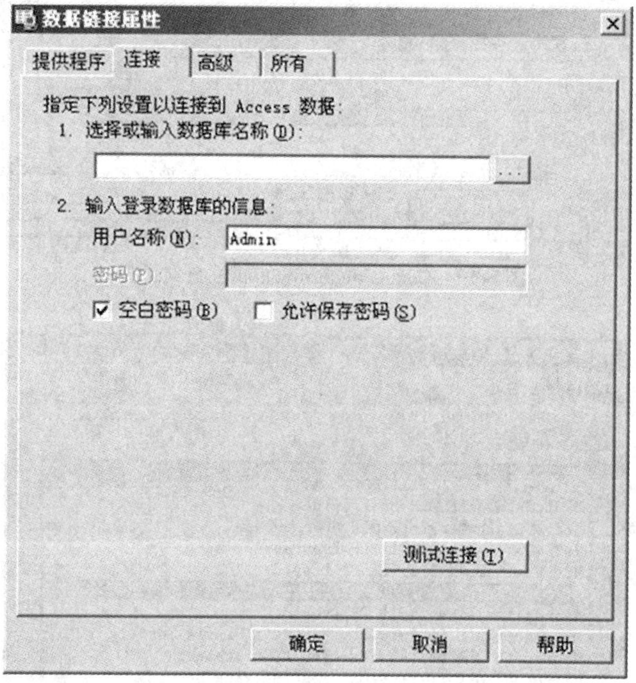

图5-21　数据链接属性对话框“连接”选项卡

（6）在数据链接属性对话框“连接”选项卡的“选择或输入数据库名称”文本框中，指定数据库文件名，或者是单击“…”按钮浏览选择本地或外接数据库文件名。为保证数据库连接有效，可单击对话框右下方的“测试连接”按钮，测试是否连接正常。若测试成功，则弹出对话框提示“测试连接成功”，数据库连接完成。单击“确定”按钮，关闭 ConnectionString 属性设置。

（7）单击单击 ADO 控件属性窗口中的 RecordSource 属性右边的“…”按钮，将弹出记录源的“属性页”对话框，如图 5-22 所示。

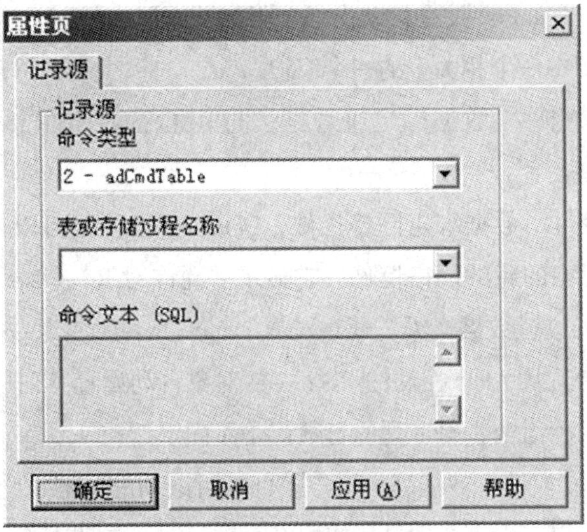

图5-22　RecordSource的属性页对话框

(8)在记录源的“属性页”对话框中的“命令类型”下拉列表框中选择“2-adCmdTable”选项,在“表或存储过程名称”下拉列表框中选择“药房数据库.mdb”数据库中的“药品基本信息表”，然后单击“确定”按钮，关闭记录源属性页。此时已经完成了ADO数据控件的连接工作。

由于ADO数据控件是一个ActiveX控件，也可以用鼠标右击ADO数据控件，在弹出的快捷菜单中选择“ADODC属性”命令,打开ADO数据控件属性页对话框,如图5-23所示。依次完成(1)~(8)的步骤。

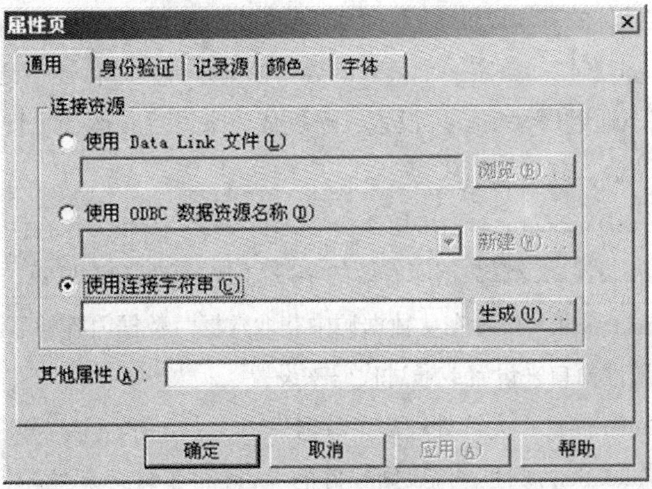

图5-23　ADO数据控件的属性页对话框

(三)ADO数据控件上新增的绑定控件及其使用

1. ADO数据控件上新增的绑定控件

(1)DataList控件　数据绑定列表框，与Dblist控件相似，代码相兼容，但与ADO

数据控件一起工作。DataList 控件自动由一个附加数据源中的一个字段来填充，并可选择更新另一个数据源中一个相关表的一个字段。

（2）DataCombo 控件　数据绑定组合框，与 DBCombo 控件十分相似，可以使用 OLE DB 数据源。

（3）DataGrid 控件　数据绑定网格控件，DataGrid 控件是可以使用 ADO 数据控件或 ADO Recordset 对象的新的网格控件。它显示并允许对 Recordset 对象中代表记录和字段的一系列行和列进行数据操纵。通过设置 DataSource 属性为一个 ADO 控件，可以自动填充该控件，并且从 ADO 控件的 Recordset 对象自动设置其列标头。DataGrid 控件实际上是一个固定的列组合，每一列的行数都是不固定的。

（4）DataRepeater 控件　数据绑定用户控件的可滚动的容器，允许使用用户控件显示数据并"重复"控件以查看多个记录。使用 DataRepeater 控件时，每一个控件都作为"重复的"控件出现在自己所在的行里，使用户能够一次浏览多个数据绑定用户控件。

（5）MonthView 控件　以图形方式将日期显示为日历。

（6）DateTimePicker 控件　提供格式化的日期字段。

（7）MSHFlexGrid 控件　Microsoft Hierarchical FlexGrid 控件对表格数据进行显示和操作。在对包含字符串和图片的表格进行分类、合并以及格式化时，具有完全的灵活性。当绑定到 ADO 数据控件上时，MSHFlexGrid 控件所显示的是只读数据。可以将文本、图片，或者文本和图片，放在 MSHFlexGrid 控件的任意单元中。另外 MSHFlexGrid 控件还能显示层次结构记录集。

2. 新增绑定控件的基本属性

（1）DataSource 属性　指定一个有效的数据控件将绑定控件连接到一个数据库上。可以在设计状态下通过属性窗口来设置或通过代码来设置在运行时将 Datasource 设置为任何有效的数据源。其语法格式为：

SET 绑定对象 .DataSource = ADODC1

（2）DataField 属性　设置数据库有效的字段与绑定控件建立联系。

（3）DataFormat 属性　设置在从数据源中获取数据时数据内容的显示格式。可以在设计状态下通过属性窗口来设置或通过代码来设置。

（4）DataMember 属性　允许处理多个数据集。

（5）CausesValidation 属性　与数据控件的 Validate 事件一起使用，可以防止一个空间在满足有效性检查之前失去焦点。在操作中，若将焦点移向一个 CausesValidation 属性值为 True 的控件，则将触发当前控件的 Validate 事件。

3. 新增绑定控件的使用

例 5-16　使用 ADO 数据控件和 DataGrid 网格控件浏览数据库"药房数据库 .mdb"

的“药品基本信息”表数据内容，并使之具有编辑功能。

步骤如下。

（1）通过“工程”→“部件”菜单命令，在弹出的“部件”对话框中选中“Microsoft ADO Data Control6.0（OLE DB）”复选框，将ADO对象类添加到工具箱。

（2）在窗体上放置ADO控件，默认名称为Adodc1并且通过ADODC属性设置连接数据库“药房数据库.mdb”的“药品基本信息表”（具体操作步骤参见例5-14）；

（3）通过“工程”→“部件”菜单命令，在弹出的“部件”对话框中选中“Microsoft DataGrid Control6.0（OLE DB）”复选框，将DataGrid对象类添加到工具箱。

（4）将DataGrid控件添加到窗体上，通过“属性”窗口设置DataGrid控件的DataSource属性为Adodc1，即可将DataGrid控件绑定到数据控件Adodc1上。

显示在DataGrid网格控件内的记录集，可以DataGrid控件的AllowAddNew、AllowDelete和AllowUpdate属性设置控制增、删、改操作。

如果要改变DataGrid网格控件上显示的字段，可用鼠标右击DataGrid网格控件，在弹出的快捷菜单中选择“检索字段”菜单命令。Visual Basic提示是否替换现有的网格布局，单击“是”按钮就可以将表中的字段装载到DataGrid网格控件中。再次用鼠标右击DataGrid网格控件，在弹出的快捷菜单中选择“编辑”菜单，进入数据网格字段布局的编辑状态，此时，当鼠标指在字段名上时，鼠标指针变成黑色向下箭头。用鼠标右击需要修改的字段名，在弹出的快捷菜单中选择“删除”命令，就可以从DataGrid网格控件中删除字段，也可选择“属性”命令修改字段的显示宽度或字段标题。DataGrid网格控件的属性页如图5-24所示。

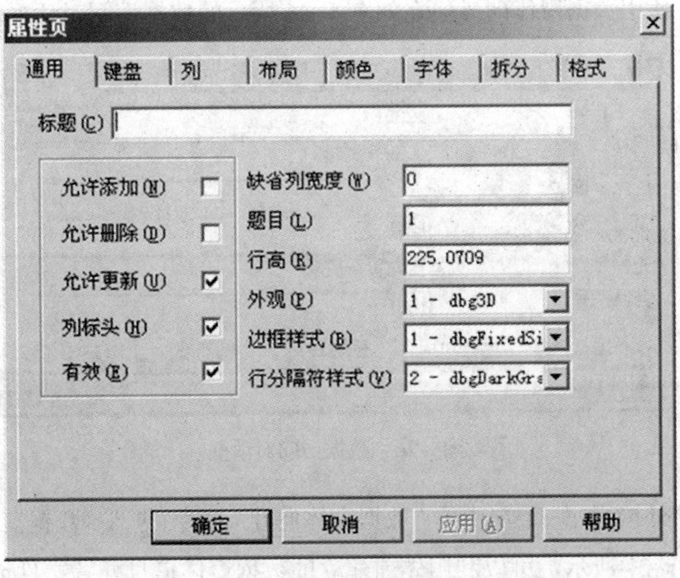

图5-24 DataGrid网格控件的属性页对话框

为使 ADO 控件能控制增加记录，需要设置 EOFAction 属性为 2（adDoAddNew）。如图 5-25 所示为具有增、删、改功能的数据网格控件绑定。

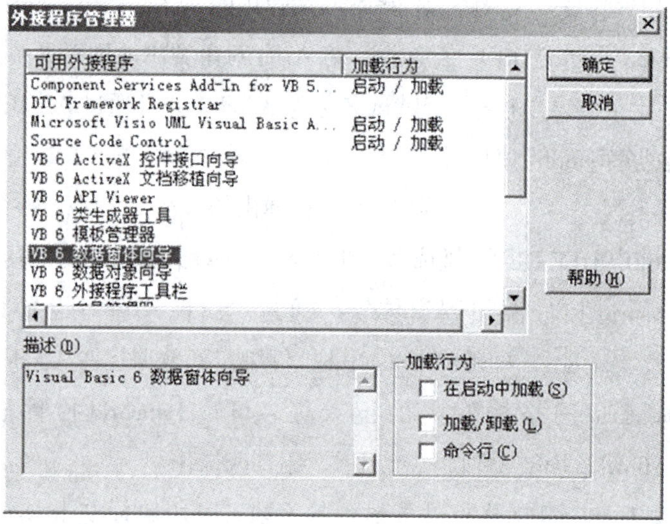

图5-25　外接程序管理器对话框

（四）使用数据窗体向导

Visual Basic6.0 提供了一个功能强大的数据窗体向导，通过几个交互过程，便能建立一个访问数据的窗口。数据窗体向导属于外接程序，在使用之前必须执行“外接程序”菜单的“外接程序管理器”命令，打开“外接程序管理器”对话框，如图 5-25 所示。选择“VB 6 数据窗体向导”，单击“确定”按钮，将“VB 6 数据窗体向导”装入到“外接程序”菜单中。

例 5-17　使用数据窗体向导建立如图 5-26 所示的数据访问对话框。

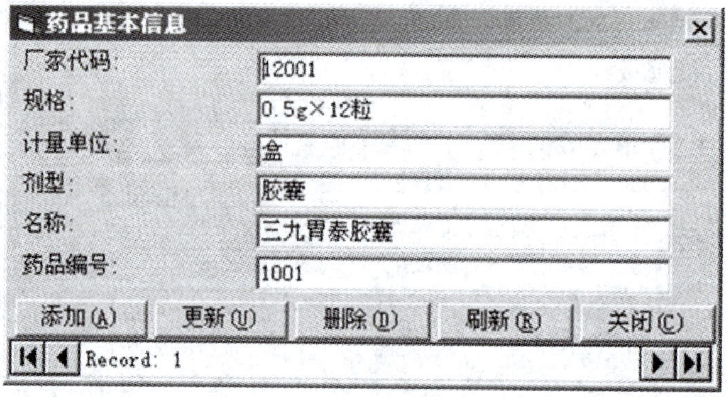

图5-26　数据访问对话框

（1）执行“外接程序”菜单中的“数据窗体向导”命令，进入“数据窗体向导 – 介绍”对话框，如图 5-27 所示。可以利用先前建立的数据窗体信息配置文件创建外观相似的数据访问窗体，选择“无”将不使用现有的配置文件。

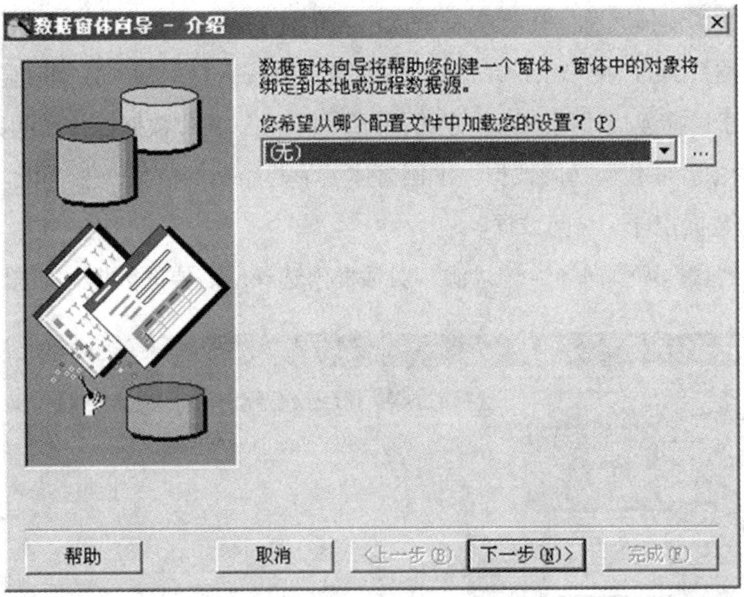

图5-27　数据窗体向导-介绍对话框

（2）单击“下一步”按钮，进入“数据窗体向导 - 数据库类型”对话框，可以选择任何版本的 Access 数据库或任何 ODBC 兼容的用于远程访问的数据库。本例中选择 Access 数据库。

（3）在“数据窗体向导 - 数据库”对话框内选择具体的数据库文件。本例为药房数据库 .mdb 数据库。

（4）在“数据窗体向导 -Form”对话框内设置应用窗体的工作特性，如图 5-28 所示。

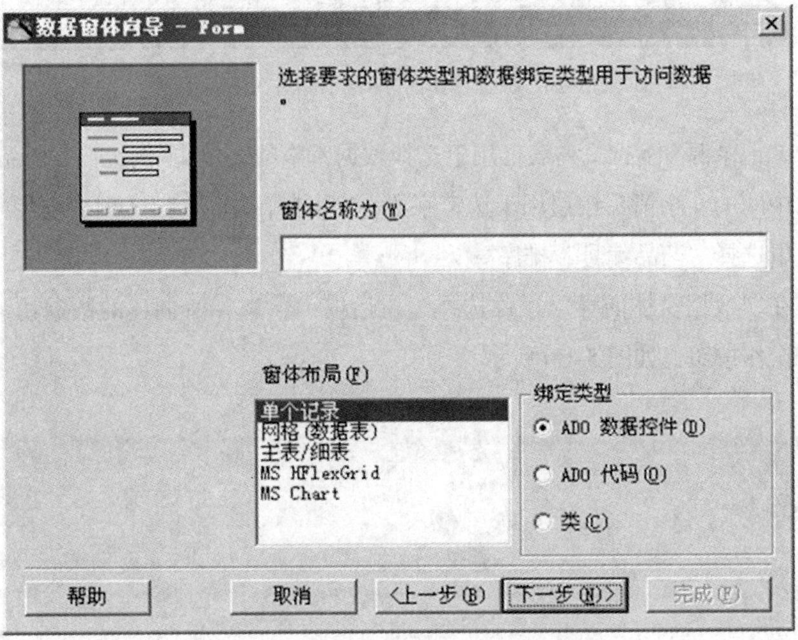

图5-28　数据窗体向导-Form对话框

其中，在“窗体名称为”文本框输入将要创建的窗体名；“窗体布局”指定窗口内显示数据的类型，可以按单条记录形式显示，也可以按数据网格形式同时显示多条记录；绑定类型用于选择连接数据来源的方式，可以使用 ADODC 数据控件访问数据，也可以使用 ADO 对象程序代码访问数据。本例窗体名为药品基本信息，选“单个记录”形式，使用“ADO 数据控件”访问数据。

（5）在“数据窗体向导 – 记录源”对话框内选择所需要的数据，如图 5–29 所示。

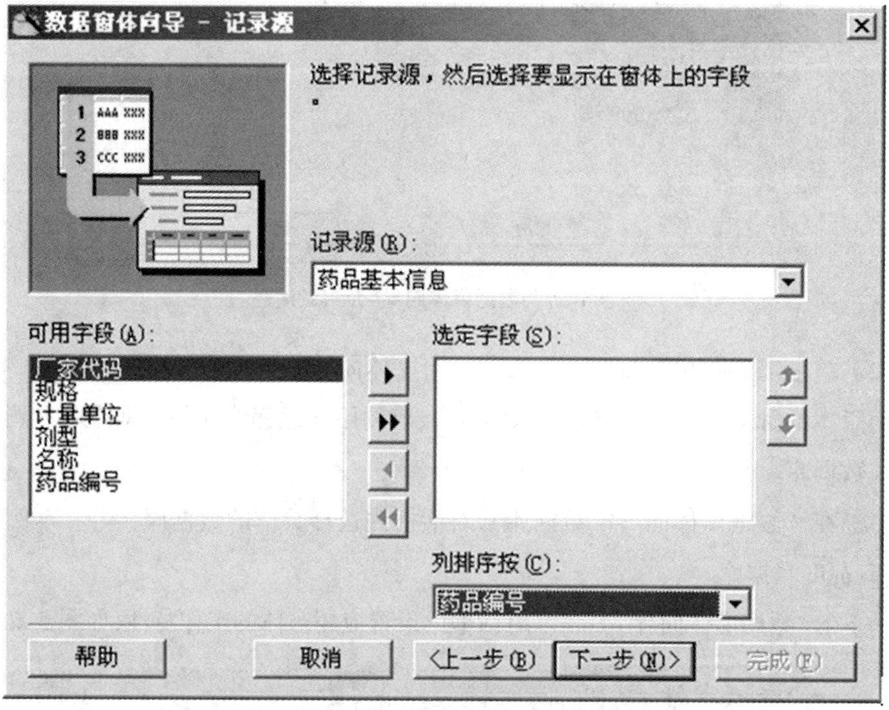

图5–29　数据窗体向导–记录源对话框

其中，“记录源”下拉式列表框用于选择数据库中的表单，本例选择“药品基本信息”表；窗口中间的 4 个箭头按钮用于选定字段，“列排序按”下拉式列表框用于选择排序依据，这里选择“药品编号”排序。

（6）在“数据窗体向导 – 控件选择”对话框内，选择所创建的数据访问窗体需要提供哪些操作按钮，如图 5–30 所示。

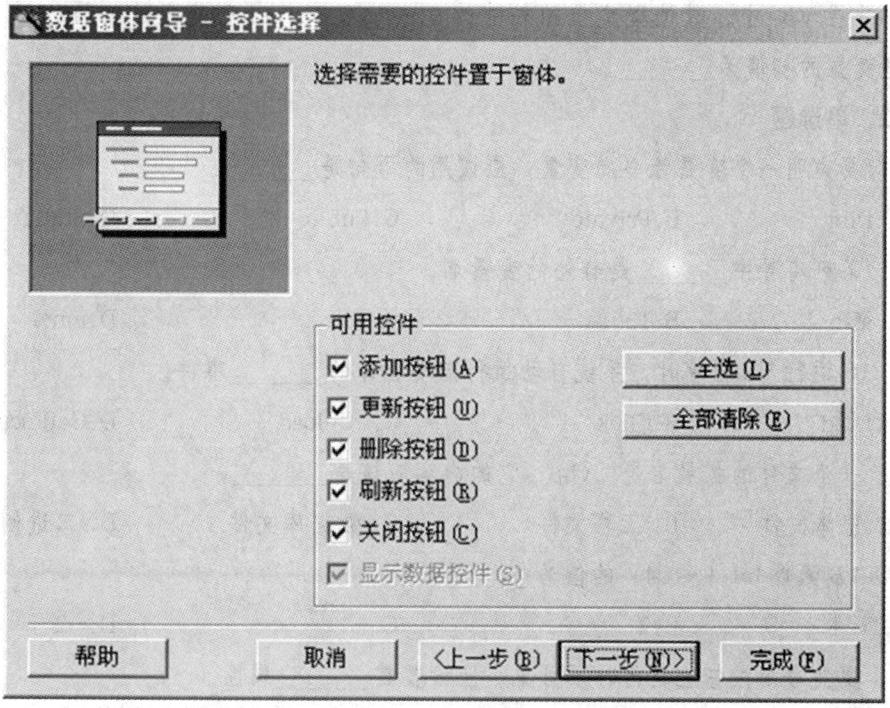

图5-30　数据窗体向导-控件对话框

（7）进入“数据窗体向导 - 已完成”对话框，可以将整个操作过程保存到一个向导配置文件 .rwp 中。单击“完成”按钮结束数据窗体向导的交互，此时向导将自动产生数据访问对话框的画面及代码。可以对产生的窗体布局形式进行调整或在此基础上加上其他控件对象。

习　题

一、填空题

1. VB 程序设计的主要特点是________和________。

2. 在 VB 中，最主要的两种对象是________和________。

3. 工程是构成应用程序文件的________。

4. 事件是窗体或控件对象识别的________。

5. 可用窗体的________方法在窗体中显示文字。

6. 复选框控件 Value 属性指示复选框处于________或禁止状态（暗淡的）中的某一种。

7. 在 VB 中，修改窗体的________和________属性值，可改变窗体的大小。

8. 在 MsgBox 函数中，如果缺省 title 参数，则使用________作为消息框的标题。

9. 设 x = 34.58，语句 Print Format（x，“000.0”）的输出结果是________。

10．在 VB 中，数值型变量的初值为_______，Varant 型变量的初值为_______，布尔型变量的初值为_______。

二、单选题

1．要声明一个变量为全局变量，应该用的语句是_______。

A.Dim　　B.Private　　C.Public　　D.Static

2．下列符号中_______是合法的变量名。

A.a%b　　B.123xy　　C.Abs　　D.mn%

3．当运行 VB 程序时，系统自动执行启动窗体的_______事件。

A.Load　　B.Click　　C. Unload　　D.GotFocus

4．一个文件的扩展名是 .vbp，它的内容应该是_______。

A. 窗体文件　　B. 工程文件　　C. 数据库文件　　D. 二进制文件

5．VB 函数 Int（−1.4）的值为_______。

A.1　　B.2　　C.−1　　D.−2

6．要使命令按钮在运行时不可见，应设置其_______属性。

A.Enabled　　B.Visible　　C.BackColor　　D.Caption

7．组合框 ComboBox 没有_______属性。

A.Enabled　　B.Visible　　C.BackColor　　D.Caption

8．所有控件都具有的属性是_______。

A.Text　　B.Name（名称）　　C.ForeColor　　D.Caption

9．要判断在文本框是否按了 Enter 键，可在文本框的_______事件中进行判断。

A.Change　　B.MouseDown　　C.Click　　D.KeyPress

10．在一个语句内写多条语句时，每个语句之间用_______符号分隔。

A.,　　B. ：　　C.、　　D. ；

11．文本框没有下列哪个属性：_______。

A.Enabled　　B.Visible　　C.BackColor　　D.Caption

12．执行语句 Dim A（−2 To 2，3）As Integer 后，数组 A 有_______个元素。

A.12　　B.20　　C.16　　D.6

13．已知 x=7，y=2，表达式 x \ y − x * 3 Mod y ^ 2 的值为_______。

A.2　　B.−18　　C. 20　　D.0

14．下面（　　）是合法的 VB 字符常数。

A.123456　　B.“广州日报”　　C.‘广州日报’　　D. 广州日报

15．数学关系 −1<X≤1 表示成正确的 VB 表达式为_______。

A.−1<X<=1　　B.−1<X AND X<=1

C.X>-1　ORX>=1　　　　　　　　D.-1<X　AND　<=1

16. Rnd 函数不可能出现下列________的值。

A.0　　　　B.1　　　　C.0.1234　　　　D.0.0005

17. 表达式 Fix（7.8）+Fix（-7.2）的值为________。

A.0　　　　B.1　　　　C.15　　　　D.-1

18. 下面程序段求两个数中较大的数，________不正确。

A.Max=IIf（x>y，x，y）　　　　B.If x>y Then Max=x Else Max=y

C.Max=x　　　　　　　　　　D.If y>=x Then Max=y

If y>x then Max=y　　　　　　Max=x

19. 关于语句 If　X=1 Then Y=1 的语法解释，下列说法正确的是________。

A.X=1 和 Y=1 均为赋值语句

B.X=1 和 Y=1 均为关系表达式

C.X=1 为关系表达式，Y=1 为赋值语句

D.X=1 为赋值语句，Y=1 为关系表达式

20. VB 提供了结构化程序设计的三种基本结构，三种基本结构是________。

A. 递归结构、分支结构、循环结构

B. 过程结构、分支结构、顺序结构

C. 过程结构、转向结构、输入、输出结构

D. 顺序结构、分支结构、循环结构

21. 执行赋值语句　a=123+ MID（“123456”，3，2），变量 a 的值是________。

A.“12334”　　　　B.123　　　　C.12334　　　　D.157

22. 假定已给两个变量赋值：Vehicle = “Bike”：Price = 200，则下列表达式中值为 False 的是________。

A.Vehicle =“Bike” And Price < 300

B.Vehicle = “Car” Or Price < 500

C.Not　Price < 100

D.Vehicle = “bike” And Price < 300

23. 在 Visual Basic 中，单精度数据占________个字节。

A.1　　　　B.2　　　　C.4　　　　D.8

24. 已知 A=8，B= -6，C=3。计算下列两个逻辑表达式的逻辑值。

甲：A / B > B / C And “a” > “B” Or A * B > B * C And “A” > “b”

乙：A > B Or A > C And B > C

计算结果为________。

A. 甲、乙两式的值均为 True　　B. 甲、乙两式的值均为 False

C. 甲式的值为 True，乙式的值为 False

D. 甲式的值为 False，乙式的值为 True

25. 下面正确的赋值语句是_____。

A.x+y=30　　B.y=π*r*r　　C.y=x+30　　D.3y=x

26. 要将一个窗体加载到内存进行预处理但是不显示窗体，应使用的语句是_____。

A.Hide　　B.Unload　　C.Load　　D.Show

27. 下列控件中，可自动设置滚动条的是_____。

A. 标签　　B. 列表框　　C. 文本框　　D. 框架

28. 下列控件中，只能用于显示文字的是_____。

A. 标签　　B. 图片框　　C. 文本框　　D. 框架

29. 下列属性中，只有计时器所具有的属性是_____。

A.Name　　B.Enabled　　C.Visible　　D.Interval

30. 数据绑定列表框 DBList 和下拉式列表框 DBCombo 控件中的列表数据通过属性从数据库中获得。

A.DataSource 和 DataField　　B.RowSource 和 ListField

C.BoundColumn 和 BoundText　　D.DataSource 和 ListField

三、问答题

1. Visual Basic 提供了哪些标准的数据类型？声明类型时，其关键字分别是什么？其类型说明符又是什么？试举例说明。

2. 静态数组和动态数组的区别是什么？在声明静态数组、重定义动态数组时下标都可以用变量来表示吗？

3. 调用子过程或函数过程时，实参与形参的对应关系如何？应该注意什么问题？

第六章　药品管理信息系统的开发

[内容简介]

本章介绍数据库系统设计的基本内容，并利用前面所学习的知识来开发一个药品管理信息系统，以开发药品管理信息系统为例子，来讲述如何建立一个完整的应用信息系统。

[学习目标]

了解药品管理信息系统及数据库系统设计基本内容。

熟悉系统需求分析、系统设计。

掌握使用 Microsoft Access 创建和维护数据库。

掌握系统开发的主要方法和技巧。

第一节　医院药品信息化管理概述

一、医院药品信息化管理的意义与目的

医院药品信息管理系统是医院管理系统 (hospital information system，HIS) 的重要子系统。现代医院的药品信息化管理是以服务患者为中心，以临床医学、药学为基础，以《药品管理法》和《医疗机构药事管理规定》等药事法规为管理依据，充分利用计算机和网络技术，促进临床合理用药的药学服务技术以及实现药品规范化、标准化管理的重要方式。

医院药品信息管理系统广泛应用于药品管理的各个方面，已成为储存、查询、计算、检索、咨询、辅助等各项工作不可缺少的工具，对医院内部管理水平的提高及药品管理提供强大的信息支持，达到药品管理规范化、标准化的目的。

二、药品管理系统功能结构

药品的管理主要是在药房管理系统和药库管理系统间进行的，统称为药品管理系统，药房管理分为:西药房、中药房、草药房;药库管理分为:西药库、中药库、草药库。药品信息系统功能结构如图 6–1 所示。

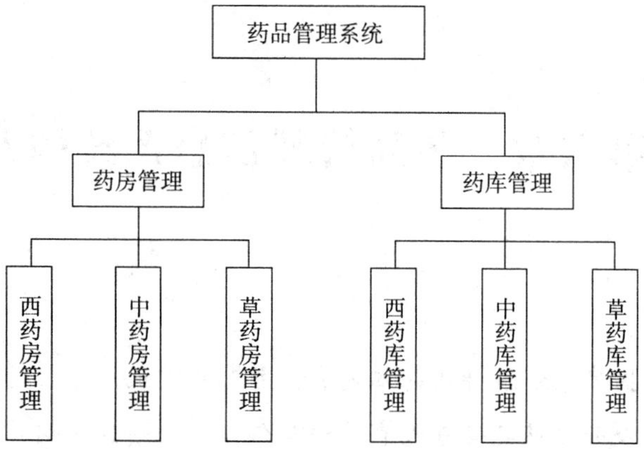

图6-1　药品管理系统功能结构

药品管理系统主要涉及药库和各类药房（分门诊中、西药房和住院病区住院药房）药品的进、销、存等业务，并且和门诊计价、收费等有着密切的关系。药库和药房之间虽有联系，但又相互独立，药品管理系统主要管理医院所有药品的出入和内部统计计算，为药品会计提供基础数据，同时包括对所有药品有效期的管理。

药品管理系统需要对分布于医院各个部门的药品的物流和相应的财流进行管理，涉及药库、药房和制剂室等各个部门。该系统主要包含药库管理系统和药房管理系统两个部分。药库是基于全院药品数量、金额管理的部门，它的业务线路等同于一般物品库存管理。药库管理子系统主要涉及的实体有药品、就医的患者、药品生产商和医院的各个部门。药库管理子系统需要管理药品从生产商采购至药库，然后药库面对全医院的各个部门进行药品的分配和管理。

药房管理和药库管理存在一些不同点，主要体现在药库是基于全院药品数量、金额管理的部门，主要针对药品供应商和医院各药房；而药房分散在医院的各部门，如门诊部门有门诊西药房、门诊中药房，住院部门也有相应的住院西药房、住院中药房等，所有药品均来源于药库，需要直接面对就医的患者。因此，药房管理不仅涉及与药库管理相似的功能，如药品入库、药品出库、药品报损、药品退药、药品库存盘点等，还包括药品处方划价、处方发药等功能。

第二节　药品管理信息系统的总体设计

一、药品管理信息系统的总体设计要求

医院药品管理信息系统的总体结构在体系上宜采用 3 层结构设计，即将体系划分为数据层、逻辑层和应用层。其中数据层用于药事管理中的各种数据资源的组织，例

如各种计划、各种单据的处理和各种系统报表；而逻辑层则根据用户需要定义了对数据层的处理逻辑；逻辑层处理的数据将通过应用层表现出来。在进行医院药品管理信息系统设计的时候，设计人员必须仔细研究，按部就班地进行。

医院药品管理信息系统的设计和建立是一个较为复杂的工作，需要很好地组织、计划和管理，并需要在组织、培训、人员和经费上予以保证；需要计算机工程人员与药学人员相互配合，才能保证该项工作很好地开展。

药库管理系统和药房管理系统都是由入库、出库、基础数据、辅助功能、账表、查询 6 个模块组成。虽然药房管理系统和药库管理系统在功能上有着很大的相似性但是由于所处的地位不同在每个模块的功能上还是存在较大的差异。下面简单介绍药房管理系统和药库管理系统在各模块功能上的具体划分和各部分的具体应用。

二、药房信息管理功能模块

药品管理系统的功能是以大多数医院的实际业务流程和数据流程为依据而设计的，药房主要的功能模块划分如下。

（1）入库部分　包括领药确认、调入确认、盘盈、其他入库等功能。

（2）出库部分　包括退库确认、调出、盘亏、报废、其他出库等功能。

（3）基础数据部分　包括药房基数设置、药品字典编辑、单位字典编辑功能。

（4）辅助功能部分　包括库存报警、变质药品查询等功能。

（5）账表部分　包括入库账、出库账、盘点表、盘盈盘亏明细、报废明细表、药品消耗表、毒麻药品统计表等功能。

（6）查询部分　包括单据查询和库存查询功能。

三、药库信息管理功能模块

药库信息管理系统主要的功能模块划分如下。

（1）入库部分　包括正式入库、临时入库、赠送、同业往来、盘盈、退药、其他入库等。

（2）出库部分　包括药房领用、制剂室领用、同业往来、盘亏、报废、退药给供货商、其他出库等功能。

（3）基础数据部分　包括药库基数设置、药品字典、相关单位字典。

（4）辅助功能部分　包括药品调价、采购计划、库存报警等功能。

（5）账表部分　包括入库单、出库单、供货单位账、药房退药表、进销存报表、盘点表、盘盈盈亏表、药品台账等功能。

（6）查询部分　包括单品查询、单据查询、库存查询、调价药品查询、变质药品查询表等。

第三节　数据库应用系统设计

数据库应用系统是以数据为中心，在数据库管理系统的支持下进行数据的收集、整理、存储、更新、加工和统计，进行信息的查询和传播等操作的计算机管理信息系统。数据库应用系统的设计既要满足用户的需求，又要与给定的应用环境密切相关，因此必须采用系统化、规范化的设计方法进行设计。

设计与使用数据库应用系统的过程是把现实世界的数据经过人为的加工和计算机的处理，为现实世界提供信息的过程。在给定的 DBMS、操作系统和硬件环境下，表达用户的需求，并将其转换为有效的数据库结构，构成较好的数据库模式，这个过程称为数据库设计。要设计一个好的数据库必须用系统的观点分析和处理问题。数据库及其应用系统开发的全过程可分为两大阶段：数据库系统的分析与设计阶段；数据库系统的实施、运行与维护阶段。数据库应用系统的设计分为需求分析、概念设计、逻辑设计、物理设计四个阶段。

（1）需求分析　分析用户的要求。需求分析是数据库系统设计的基础，通过调查和分析，了解用户的信息需求和处理需求，并以数据流图、数据字典等形式加以描述。

（2）概念设计　主要是把需求分析阶段得到的用户需求抽象化为概念模型。概念设计是数据库系统设计的关键，我们将使用 E–R 模型作为概念模式设计的工具。

（3）逻辑设计　就是将概念设计阶段产生的概念模式转换为逻辑模式。因为逻辑设计与数据库管理系统（DBMS）密切相关，所以本章以关系模型和关系数据库管理系统为基础讨论逻辑设计。

（4）物理设计　是为关系模式选择合适的存取方法和存储结构。

一、数据库应用设计的任务

数据库应用系统的生命周期分为两个重要的阶段：一是数据库应用系统的设计阶段，二是数据库应用系统的实施和运行阶段。其中数据库应用系统的设计阶段是数据库系统整个生命周期中工作量比较大的一个阶段，其质量对整个数据库系统的影响很大。

数据库系统设计的基本任务是：根据一个组织部门的信息需求、处理需求和数据库的支持环境（包括数据库管理系统即 DBMS、操作系统和硬件），设计出数据模式［包括外模式、逻辑（概念）模式和内模式］及典型的应用程序。其中信息需求表示一个组织部门所需要的数据及其结构；处理需求表示一个组织部门需要经常进行的数据处理，例如工资计算、成绩统计等。前者表达了对数据库的内容及结构的要求，也就是静态要求；后者表达了基于数据库的数据处理要求，也就是动态要求。DBMS、操作系统和硬件是建立数据库系统的软、硬件基础，也是其制约因素。为了便于理解上面的概念，下面举一个具体的例子。

某大学需要利用数据库来存储和处理每个学生、每门课程以及每个学生所选课程及成绩的数据。其中每个学生的属性有姓名（Name）、性别（Sex）、出生日期（Birthdate）、系别（Department）、入学日期（Enterdate）等；每门课程的属性有课程号（Cno）、学时（Ctime）、学分（Credit）、教师（Teacher）等；学生和课程之间的联系是学生选了哪些课程以及学生所选课程的成绩或所选课程是否通过等。以上这些都是这所大学需要的数据及其结构，属于整个数据库系统的信息需求。而此大学需要在此数据库上做的操作，例如统计每门课的平均分、每个学生的平均分等，则是此大学需要的数据处理，属于整个数据库系统的处理需求。最后，此大学运行数据库系统的操作系统（Windows、Unix 等）、硬件环境（CPU 速度、硬盘容量）等，也是数据库系统设计时需要考虑的因素。

信息需求主要是定义将要设计的数据库系统用到的所有信息，包括描述实体、属性、联系的性质，描述数据之间的联系；处理需求则定义所设计的数据库系统将要进行的数据处理，描述操作的优先次序、操作执行的频率和场合，描述操作与数据之间的联系。当然，信息需求和处理需求的区分不是绝对的，只不过侧重点不同而已。信息需求要反映处理的需求，处理需求自然包括其所需的数据。

数据库系统设计有两种不同的方法：一种是面向数据的设计方法（data-oriented approach），这种设计方法以信息需求为主，兼顾处理需求；另一种是面向过程的设计方法（process-oriented approach），这种设计方法以处理需求为主，兼顾信息需求。用前一种方法设计的数据库系统，可以比较好地反映数据的内在联系，不但可以满足当前应用的需要，还可以满足潜在应用的需要。用第二种方法设计的数据库系统，可能在使用的初始阶段比较好地满足应用的需要，获得好的性能，但随着应用的发展和变化，往往会导致数据库系统的较大变动或者不得不重新设计。这两种设计方法，在实际中都有应用。面向过程的设计方法主要用于处理要求比较明确、固定的应用系统，例如饭店管理。但是在实际应用中，数据库一般由许多用户共享，还可能不断有新的用户加入，除了常规的处理要求外，还有许多即席访问。对于这类数据库系统，最好采用面向数据的设计方法，使数据库系统比较合理地模拟一个组织部门。通常一个组织部门的数据是相对稳定的，而处理则是相对变动的，为了设计一个相对稳定的数据库系统，一般采用面向数据的设计方法。

通过上面的分析我们看到：数据库系统设计的任务有两个：一是数据模式的设计，二是以数据库管理系统（DBMS）为基础的应用程序的设计。应用程序是随着业务的发展而不断变化的，在有些数据库系统中（例如信息检索），事先很难编出所需的应用程序或事务，因此，数据库系统设计的最基本的任务是数据模式的设计。不过，数据模式的设计必须适应数据处理的要求，以保证大多数常用的数据处理能够方便、快速地进行。

二、数据库系统设计的特点

同其他的工程设计一样，数据库系统设计具有如下 3 个特点。

1. 反复性（iterative） 数据库系统的设计不可能“一气呵成”，需要反复推敲和修改才能完成。前阶段的设计是后阶段设计的基础和起点，后阶段也可向前阶段反馈其要求。如此反复修改，才能比较完善地完成数据库系统的设计。

2. 试探性（tentative） 与解决一般问题不同，数据库系统设计的结果经常不是惟一的，所以设计的过程通常是一个试探的过程。由于在设计过程中，有各种各样的需求和制约的因素，它们之间有时可能会相互矛盾，因此数据库系统的设计结果很难达到非常满意的效果，常常为了达到某些方面的优化而降低了另一方面的性能。这些取舍是由数据库系统设计者权衡本组织部门的需求来决定的。

3. 分步进行（multistage） 数据库系统设计常常由不同的人员分阶段地进行。这样既使整个数据库系统的设计变得条理清晰、目的明确，又是技术上分工的需要。而且分步进行可以分段把关，逐级审查，能够保证数据库系统设计的质量和进度。尽管后阶段可能会向前阶段反馈其要求，但在正常情况下，这种反馈修改的工作量不应是很大的。

三、数据库系统设计的步骤

数据库系统的设计一般分为 4 个步骤:需求分析、概念设计、逻辑设计和物理设计。在数据库系统设计的整个过程中，需求分析和概念设计可以独立于任何的数据库管理系统（DBMS），而逻辑设计和物理设计则与具体的数据库管理系统密切相关。数据库系统设计的各个阶段以及各个阶段的输入和输出如图 6–2。

图 6–2 反映了数据库系统设计过程中需求分析、概念模式设计阶段独立于计算机系统（软件、硬件），而逻辑设计阶段、物理设计阶段应根据应用的要求和计算机软硬件的资源（操作系统 OS、数据库管理系统 DBMS、内存的容量、CPU 的速度等）进行设计。

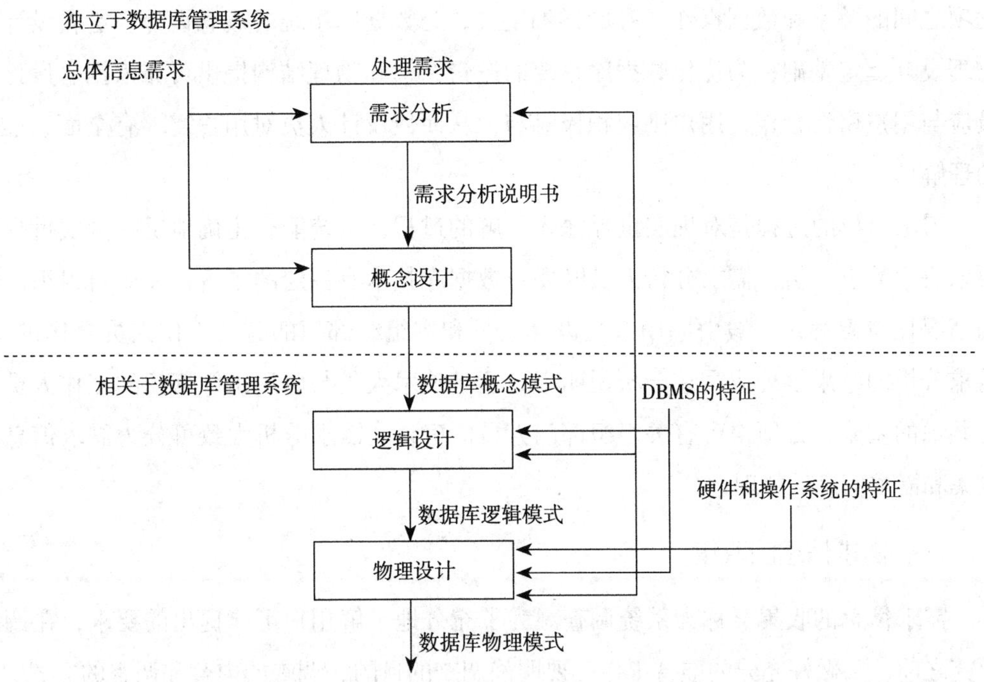

图6-2　数据库系统的设计过程

第四节　系统需求分析

任何一个软件的开发之前都必须进行认真的软件需求分析，通过需求分析把软件需求功能和性能的总体概念描述为具体的软件需求规格说明，进而建立软件开发的基础。同时也是一个不断认识和逐步细化的过程。系统开发的总体任务是实现各种信息的系统化、规范化和自动化。

通常由用户对软件功能和性能提出初步要求，并澄清一些模糊概念。软件需求分析人员认真了解用户的要求，细致地进行调查分析，把用户做什么的要求最终转换为一个完全的、精细的软件逻辑模型，准确地表达用户的要求。

设计一个数据库应用系统，首先必须确认数据库应用系统的用户和用途。由于数据库应用系统是一个组织部门的模拟，数据库应用系统设计者必须对一个组织部门的基本情况有所了解，比如该组织部门的组织机构、各部门的联系、有关事物和活动以及描述它们的数据、信息流程、政策和制度、报表及其格式和有关的文档等。收集和分析这些资料的过程称为需求分析。例如在一个大学，学生是按照系部、班级来进行组织，而课程则是按照专业、任课教师等进行组织。每个学生需要选修自己专业内的课程并取得成绩，而校方则需要统计每门课的平均分和学生的平均成绩，这就是学生和课程之间的联系和需要进行的处理。需求分析的目标是给出应用领域中数据项、数据项之间的关系和数据操作任务的详细定义，为数据库系统的概念设计、逻辑设计和物理设计奠定基础，为优化数据库系统的逻辑结构和物理结构提供可靠依据。设计人员应与用户密切合作，用户则应积极参与，从而使设计人员对用户需求有全面、准确的理解。

需求分析的过程是对现实世界深入了解的过程，系统能否正确地反映现实世界主要取决于需求分析，需求分析人员既要对数据库技术有一定的了解，又要对组织部门的情况比较熟悉，一般由应用系统设计人员和本组织部门的有关工作人员合作进行。需求分析的结果整理成需求分析说明书，这是技术人员与应用组织部门的工作人员取得共识的基础，必须得到有关组织部门人员的确认。需求分析大致可分为需求信息的收集和需求信息的整理。

一、需求信息的收集

需求信息的收集又称为系统调查。为了充分地了解用户可能提出的要求，在调查研究之前，要做好充分的准备工作，要明确调查的目的、调查的内容和调查的方式。

1. 调查的目的 首先，要了解一个组织部门的机构设置，主要业务活动和职能。其次，要了解本组织部门的大致工作流程和任务范围划分。这一阶段的工作是大量的和繁琐的。尤其是管理人员缺乏对计算机的了解，他们不知道或不清楚哪些信息对于系统设计者是必要的或重要的，不了解计算机在管理中能起什么作用，做哪些工作。另一方面，系统设计者缺乏对管理对象的了解，不了解管理对象内部的各种联系，不了解数据处理中的各种要求。由于管理人员与系统设计者之间存在着这样的距离，所以需要管理部门和数据库系统设计者更加紧密地配合，充分提供有关信息和资料，为数据库系统的设计打下良好的基础。

2. 调查的内容

（1）外部要求 信息的性质，响应的时间、频度和如何发生的规则，以及对经济效益的考虑和要求，安全性及完整性要求。

（2）业务现状 这是调查的重点，包括信息的种类、信息流程、信息的处理方式、各种业务工作过程和各种票据。

（3）组织机构 了解本组织部门内部机构的作用、现状、存在的问题，是否适应计算机管理，规划中的应用范围和要求。

3. 调查方式 包括：开座谈会；跟班作业；请调查对象填写调查表；查看业务记录、票据；个别交谈。

对高层负责人的调查，最好采用个别交谈方式。在交谈之前，应给他们一份详细的调查提纲，以便使他们有所准备。从访问中，可获得有关该组织高层管理活动和决策过程的信息需求、该组织的运行政策、未来发展变化趋势等与战略规划有关的信息。

对中层管理人员的访问，可采用开座谈会、个别交谈或发调查表、查看业务记录的方式，目的是了解企业的具体业务控制方式和约束条件、不同业务之间的接口、日常控制管理的信息需求以及预测未来发展的潜在信息要求。

对基层操作人员的调查，主要采用发调查表和个别交谈方式来了解每项具体业务的过程、数据要求和约束条件。

二、需求信息的整理

想要把收集到的信息（如文件、图表、票据、笔记等）转化为下一设计阶段可用形式的信息，必须对需求信息做分析整理工作。

1. 业务流程分析 业务流程分析的目的是获得业务流程及业务与数据联系的形式描述。一般采用数据流分析法，分析结果以数据流图（DFD）表示。图 6-3 是一个数据流图的示意图。图中有向线表示数据流，圆圈中写上处理的名称，代表一个处理，带有名字的双线段表示存储的信息。

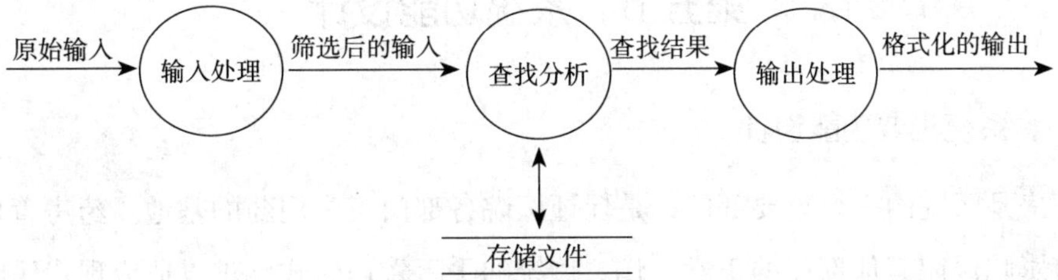

图6-3 数据流图示意图

下面是学生成绩管理数据库系统设计的业务流程分析，原始的数据是学生的成绩，系统要求统计学生的成绩，并根据成绩统计的结果由奖学金评委评选出获得奖学金的学生，其数据流图如图 6-4。

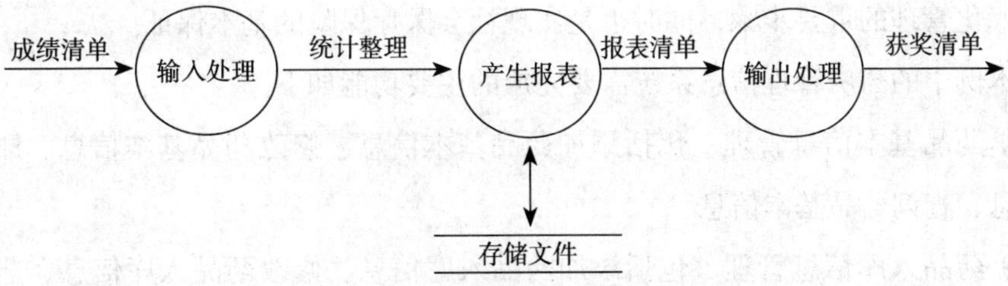

图6-4 学生成绩统计的数据流图

2. 分析结果的描述 为了清楚地描述需求分析的结果，需要整理出数据清单，分类编写，以供设计阶段使用，并可作为验收的依据。

（1）数据项清单 列出每个数据项的名称、含义、来源、类型和长度等。

（2）业务活动清单 列出每一部门中最基本的工作任务，包括任务的定义、操作类型。

（3）执行频度、所属部门及涉及的数据项等。

（4）完整性、一致性要求。

（5）安全性要求。

（6）响应时间要求。

（7）预期变化的影响。

3. 评审 评审的目的在于确认某一阶段的任务是否全部完成，以免重大的疏漏和错误。评审要有项目组以外的专家和主管部门负责人参加，以保证评审工作的客观性和质量。评审常常导致设计过程的回溯和反复，需要根据评审意见修改所提交的阶段设计成果，有时修改甚至要回溯到前面的某一阶段，进行部分乃至全部重新设计，然后再进行评审，直至达到全部系统的预期目标为止。

第五节 系统功能设计

一、系统主要功能设计

药房是医院的一个重要部门，是保证医院各部门正常用药的基地。药房管理的好坏直接影响医院其他部门的正常工作。传统的手工管理模式已难以适应现代医院管理的要求。具体表现在工作人员很难准确掌握库存情况，对药品的价格和效期心中无数。把计算机用于药房管理已势在必行，它不仅可提供准确的库存，及时掌握药品的效期，有效地避免药品价格的混乱，而且每月的统计报表工作实现了电子化，大大减轻了工作人员的劳动强度。总而言之，药房计算机管理不仅是医院的需要，是实现医院全方位的现代化管理的重要步骤，同时也是实现社会医疗保险的基本保证。

在本例中的药房管理信息系统需要完成的主要功能如下。

（1）药品基本信息管理 包括添加药品基本信息、修改药品基本信息、删除药品基本信息、查询药品基本信息。

（2）药品入库信息管理 包括添加药品入库信息、修改药品入库信息、删除药品入库信息、查询药品入库信息。

（3）药品出库信息管理 包括添加药品出库信息、修改药品出库信息、删除药品出库信息、查询药品出库信息。

（4）药品余额信息管理 包括库存预警管理、查询药品余额信息。

（5）报表打印 可以实现即打即停（连续打），能自定义纸张，内置多种销售单、入库单样式，可以分页空行补全，可选是否补空行等。

（6）药品厂家信息管理、供货商信息管理。

（7）库存药品有效期提示查询、可设置复杂查询条件。

二、系统功能模块设计

药房管理信息系统是功能完整的中小型药房药品批发零售的管理系统。为了让读者初学容易掌握，我们把系统功能模块做了简单化处理，使软件系统具备基本的功能，同时又方便学习。

根据系统功能分析的结果，各项功能进行集中、分块，按照结构化程序设计的要求，得到如图 6–5 所示的系统功能模块图。

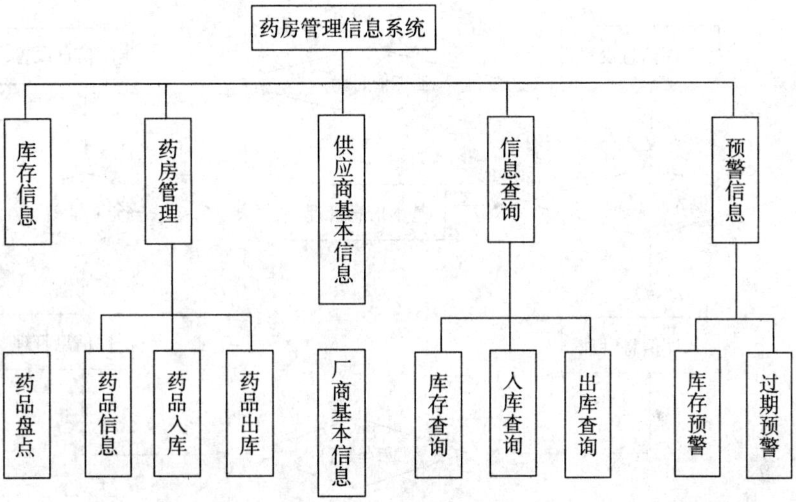

图6–5 系统功能模块图

三、系统流程图

系统流程图又叫事务流程图，是在计算机事务处理应用进行系统分析时常用的一种描述方法（另一个是数据流图），它描述了计算机事务处理中从数据输入开始到获得输出为止，各个处理工序的逻辑过程。系统流程图的基本思想是用图形符号以黑盒子形式描绘组成系统的每个部件（程序、文档、数据库、人工过程等）。系统流程图表达的是数据在系统各部件之间流动的情况。

1. 基本的符号 见表 6–1。

表6–1 系统流程图中的基本符号

符 号	名 称	说 明
	处理	能改变数据值或数据位置的加工或部件，例如：程序、处理机、人工加工等都是处理

续表

符　号	名　称	说　明
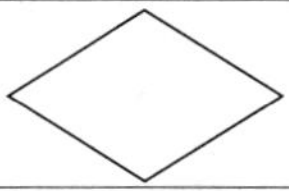	输入输出	表示输入或输出，是一个广义的不指明具体设备的符号
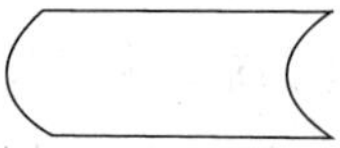	库存数据	表示任何种类的联机存储
←	连接符号	用来连接其他符号，指明数据流动方向

2. 药库管理的基本流程　如图 6–6 所示。

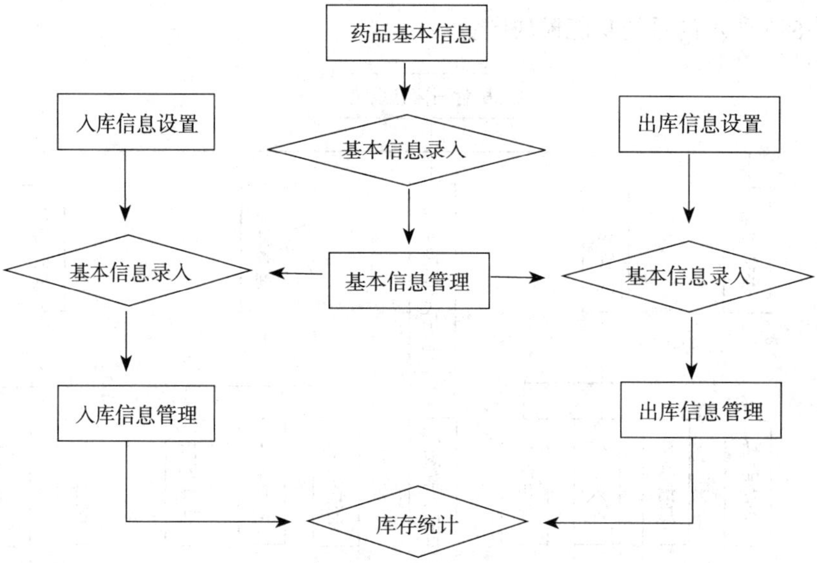

图6–6　药库管理的基本流程

第六节　系统数据库设计

数据库设计有时不仅仅是指“数据库”的设计，它的全部含义是指基于数据库的应用系统或者管理信息系统的设计。虽然数据库设计的一个主要内容是“数据库”的设计，但同时要对使用数据库的应用进行设计。所以，可以认为数据库设计有广义和狭义两个定义，广义的定义是指基于数据库的应用系统或管理信息系统的设计，它包括应用设计和数据库结果设计两部分内容；而狭义的定义则专指数据库模式或结构的设计。所以通常把前者称为数据库应用系统或管理信息系统设计，或者称为数据库设计。

一、数据库需求分析

药房管理系统的功能主要是管理药房药品的进出、库存，所以建立的数据库必须满足管理药品进出、库存的需要。

数据库设计同样也是从需求分析开始。实际上，需求分析包含了功能需求分析和数据需求分析两方面。数据需求分析是数据库设计的基础，以后的各个设计阶段都依赖于这一步，所以它也是最重要的一步。

根据前面的数据流程和针对药房管理业务的需求分析，设计如下面所示的数据项和数据结构。

（1）药品基本信息　包括的数据项有:药品编号、药品名称、通用名称、药品规格、药品单位、厂家代码、生产批号、备注等。

（2）厂家信息表　包括的数据项有：厂家编号、厂家名称、厂家地址、厂家电话、联系人、备注等。

（3）药品库存表　包括的数据项有：字段名称、药品编号、库存数量、生产批号、过期时间、数量预警、过期预警等。

（4）药品入库表　包括的数据项有：记录序号、药品编号、入库数量、入库时间、入库价格。

（5）药品出库表　包括的数据项有：记录序号、药品编号、出库数量、出库时间、出库价格。

（6）系统用户表　包括的数据项有：用户代号、用户姓名、用户密码、用户权限。

有了上面的数据结构、数据项和数据流程，我们就能进行下面的数据库设计。

二、数据库概念和逻辑结构设计

概念模型设计是不依赖于任何数据库管理系统的，它是对用户信息需求的归纳。概念设计的结果得到数据库的概念结构。由于它是从现实世界的角度进行抽象和描述，所以与具体的硬件和软件环境均无关。

概念模型的设计结果要向用户进行演示和解释，听取用户的意见，检查由此设计的数据库将来是否可以提供用户所需要的全部信息。

在逻辑数据库阶段，首先要考虑实现数据库的数据库管理系统所支持的数据模型是什么。就是前面介绍了传统的三大数据模型，即层次模型、网状模型和关系模型，现在广泛使用的是关系模型数据库管理系统，另外面向对象模型或系统对象模型也已经出现。在这里只介绍和关系模型有关的设计问题,结合 Access 说明一些要考虑的问题。

首先将概念数据模型转换为关系数据模型，即将 E-R 图中的实体和联系转换为关系模式。对关系数据库来说，逻辑数据库设计的结果是一组关系模式，接着要应用关系规范理论对这些关系模式进行规范化处理。运用规范化的标准（3NF、BCNF、4NF）来检验目前所得到的关系模式是否达到了规范化的要求，并对没有达到规范化要求的关系模式进行模式分解。

每张表必须创立一个能惟一标志记录的字段,称主键(或主码)。主键值不允许重复,亦不能为空(NULL)。主键的长度应满足记录存储要求的最小长度。表中其惟一标志记录的字段称候选关键字段,但主键只有一个。

我们设计了名称为"药房数据库"的数据库。数据库由下面多个表格组成,各个表格的设计结果如表6-2至表6-6所示。每个表格表示在数据库中的一个表。

表6-2 药品基本信息表

字段名称	字段类型	可否为空	字段说明
药品编号	字符型	NOT NULL	药品的惟一编号
药品名称	字符型	NULL	药品的俗称
通用名称	字符型	NULL	药品化学名称
药品规格	字符型	NULL	药品规格
药品单位	字符型	NULL	药品单位
厂家代码	字符型	NULL	药品生产厂家的代码(与厂家表相对应)
生产批号	字符型	NULL	药品的生产批号
备注	备注型	NULL	备注信息

表6-2 厂家信息表

字段名称	字段类型	可否为空	字段说明
厂家编号	字符型	NOT NULL	厂家的惟一编号
厂家名称	字符型	NULL	厂家的名称
厂家地址	字符型	NULL	厂家的联系地址
厂家电话	字符型	NULL	厂家的联系电话
联系人	字符型	NULL	厂家的联系人
备注	备注型	NULL	备注信息

表6-3 药品库存表

字段名称	字段类型	可否为空	字段说明
药品编号	字符型	NOT NULL	药品的惟一编号
库存数量	整形	NULL	药品的当前库存数量
生产批号	字符型	NULL	药品的生产批号
过期时间	日期型	NULL	药品的有效期时间
数量预警	整形	NULL	药品的库存最低要求
过期预警	整形	NULL	药品的有效期提前多少天报警

表6-4 药品入库表

字段名称	字段类型	可否为空	字段说明
记录序号	字符型	NOT NULL	表记录的流水号码

续表

字段名称	字段类型	可否为空	字段说明
药品编号	字符型	NOT NULL	药品的惟一编号
入库数量	整型	NULL	药品的入库数量
入库时间	日期型	NULL	药品的入库时间
入库价格	货币型	NULL	药品的入库价格
操作员	字符型	NULL	入库信息电脑操作员
药品规格	字符型	NULL	药品规格
备注	备注型	NULL	必要的备注信息

表6–5　药品出库表

字段名称	字段类型	可否为空	字段说明
记录序号	字符型	NOT NULL	表记录的流水号码
药品编号	字符型	NULL	药品的惟一编号
出库数量	整型	NULL	药品的当前库存数量
出库时间	日期型	NULL	药品的出库时间
出库价格	货币型	NULL	药品的出库价格
操作员	字符型	NULL	入库信息电脑操作员
药品规格	字符型	NULL	药品规格
备注	备注型	NULL	必要的备注信息

表6–6　系统用户表

字段名称	字段类型	可否为空	字段说明
用户代号	字符型	NOT NULL	用户登陆代号
用户姓名	字符型	NULL	系统用户实际姓名
用户密码	字符型	NULL	用户的密码
用户权限	字符型	NULL	用户拥有的权限

第七节　数据库结构的实现

经过前面的需求分析和概念设计以后，读者了解到数据库的逻辑结构和系统的程序结构。通过下面的步骤，读者可以根据前面数据库设计的结果，通过 Access 2000 来建立药房管理系统中所需要的数据库及其中的所有表。

启动 Access 2000 后点击“文件”菜单后在选择下拉的“新建”子菜单，就可以出现图 6–7 的选择对话框。选择“常用” – “新数据库”，然后“确定”，输入药房数据库文件名就可以。

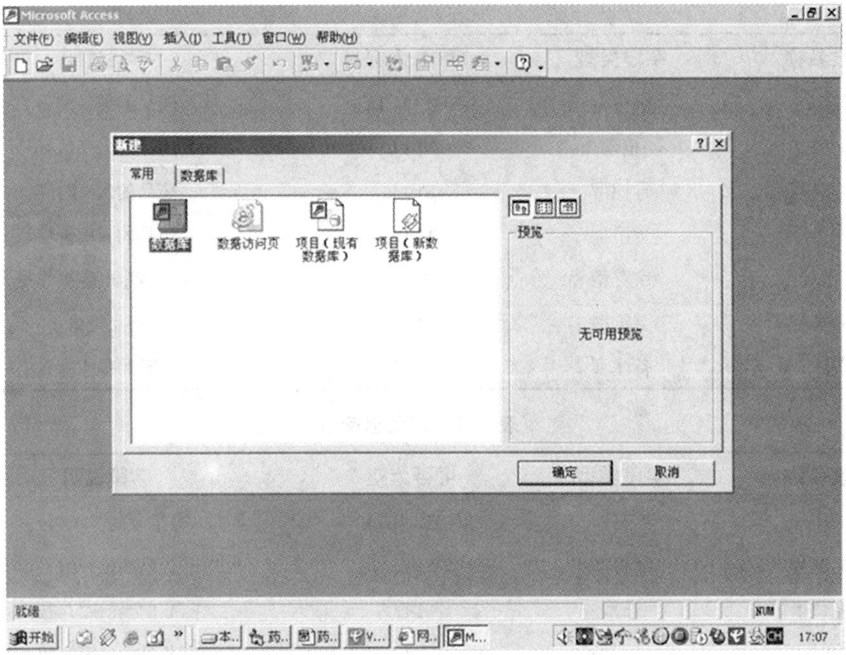

图6–7　新建数据库界面

一、创建药品基本信息表

创建药房数据库后，下面开始建立各个表。首先建立药品信息表，设计如图 6–8。

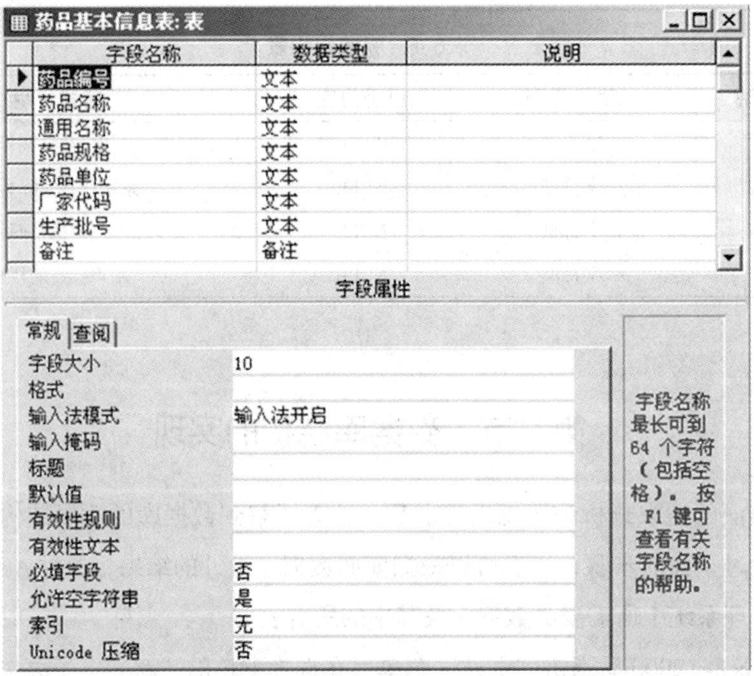

图6–8　药品信息表的建立

二、创建厂商信息表

建立厂商信息表，设计如图 6–9。

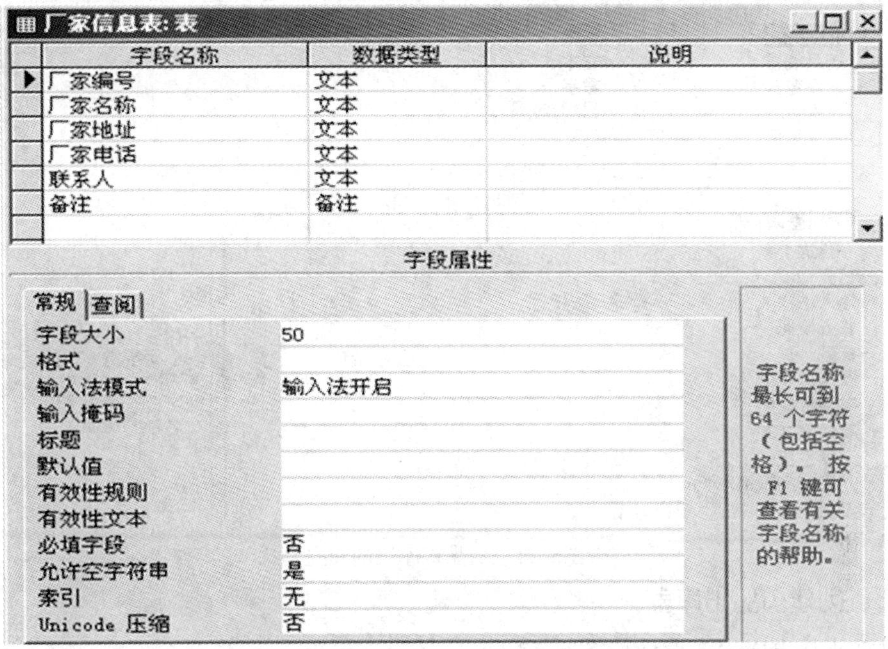

图6-9　厂商信息表的建立

三、创建药品库存表

建立药品库存表，设计如图 6-10。

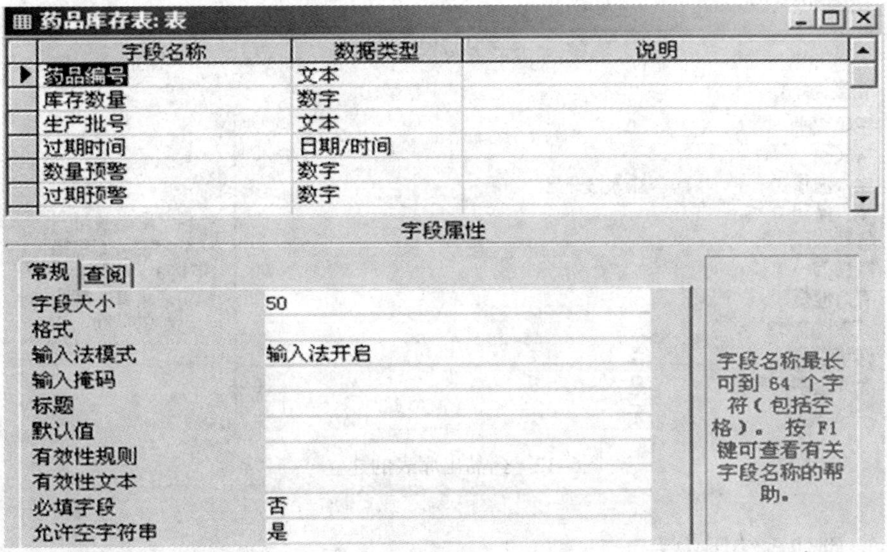

图6-10　药品库存表的建立

四、创建药品入库表

建立药品入库表，设计如图 6-11。

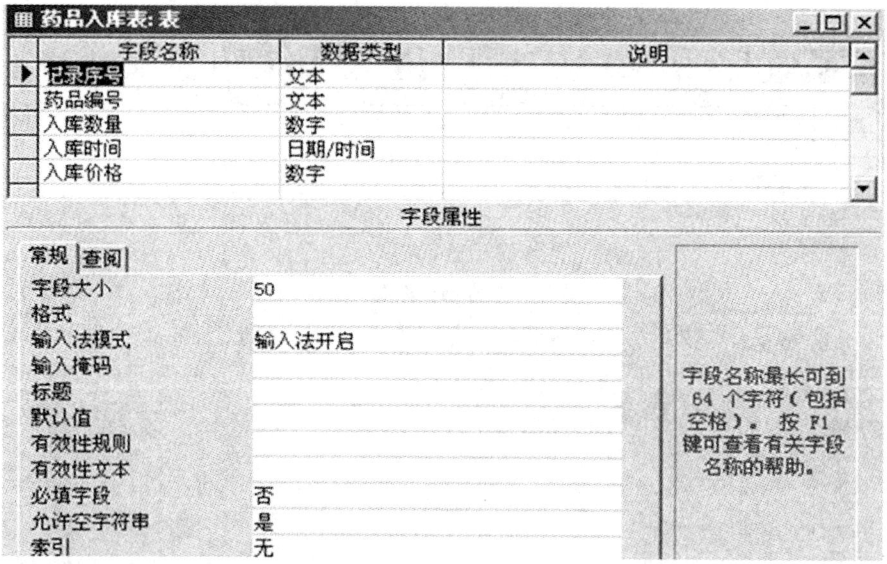

图6-11 药品入库表的建立

五、创建药品出库表

建立药品出库表，设计如图 6-12。

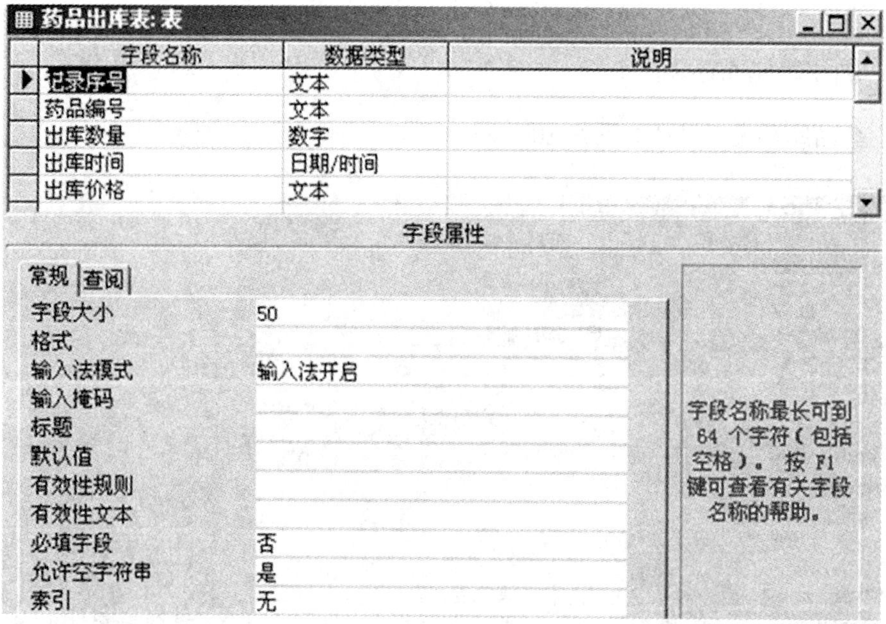

图6-12 药品出库表的建立

六、创建系统用户表

建立系统用户表，设计如图 6-13。

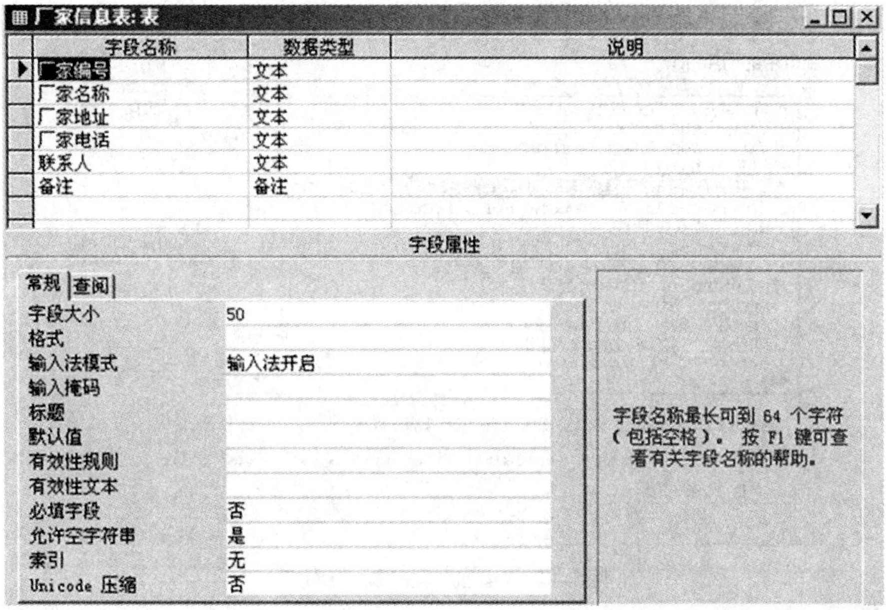

图6-13　系统用户表的建立

第八节　各个主要功能模型的创建

依照本节的介绍即可以完成药房管理系统运行程序的编制工作。首先创建工程项目——药房管理系统。启动 Visual Basic 后，单击“文件” - “新建工程菜单”，在过程模板中选择标准 EXE, Visual Basic 将自动产生一个 Form 窗体，属性都是缺省设置。单击“文件”、“保存工程菜单”，将这个项目命名为药房管理系统。

一、Visual Basic 设置

因为我们的数据库采用的是 Access 2000，所以我们程序中将利用 ADO（Active Data Object）完成对数据的访问和操作，需要添加 ADO 库。同时为了让读者清楚如何使用 ADODC 控件，同时加入 ADODC 控件。

（1）选择 Visual Basic 的“工程”菜单中的“引用”，在如图 6-14 所示的对话框中选择“Microsoft Active Data Object 2.6 Library”。Visual Basic 提供了 ADO 的多个版本，选择其中的最高版本就可以。

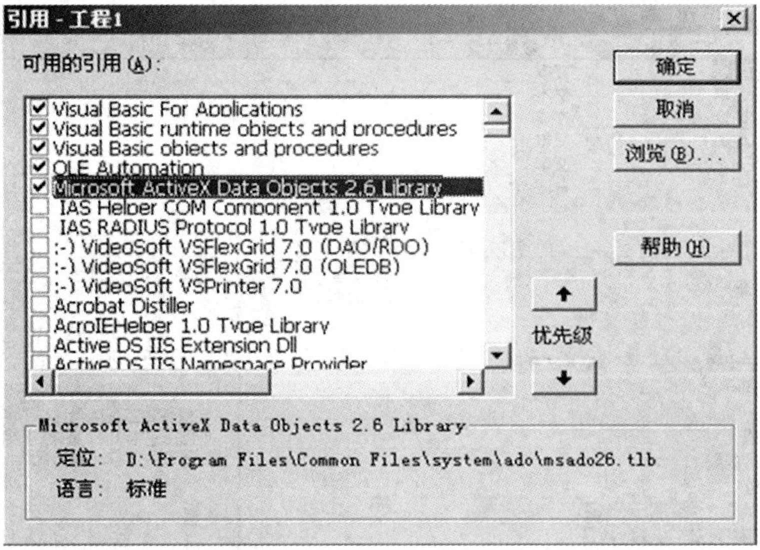

图6-14 Visual Basic添加ADO库

（2）选择 Visual Basic 的“工程”菜单中的“部件”，在如图 6-15 所示的对话框中选择“Microsoft ADO Data Control 6.o（SP4）”。确定以后就可以在控件工具箱中出现 ADODC 控件供使用。

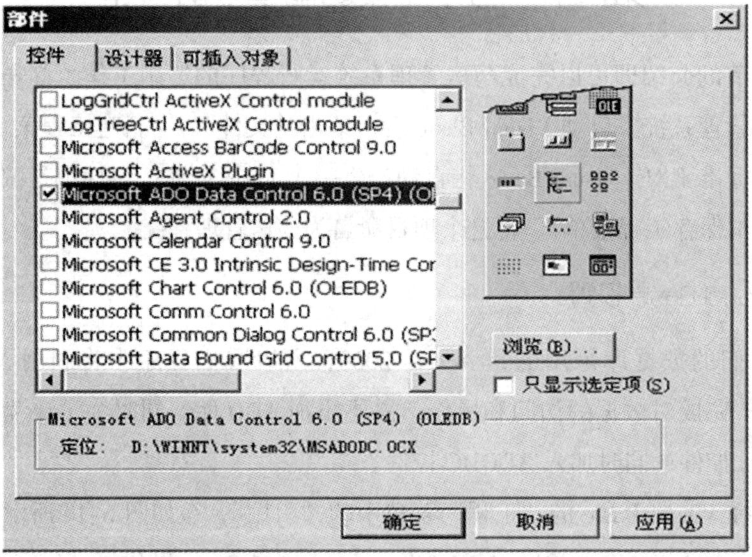

图6-15 Visual Basic添加ADODC控件

二、创建公用模块

在 Visual Basic 中可以用公用模块来存放整个工程项目公用的函数、过程和全局变量等。这样可以极大提高代码的效率。在项目资源管理器中为项目添加一个模块，方法是通过下拉“工程”菜单，选择“添加模块”为 VB 工程添加了一个模块窗体。在这个添加的窗体里面，主要放置一些公用的全局变量、函数和过程，供各个窗体模块调用。

通常在实际开发过程中很难把代码模块的内容一开始就把内容确定好，而是在各个代码编写阶段根据需要逐步完善的。由于系统中各个模块都频繁使用数据库中的各种数据，因此需要一个公共的数据操作函数，用以执行各种 SQL 语句。添加函数 ExecuteSQL，代码如下：

```
Public Function EXECULESQL（By Val SQL _
    As String, MsgString As String）_
    As ADODB.Recordset
  'executes SQL and returns Recordset
  '声明一个连接
    Dim cnn As ADODB.Connection
    '声明一个数据集对象
  Dim rst As ADODB.Recordset
    Dim sTokens（ ）As String
    '异常处理
    On Error GoTo ExecuteSQL_Error
    '用 Split 函数产生一个包含各个子串的数组
    sTokens = Split（SQL）
    '创建一个连接
    Set cnn = New ADODB.Connection
  '打开一个连接
    cnn.Open ConnectString
    If InStr（"INSERT,DELETE,UPDATE"，_
      UCase$（sTokens（0）））Then
        '执行查询语句
  cnn.Execute SQL
    MsgString = sTokens（0）& _
      " query successful"
  Else
    Set rst = New ADODB.Recordset
    rst.Open Trim$（SQL）, cnn, _
      adOpenKeyset, _
      adLockOptimistic
```

```
    ‘rst.MoveLast ‘get RecordCount
    ‘返回记录集合对象
  Set ExecuteSQL = rst
    MsgString = “查询到” & rst.RecordCount & _
      “ 条记录 “
    End If
  ExecuteSQL_Exit:
    Set rst = Nothing
    Set cnn = Nothing
    Exit Function

  ExecuteSQL_Error:
    MsgString = “查询错误 : “ & _
      Err.Description
    Resume ExecuteSQL_Exit
  End Function
```

在录入有关信息时，需要回车来进入下一个文本框，这样对软件用户非常方便。在所有的功能模块都需要这个函数，所以将它放在公用模块中，代码如下：

```
Public Sub EnterToTab（Keyasc As Integer）
    If Keyasc = 13 Then
        SendKeys “{TAB}”
    End If
End Sub
```

Keyasc 用来保存当前按键，SendKeys 函数用来指定的按键。一旦按下回车键，将返回 Tab 键，下一个控件自动获得输入焦点。

以下是本项目所用到的主要公用变量：

```
Public g_DbPath As String              ‘数据库存放路径
Public g_UserName As String            ‘登陆系统用户名
Public g_UserPassWord As String              ‘登陆用户对应密码
Public g_Userquanxuan As String              ‘登陆用户对应权限
Public ConnectString As String               ‘数据库连接字符串
```

三、启动和初始化

1. 功能描述　Main 函数是系统的主启动程序，它除了引导系统假如主界面程序外，还设计了如下的具体功能：①防止系统程序被同时运行多个实例；②启动登陆界面；③获取 Ini 文件设置；④显示 Splash 窗体；⑤加载系统主界面。

2. 具体代码实现

```
'启动系统
Sub Main（ ）
    Dim fLogin As New frmLogin
    '防止多个程序运行
    If App.PrevInstance = True Then
            End
    End If
'获取 Ini 文件设置
    Call GetInitSet
    '启动登陆界面
    fLogin.Show vbModal
    If Not fLogin.OK Then
      'Login Failed so exit app
      End
    End If
    Unload fLogin
    '启动系统主界面
    Set fMainForm = New frmMain
    fMainForm.Show
End Sub
```

其中调用了一个自定义函数 GetInitSet，下面进行介绍。

```
Private sub GetInitSet（ ）
    On Error Rusume Next
     If Right（App.path,1）=" \" Then
    DbPath=App.path
    Else
    DbPath=App.path & "\"
    End If
```

End Sub

四、系统登陆界面

几乎所有的信息系统都设计一个登陆界面让用户在开始的时候进行身份验证，对于没有取得访问权限的非法用户拒绝其进入系统操作。登陆后用户名将记忆在用户使用系统的这个过程中，所有的操作都以该用户名字作为日志记录。

双击“OK”的按钮控件，在 Click 事件程序中写入以下程序代码。

```
'检查正确的用户名和密码
On Error GoTo ErrorHandler
Dim Recuser As New ADODB.Recordset
    With Recuser
        .ActiveConnection = ConnectString
        .CursorLocation = adUseServer
        .CursorType = adOpenStatic
        .LockType = adLockReadOnly
  End With
Recuser.Source = "SELECT * FROM 系统用户表 where 用户代号 ='" & Trim(txtUserName.Text)& "' and 用户密码 ='" & Trim(txtPassword.Text)& "'"
Recuser.Open
  If Recuser.RecordCount = 0 Then
        MsgBox "对不起,用户名或密码错误!"
        Recuser.Close
        cmbcode.SelLength = Len(cmbcode.Text)
        cmbcode.SelStart = 0
        cmbcode.SetFocus
  Exit Sub
  Else
    OK = True
    Me.Hide
  End If
 Recuser.Close
 Unload Me
 Exit Sub
```

ErrorHandler:

‘错误处理

Screen.MousePointer = vbDefault

MsgBox “[“ & Err.Number & “] “ & Err.Description & “(“ & Err.Source & “)” , vbCritical

五、系统主界面模块

frmMain 窗体是这个系统的主窗口，主要设计了系统的功能菜单，可以方便地进入各个功能子窗口。设计的时候首先是通过 VB 菜单编辑器，制作菜单。并且在窗体上添加了状态栏控件，可以实时反映系统中的各个状态的变化。状态栏需要在通常的属性窗口中设置一般属性，还需要在其特有的弹出式菜单中进行设置。选中状态栏控件，单击鼠标右键，选中 Property 菜单，然后设置属性。面板 1 用来显示各当前日期，面板 2 用来显示当前用户名称，面板 3 用来显示用户类型。

1. 系统主界面　如图 6–16 所示。

图6–16　系统主界面

frmMain 窗体 LOAD 事件添加如下代码，实现窗体在屏幕居中和状态栏显示日期和登陆用户的一些信息。

```
Me.Left = ( Screen.Width – Me.Width ) / 2
Me.Top = ( Screen.Height – Me.Height ) / 2
StatusBar.Panels （1）.Text = “今天日期：“ & Format（Date, “long date”）
StatusBar.Panels （2）.Text = “当前用户名称：” & g_UserName
```

```
StatusBar.Panels（3）.Text =“用户类型：”& g_Userquanxuan
```

同时为了询问用户在在关闭 frmMain 窗体的时候的确认信息，在 QueryUnload 事件中加入下面代码。

```
Private Sub Form_QueryUnload（Cancel As Integer, UnloadMode As Integer）
  If MsgBox（“确实要退出系统吗？”, vbOKCancel,“警告”）= vbOK Then
    End
  Else
    Cancel = True
  End If
End Sub
```

2. 创建主窗体的菜单 在如图 6–17 所示的主窗体中，单击鼠标右键，选择弹出式菜单中的菜单编辑器，创建如图 6–17 所示的菜单结构。

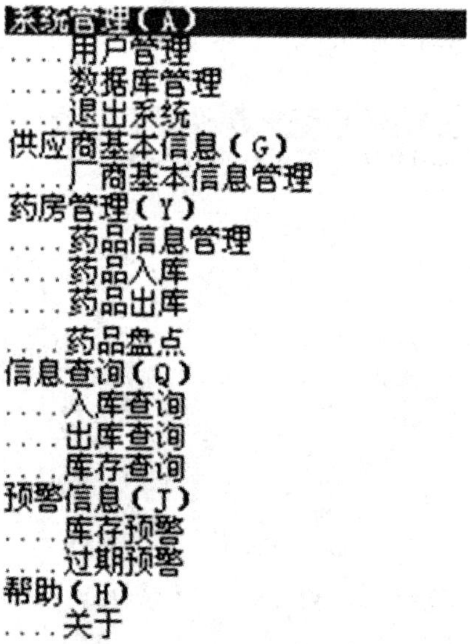

图6–17 主窗体的菜单结构

六、系统用户表模块

frm 系统用户表窗体主要是管理使用系统的用户和相应的权限。只有系统管理员才可以使用该窗体，系统管理员可以在这里添加、删除和修改用户。通过 ADODC 控件的按钮可以实现用户记录前后滚动浏览。

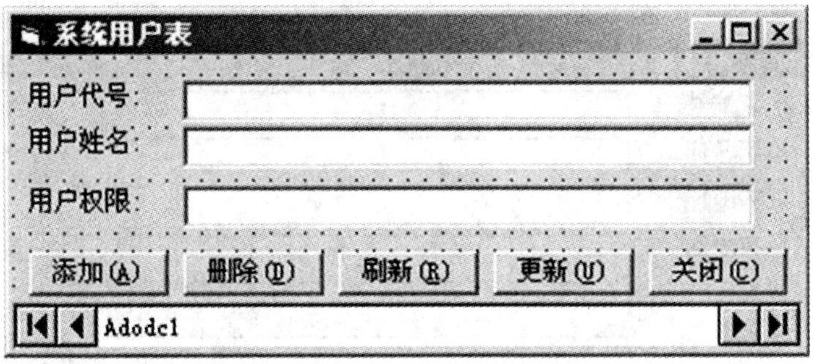

图6-18　系统用户表窗体

主要代码如下：

```
Private Sub cmdadd_Click ( )
    Adodc1.Recordset.AddNew
End Sub
Private Sub cmdDelete_Click ( )
    '如果删除记录集的最后一条记录
    '记录或记录集中惟一的记录
    Adodc1.Recordset.Delete
    Adodc1.Recordset.MoveNext
End Sub
Private Sub cmdUpdate_Click ( )
    Adodc1.Recordset.Update
End Sub
Private Sub Adodc1_MoveComplete ( ByVal adReason As ADODB.EventReasonEnum, ByVal pError As ADODB.Error, adStatus As ADODB.EventStatusEnum, ByVal pRecordset As ADODB.Recordset )
    Screen.MousePointer = vbDefault
    On Error Resume Next
    Adodc1.Caption = "记录：" & ( Adodc1.Recordset.AbsolutePosition )
End Sub
```

七、厂家基本信息表模块

厂家信息表窗体见图 6-19 所示。

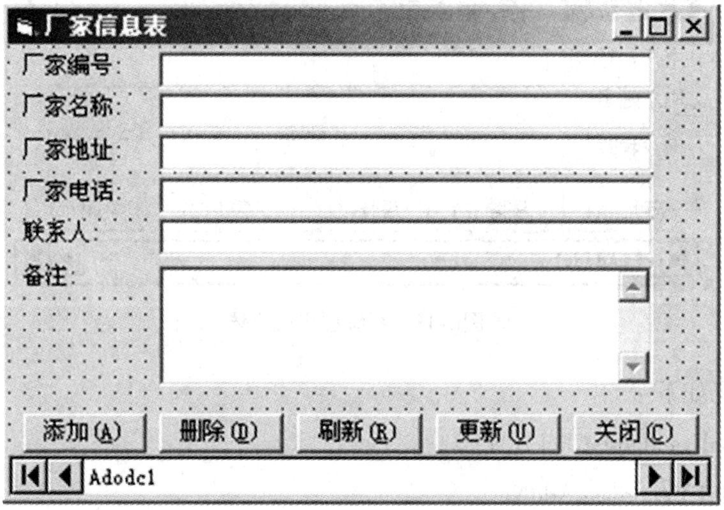

图6-19　厂家信息表窗体

```
Private Sub cmdadd_Click（　）
        Adodc1.Recordset.AddNew
End Sub
Private Sub cmdDelete_Click（）
       ‘如果删除记录集的最后一条记录
       ‘记录或记录集中惟一的记录
       Adodc1.Recordset.Delete
       Adodc1.Recordset.MoveNext
End Sub
Private Sub cmdUpdate_Click（）
       Adodc1.Recordset.Update
End Sub
Private Sub cmdClose_Click（　）
   Unload Me
End Sub
```

八、药品基本信息表模块

药品基本信息表窗体如图 6-20 所示。

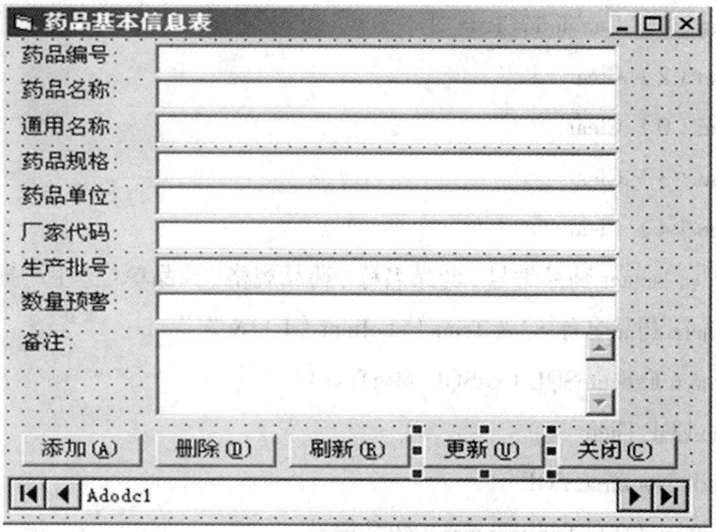

图6-20　药品基本信息表窗体

九、药品入库表模块

药品入库窗体如图 6-21 所示。

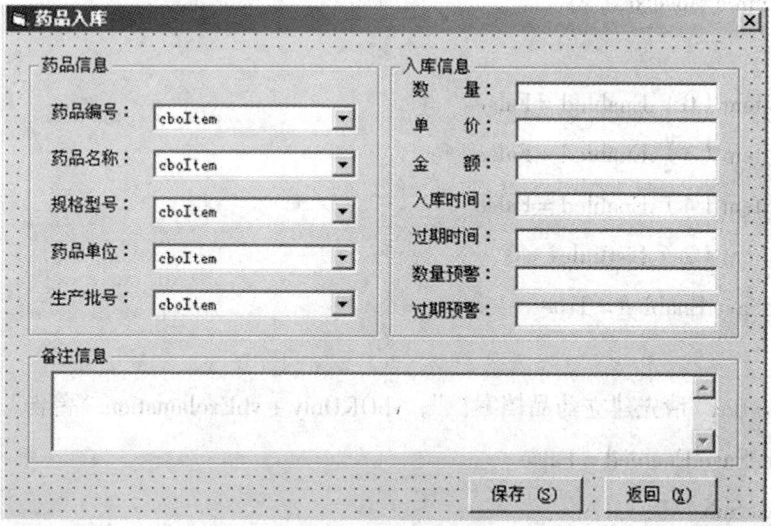

图6-21　药品入库窗体

```
Private Sub cboItem_Click（Index As Integer）
    Dim sSql As String
    Dim MsgText As String
    Dim mrcc As ADODB.Recordset
If Index = 1 Then
    cboItem（0）.Enabled = True
    cboItem（3）.Enabled = True
```

```
        cboItem（4）.Enabled = True
        cboItem（2）.Clear
        cboItem（0）.Clear
        cboItem（3）.Clear
        cboItem（4）.Clear
        txtSQL = "select 药品编号，药品名称，药品规格，药品单位，生产批号 from 药品
基本信息表 where 药品名称 =" & Trim（cboItem（1））& "'"
        Set mrcc = ExecuteSQL（txtSQL, MsgText）
    If Not mrcc.EOF Then
        Do While Not mrcc.EOF
            cboItem（0）.AddItem mrcc! 药品编号
            cboItem（2）.AddItem mrcc! 药品规格
            cboItem（3）.AddItem mrcc! 药品单位
            cboItem（4）.AddItem mrcc! 生产批号
            mrcc.MoveNext
        Loop
        cboItem（0）.Enabled = False
        cboItem（3）.Enabled = False
        cboItem（4）.Enabled = False
        cboItem（2）.ListIndex = 0
        cmdSave.Enabled = True
    Else
        MsgBox "请先建立药品档案！", vbOKOnly + vbExclamation, "警告"
        cmdSave.Enabled = False
        Exit Sub
    End If
    mrcc.Close
    ElseIf Index = 2 Then
        cboItem（0）.Enabled = True
        cboItem（3）.Enabled = True
        cboItem（4）.Enabled = True
        With cboItem（2）
            cboItem（0）.ListIndex = .ListIndex
```

```
            cboItem（3）.ListIndex = .ListIndex
                cboItem（4）.ListIndex = .ListIndex
        End With
        cboItem（0）.Enabled = False
        cboItem（3）.Enabled = False
        cboItem（4）.Enabled = False
    End If
    End Sub
    Private Sub cmdSave_Click（）
        Dim intCount As Integer
        Dim sMeg As String
        Dim mrcc As ADODB.Recordset
        Dim MsgText As String

    For intCount = 0 To 4
        If Trim（txtItem（intCount）& " " ）= "" Then
            Select Case intCount
                Case 0
                        sMeg = "数量"
                Case 1
                        sMeg = "单价"
                Case 2
                        sMeg = "金额"
                Case 3
                        sMeg = "入库时间"
                Case 4
                        sMeg = "过期时间"
                Case 5
                        sMeg = "数量预警"
                Case 6
                        sMeg = "过期预警"
            End Select
            sMeg = sMeg & "不能为空！"
```

```
            MsgBox sMeg, vbOKOnly + vbExclamation, "警告 "
            txtItem ( intCount ) .SetFocus

            Exit Sub
        End If
    Next intCount

    If IsDate ( txtItem ( 3 )) And IsDate ( txtItem ( 4 )) Then
        txtItem ( 3 ) = Format ( txtItem ( 3 ) , "yyyy-mm-dd" )
         txtItem ( 4 ) = Format ( txtItem ( 4 ) , "yyyy-mm-dd" )
    ElseIf Not IsDate ( txtItem ( 3 )) Then
        MsgBox "入库时间应输入日期( yyyy-mm-dd )!  ", vbOKOnly + vbExclamation, "警
告"
        txtItem ( 3 ) .SetFocus
        Exit Sub
    ElseIf Not IsDate ( txtItem ( 4 )) Then
        MsgBox "过期时间应输入日期( yyyy-mm-dd )!  ", vbOKOnly + vbExclamation, "警
告"
        txtItem ( 4 ) .SetFocus
        Exit Sub
    End If
    '判断余额库中是否有 rkid 的记录
    txtSQL = "select * from 药品库存表 where 药品编号 =" & Trim ( cboItem ( 0 )) & "'"
    Set mrc = ExecuteSQL ( txtSQL, MsgText )
    If mrc.EOF = True Then                    '为空
          '向余额库加入新记录
        mrc.Close
        txtSQL = "select * from 药品库存表"
        Set mrcc = ExecuteSQL ( txtSQL， MsgText )
        mrcc.AddNew
        mrcc.Fields ( "药品编号" ) = Trim ( cboItem ( 0 ))
        mrcc.Fields ( "药品规格" ) = Trim ( cboItem ( 2 ))
        mrcc.Fields ( "生产批号" ) = Trim ( cboItem ( 4 ))
```

```
        mrcc.Fields（"过期时间"）= Trim（txtItem（4））
        mrcc.Fields（"数量预警"）= Trim（txtItem（5））
        mrcc.Fields（"过期预警"）= Trim（txtItem（6））
        mrcc.Update
        mrcc.Close
    Else
        mrc.Close
    End If
    '再加入新记录
    txtSQL = "select * from 药品入库表"
    Set mrc = ExecuteSQL（txtSQL, MsgText）
    mrc.AddNew
    mrc.Fields（"药品编码"）= Trim（cboItem（0）.Text）
    If Trim（txtItem（0）& " "）= "" Then
        mrc.Fields（"入库数量"）= Null
    Else
        mrc.Fields（"入库数量"）= Trim（txtItem（0））
    End If
    If Trim（txtItem（1）& " "）= "" Then
        mrc.Fields（"入库价格"）= Null
    Else
        mrc.Fields（"入库价格"）= Trim（txtItem（1））
    End If
    If Trim（txtItem（3）& " "）= "" Then
        mrc.Fields（"入库时间"）= Null
    Else
        mrc.Fields（"入库时间"）= Trim（txtItem（3））
    End If
    If Trim（txtItem（7）& " "）= "" Then
        mrc.Fields（"备注"）= Null
    Else
        mrc.Fields（"备注"）= Trim（txtItem（7））
    End If
```

```
  mrc.Fields（“药品规格”）= Trim（cboItem（2））
  mrc.Update
  mrc.Close
    ‘刷新余额库
txtSQL = “update 药品库存表 set 库存数量 = 库存数量 +" & Trim（txtItem（0））
Set mrc = ExecuteSQL（txtSQL, MsgText）

   For intCount = 0 To 7
       txtItem（intCount）= “”
       Next intCount
       mblChange = False
End Sub
Private Sub Form_Load（）
       Dim sSql As String
       Dim intCount As Integer
       Dim MsgText As String
       ‘初始化药品名称
       txtSQL = “select DISTINCT 药品名称 from 药品基本信息表”
       Set mrc = ExecuteSQL（txtSQL, MsgText）
       If Not mrc.EOF Then
            Do While Not mrc.EOF
                cboItem（1）.AddItem Trim（mrc! 药品名称）
                mrc.MoveNext
            Loop
            cboItem（1）.ListIndex = 0

       Else
            MsgBox “请先进行药品登记！”, vbOKOnly + vbExclamation, “警告”
            cmdSave.Enabled = False
       Exit Sub
       End If
       mrc.Close
mblChange = False
```

```
End Sub

Private Sub txtItem_KeyPress（Index As Integer, KeyAscii As Integer）
    If Index = 0 Or Index = 1 Or Index = 5 Or Index = 6 Then
        'MsgBox KeyCode
        '对键入字符进行控制
        'txtQuantity（Index）.Locked = False
        '小数点只允许输入一次
        If KeyAscii = 190 Then
         If InStr（Trim（txtItem（Index）），"."）= 0 Then
              If Len（Trim（txtItem（Index）））> 0 Then
                  txtItem（Index）.Locked = False
              Else
                  txtItem（Index）.Locked = True
              End If
         Else
                  txtItem（Index）.Locked = True
         End If
         Exit Sub
    End If
    '非数字不能输入
If KeyAscii > 57 Or KeyAscii < 48 Then
    txtItem（Index）.Locked = True
Else
    txtItem（Index）.Locked = False
End If
'允许 Backspace
If KeyAscii = 8 Then
       txtItem（Index）.Locked = False
End If
'Delete 键
If KeyAscii = 46 Then
       txtItem（Index）.Locked = False
```

```
        End If
    End If
End Sub
```

十、药品出库表模块

药品出库窗体如图 6-22 所示。

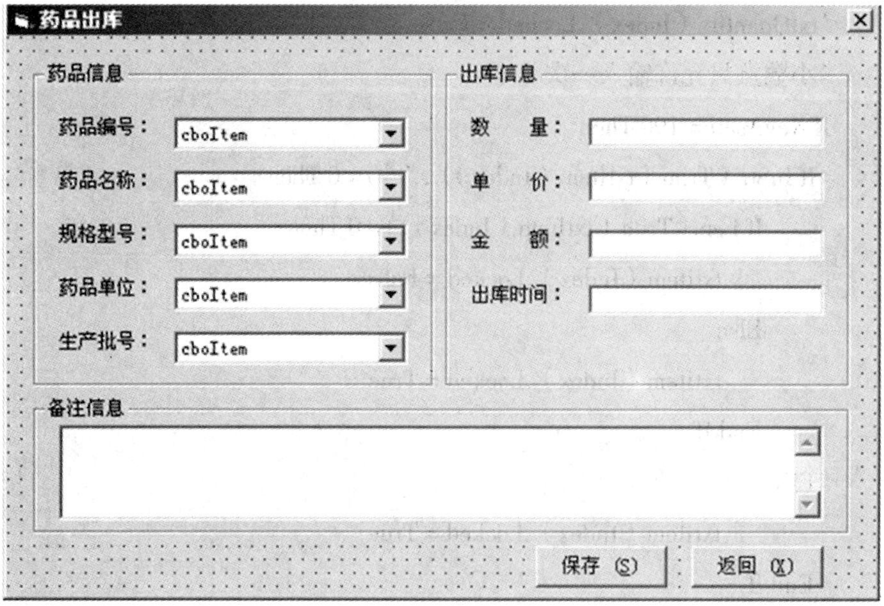

图6-22　药品出库窗体

十一、药品入/出库查询

药品入库查询条件窗体如图 6-23 所示。药品入库查询结果显示窗体如图 6-24 所示。

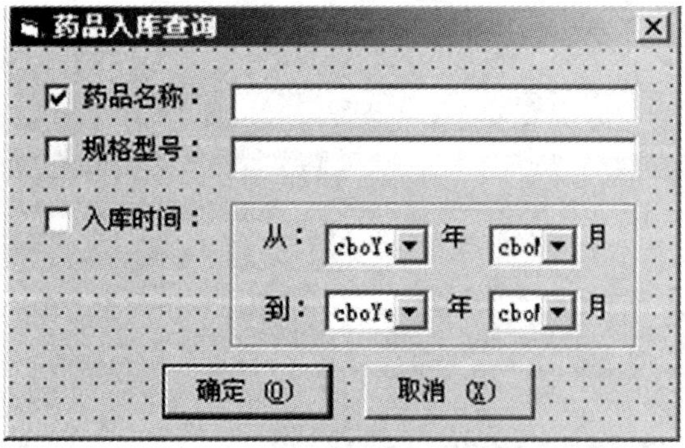

图6-23　药品入库查询条件窗体

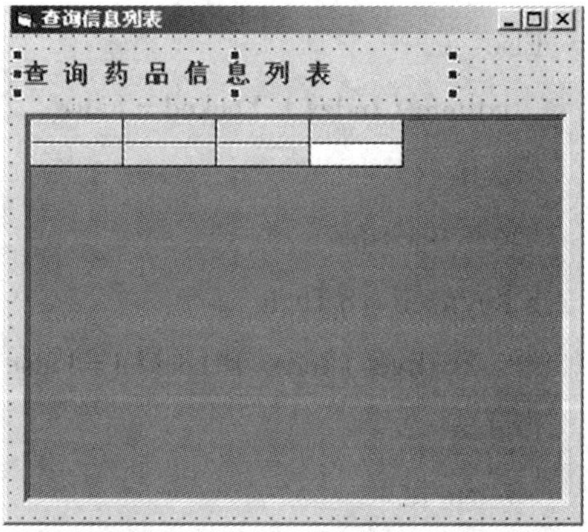

图6-24　药品入库查询结果显示窗体

```
Private Sub Form_Load ( )
    `sQSql = “”
    Dim i As Integer
    Dim j As Integer
    Dim sSql As String
    Dim txtSQL As String
    Dim MsgText As String
    Dim mrc As ADODB.Recordset
txtSQL = “select distinct year (入库时间)from 药品入库表”
    ‘ txtSQL = “select distinct datepart (yyyy, 入库时间)from 药品入库表"
    Set mrc = ExecuteSQL (txtSQL, MsgText)
    If mrc.EOF = False Then
        With mrc
            Do While Not .EOF
                cboYear (0) .AddItem .Fields (0)
                cboYear (1) .AddItem .Fields (0)
                .MoveNext
            Loop
        End With

For i = 0 To 1
    cboYear (i) .ListIndex = 0
Next i

For i = 0 To 1
    For j = 1 To 12
        cboMonth (i) .AddItem j
    Next j
Next i
For i = 0 To 1
    cboMonth (i) .Text = Month (Now ( ))
Next i
Else
```

```
        cmdOk.Enabled = False
    End If
    mrc.Close
End Sub

Private Sub cmdOK_Click ( )
    Dim dBeginDate As String
    Dim dEndDateTemp As Date
    Dim dEndDate As String
    Dim HeadSQL As String
    If chkItem ( 0 ) .Value = vbChecked Then
        sQSql = " 药品基本信息表 . 药品名称 = '" & Trim ( txtItem ( 0 ) & " " ) & "'"
    End If
    If chkItem ( 1 ) .Value = vbChecked Then
        If Trim ( sQSql & " " ) = "" Then
            sQSql = " 药品入库表 . 药品规格 ='" & Trim ( txtItem ( 1 ) & " " ) & "'"
        Else
        Sql = sQSql & " and 药品入库表 . 药品规格 ='" & Trim ( txtItem ( 1 ) & " " ) & "'"
        End If
    End If

    If chkItem ( 2 ) .Value = vbChecked Then
        dBeginDate = Format ( CDate ( cboYear ( 0 ) & "-" & cboMonth ( 0 ) & "-1" ) ,
"yyyy-mm-dd" )
        dEndDateTemp = DateAdd ( "d" , -1, DateAdd ( "m" , 1, DateSerial ( CInt ( cboYear
( 1 )) , CInt ( cboMonth ( 1 )) , 1 )))
        dEndDate = Format ( dEndDateTemp, "yyyy-mm-dd" )

        If Trim ( sQSql & " " ) = "" Then
            sQSql = " 药品入库表 . 入库时间 >=#" & dBeginDate & "# and 药品入库表 . 入
库时间 <=#" & dEndDate & "#"
        Else
            sQSql = sQSql & " and ( 药品入库表 . 入库时间 >=#" & dBeginDate & "# and
```

```
药品入库表 . 入库时间 <=#" & dEndDate & "# )"
        End If
    End If

    If Trim ( sQSql ) = "" Then
        MsgBox "请设置查询条件！ " , vbOKOnly + vbExclamation, "警告"
        Exit Sub
    Else
        If flagIedit Then Unload frmMaterIn
        End If
        HeadSQL = "select 药品基本信息表 . 药品编号 , 药品基本信息表 . 药品名称 , 药品基本信息表 . 药品规格 , 药品基本信息表 . 药品单位 , 药品基本信息表 . 生产批号 ,"
        HeadSQL = HeadSQL & "药品入库表 . 入库数量 , 药品入库表 . 入库价格 , 药品入库表 . 入库时间 , 药品入库表 . 备注 from 药品入库表 , 药品基本信息表 where"
        frmMaterIn.txtSQL = HeadSQL & sQSql & " and 药品入库表 . 药品编号 = 药品基本信息表 . 药品编号 "
        frmMaterIn.Show
        frmMaterIn.lblTitle.Caption = "入 库 药 品 信 息 列 表"
        frmMaterIn.Caption = "入库药品信息列表"
    End If
        Me.Hide
    End Sub
```

药品出库查询窗体如图 6-25 所示。

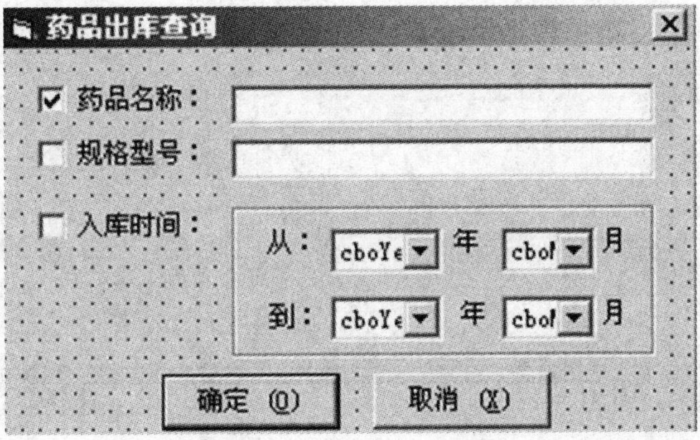

图6-25　药品出库查询窗体

十二、药品库存查询模块

药品库存查询窗体如图 6–26 所示。

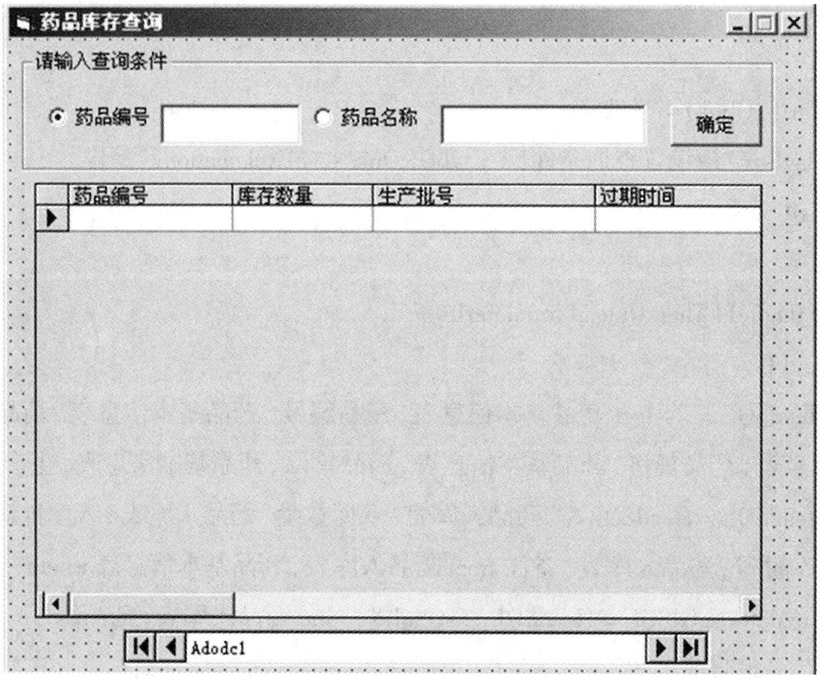

图6–26　药品库存查询窗体

十三、药品过期预警模块

药品过期预警窗体如图 6–27 所示。

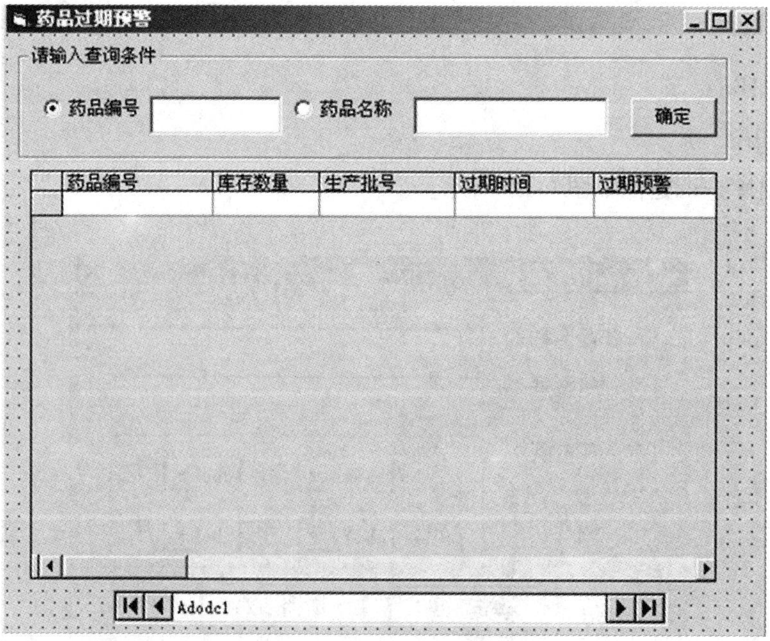

图6–27　药品过期预警窗体

十四、药品库存预警模块

药品库存预警窗体如图 6–28 所示。

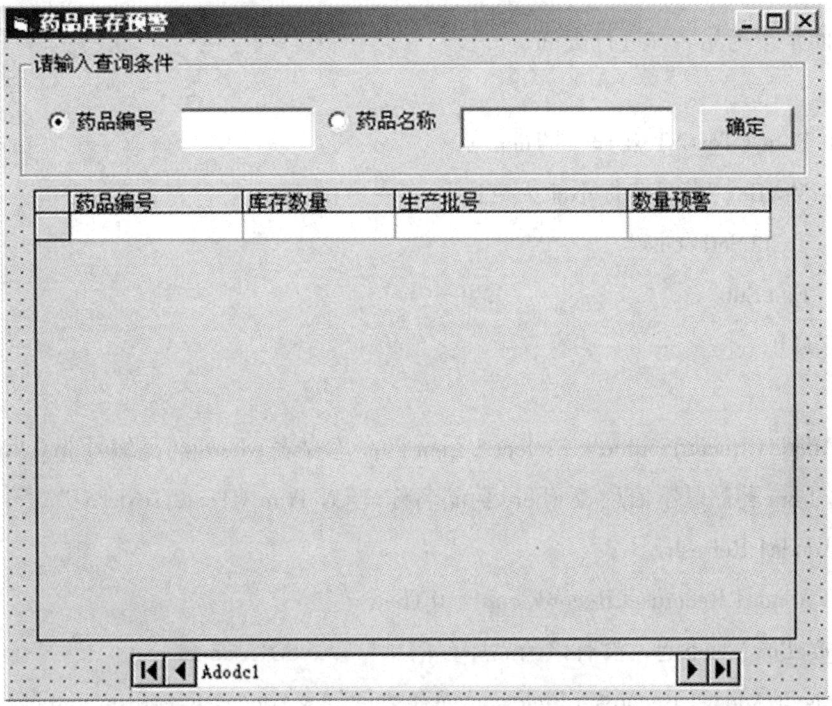

图6–28　药品库存预警窗体

```
Private Sub Cmdok_Click ( )
If Option1.Value = True Then
    If Trim（Text1.Text）= “” Then
    MsgBox “药品编号不能为空！”
    Text1.SetFocus
    Exit Sub
    End If

Adodc1.RecordSource = “select * from 药品库存表 where 药品编号 ='” & Trim（Text1.Text）& “'”
Adodc1.Refresh
If Adodc1.Recordset.RecordCount = 0 Then
MsgBox “对不起，没有该药品库存信息！”
ElseIf Adodc1.Recordset.Fields（“库存数量”）> Adodc1.Recordset.Fields（“数量预警”）Then
```

```
    MsgBox “该药品库存没有达到预警数量！”
    End If

‘下面是按药品名称进行查询
Else
    If Trim（Text2.Text）= “” Then
      MsgBox “药品名称不能为空！”
      Text2.SetFocus
      Exit Sub
    End If

    Adodc1.RecordSource = “select * from 药品库存表 where 药品编号 in（" & " select 药品编号 from 药品基本信息表 where 药品名称 ='” & Trim（Text2.Text）& “'）”
    Adodc1.Refresh
    If Adodc1.Recordset.RecordCount = 0 Then
    MsgBox “对不起，没有该药品库存信息！”, vbOKCancel
    ElseIf Adodc1.Recordset.Fields（“库存数量”）> Adodc1.Recordset.Fields（“数量预警”）Then
      MsgBox “该药品库存没有达到预警数量！”
    End If
End If
End Sub
```

十五、修改用户密码模块

修改用户密码窗体如图 6-29 所示。

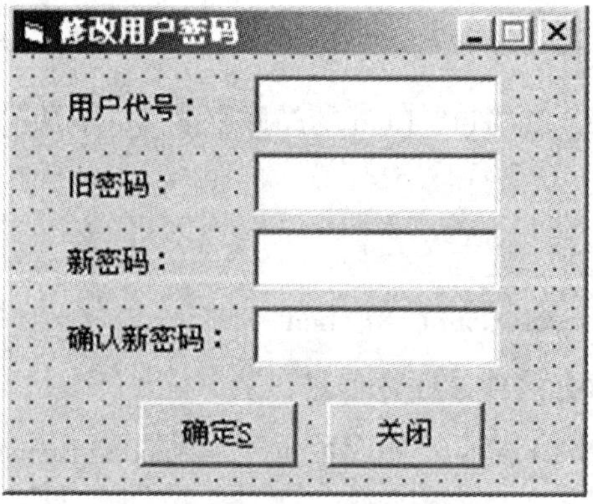

图6-29　修改用户密码模块

```
Private Sub Command1_Click ( )
'修改密码
On Error GoTo errhand
Dim classcode As String
Dim classoldpass As String
Dim classnewpass As String
Dim classconpass As String

Set Reccustom = Nothing
        With Reccustom
            .ActiveConnection = ConnectString
            .CursorLocation = adUseClient
            .CursorType = adOpenKeyset
            .LockType = adLockOptimistic
            .Source = "SELECT * FROM 系 统 用 户 where g_UserName='" & Trim
( txtcode.Text ) & "'"
            .Open
    End With
If Reccustom.EOF Then
    MsgBox "该用户代号不存在！"
    Exit Sub

Else
    classoldpass = Trim ( txtoldpass.Text )
  If Reccustom.Fields ("用户密码") <> classoldpass Then
        MsgBox "旧密码不正确！"
  Exit Sub
  Else
    If Trim ( txtnewpass.Text ) <> Trim ( txtconpass ) Then
      MsgBox "输入的新密码和确认密码不相同，重新输入！"
      Exit Sub
    Else
```

```
        Reccustom.Fields（"用户密码"）= Trim（txtnewpass.Text）
        Reccustom.Update
        MsgBox "成功修改！"
        txtcode.Text = ""
        txtoldpass.Text = ""
        txtnewpass.Text = ""
        txtconpass.Text = ""
        txtcode.SetFocus
      End If
    End If
End If
Reccustom.Close
    Exit Sub
    '出错处理
    errhand:
      '错误处理
        Screen.MousePointer = vbDefault
        MsgBox "[ " & Err.Number & "] " & Err.Description & "( " & Err.Source & " )"
    On Error GoTo 0
    End Sub
```

第九节　系统的调试与实现

一、错误类型

程序在调试时产生的错误一般分为两类：有出错信息和无出错信息。

有出错信息是程序不能运行到底，在运行过程中出现调试对话框。这样的调试一般比较简单，按下调试按钮，查看被高亮的程序代码，究竟是哪一句错误。

无出错信息是程序运行到底，但是没有达到预期效果。这种错误不会产生错误提示信息，需要仔细地阅读分析程序。有可能是属性设置上的错误；也有可能是代码编写上的错误。要把整个程序从头运行，一步一步地根据现象来选择恰当的调试方法进行探索研究。

二、调试方法

对于调试程序的顺序如图 6-30 所示。

1. 利用“MSDN 帮助菜单”调试　“MSDN 帮助菜单”是一个很好的自学工具，对于出现调试对话框的菜单来说可以按下“帮助”按钮查看错误原因。

对于一些不是很清楚的函数格式、保留字的作用，也可以借助“帮助菜单”。

2. 逐过程检查　主要检查代码是否写对过程、位置有没有错误，关键是确定一段代码是在哪个事件控制下的。

不妨先在脑海中把整个程序过一遍，想一想究竟会有哪些事件发生（有些事件是人机互动的，例如：鼠标点击；而有些是机器自己执行的，这时我们要想到计时器的作用），然后每一件事发生后有什么效果，我们的代码所编写的一般就是事发后的这个效果，那么以此事件来决定代码所写的位置。

3. 逐语句检查（顺序、语义）　主要检查每一句代码的顺序是否写对,语义是否正确。

把整个代码从头至尾地读一边，仔细思索每一段子过程什么时候执行，以及每一子过程中的每一句代码什么时候发生，必要时可以在程序段中插入 Print 语句分段查看；也可用注释语句的方法加“‘”或“rem”进行调试。

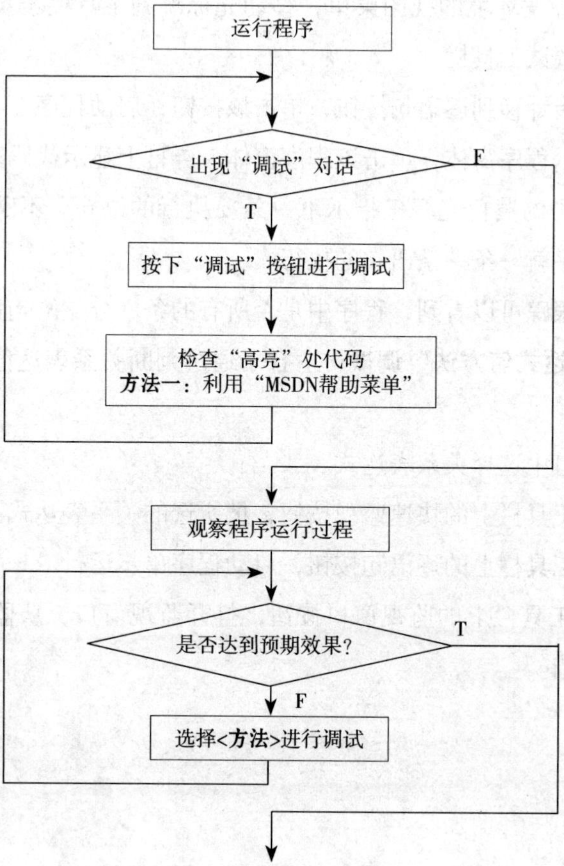

图6-30　调试流程图

4. 属性设置检查 通过观察现象来判断。可以先检查常见的几种错误。

（1）运行时找不到窗体或控件，则可以判断有 form 或其他控件的 “visible” 属性被设为 “false”；对于控件，也可能是其的一个层次关系错误。

（2）对象在窗体界面上成隐性，则可以判断程序运行前有 “Enabled” 属性被设置为 “false”；运行时属性为无效。

（3）如果无法产生动画效果，首先要检查计时器 “timer” 的 “Enabled” 和 “Interval” 属性的设置。

其中，有些错误是在修改属性中在不经意中所犯的错误，把对象的某些行为属性设置修改，使之在程序运行时无效。

针对这样的错误，可以添加一个同样的新控件，把两个控件的属性进行对比，便可查出哪一个被改过了。

5. 设计测试程序数据 对于运用数据量较大的程序，可以给出一组测试数据，进行调试，这些数据覆盖了程序中可能出现的所有情况。每组数据被输入后，程序的输出结果都应正确，如果其中一组数据输入后不对，则说明程序中存在错误。

6. 用“单步跟踪方法”调试

（1）单击集成开发环境的视图菜单，移动光标跳到工具栏子菜单，再移动光标到调试，屏幕上显示调试工具栏。

（2）把鼠标器指针移到逐语句按钮，单击该按钮，启动程序。

（3）屏幕上显示程序窗体，单击该程序窗体，屏幕上显示代码窗口

（4）代码窗口中的黄色光标条指示下一条要执行的语句。不断单击调试工具栏上的逐语句按钮，程序就一条一条语句的执行。

（5）通过单步跟踪可以看到，程序中是否所有的条件分支语句都被执行到。

7. 用“监视表达式值方法”调试 适合于通过判断关系表达值的真假逐句检测的程序调试方法。

（1）在代码窗口中选择关系表达式。

（2）单击调试工具栏上的快速监视按钮，把所选的关系表达式添加到监视窗口中。

（3）单击调试工具栏上的逐语句按钮，启动程序单步运行。

（4）单击调试工具栏上的监视窗口按钮，打开监视窗口，从监视窗口中可以检查变量表达式值的对错。

第十节　系统的编译与发行

一、系统的编译

VB 程序在调试阶段属于伪编译，所以并没有直接生成 EXE 文件。最终还需要生成 EXE 文件，VB 项目编译相对来说比较简单，因为 VB 提供了生成 EXE 文件的菜单命令。下拉“文件”菜单，然后选择“生成药房管理系统 .exe”子菜单。选择存放生成文件的路径后确定就可以，结束后则已经自动生成执行文件。

二、系统的发行

安装程序制作是做项目必不可少的一道工序，网上的安装软件很多，可以用五花八门来形容了。在此介绍一个最简单的安装方法，就是用 VB 自带的打包程序进行打包，虽然比较普通，不过内部却有不少窍门。

（1）运行打包向导，如图 6–31 所示。

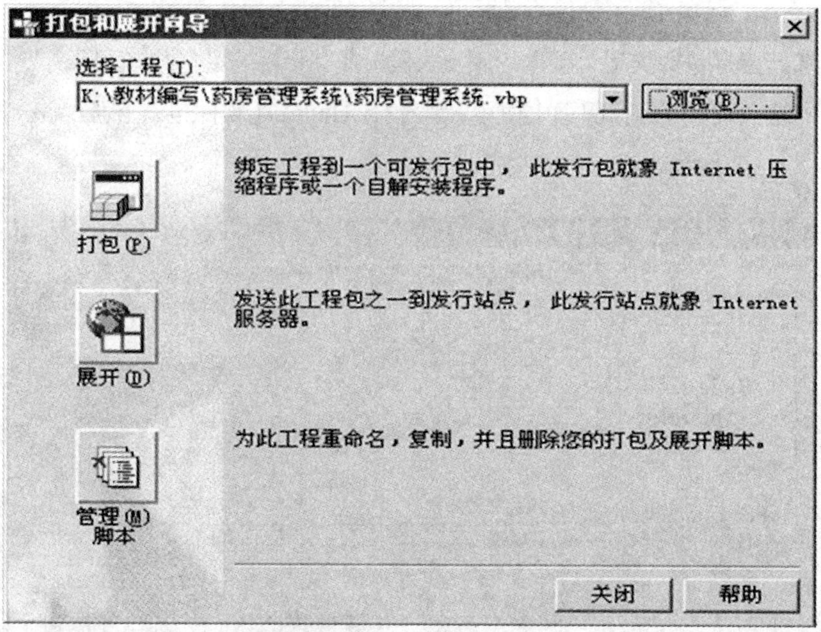

图6–31　打包向导

（2）点击“浏览”按钮，选择要打包的工程。然后单击“打包”按钮（在此只介绍打包，其他的功能不做介绍）。进入下一个页面，如图 6–32 所示。

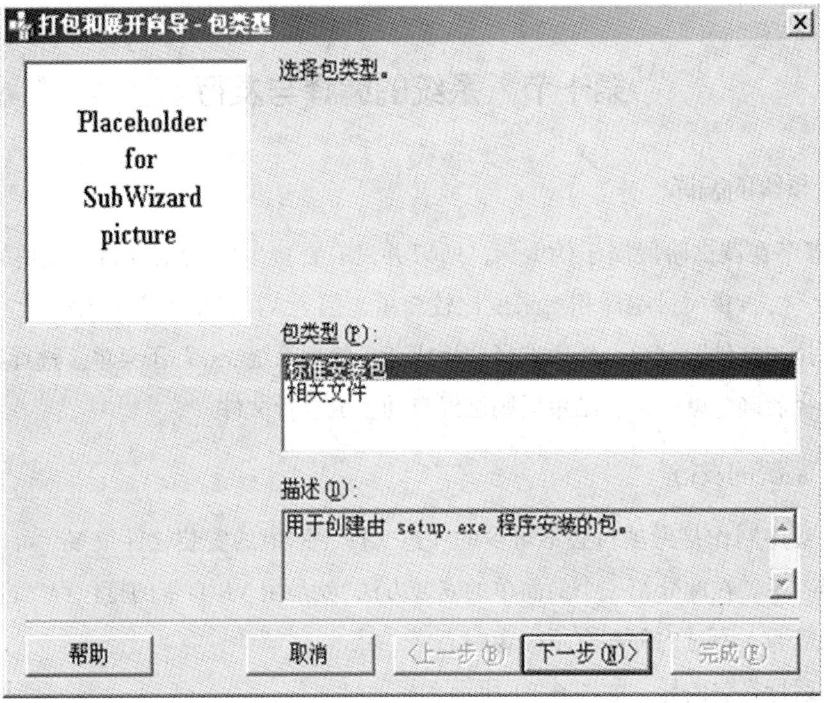

图6-32　打包类型

（3）选择要打包的类型，普通的 exe 工程选择“标准安装包”就可以了，控件之类的看使用的地点，如果是在网页中使用，请选择“Internet 软件包”，然后点击“下一步”按钮。如图 6-33 所示。

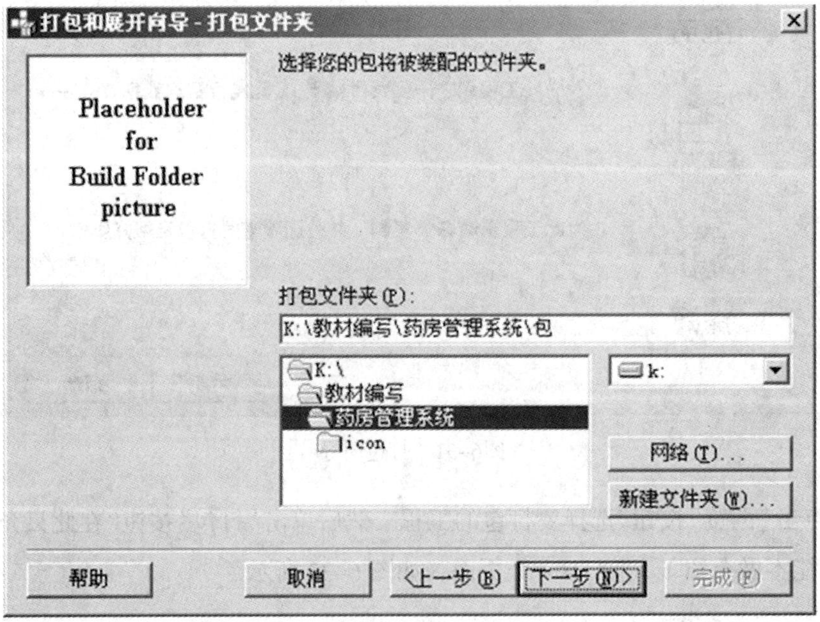

图6-33　选择打包文件夹

（4）选择包文件存放的位置，点击“下一步”，如图 6–34 所示。

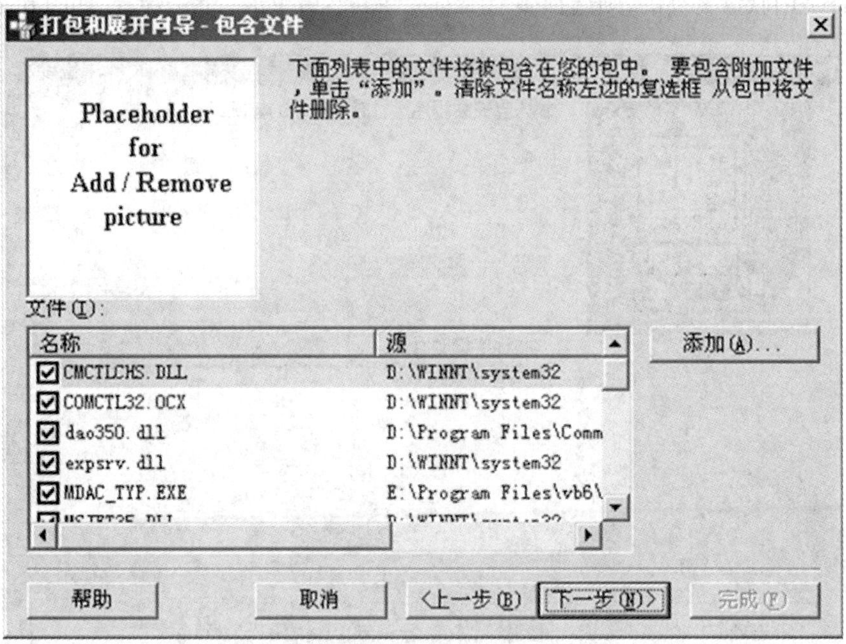

图6–34　选择包含文件

（5）向导自动找出了工程中应用的控件、DLL 等文件，需要自己到工程中检查一下，看看所包含的文件是否齐全，第三方控件所带的文件一定要带上，然后点击“下一步“，如图 6–35 所示。

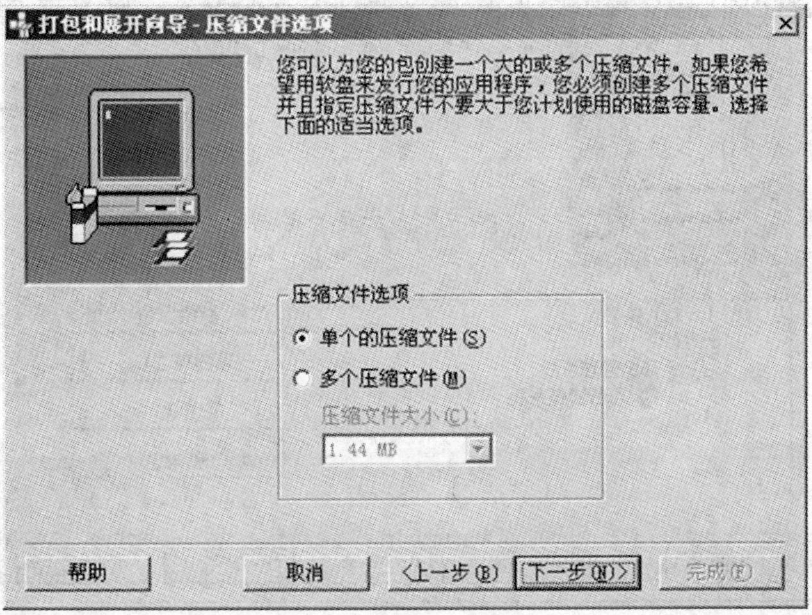

图6–35　选择打包文件类型

（6）选择打包的文件类型，根据需要，如果发布是用光盘，则选择单个的压缩文件，如果发布是用软盘之类的，则选择多个压缩文件。然后单击“下一步”。如图 6-36 所示。

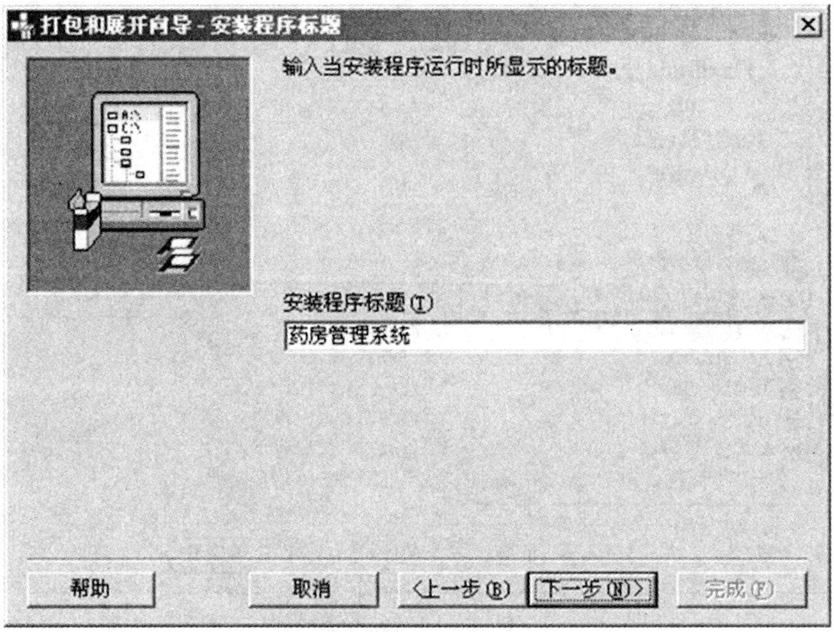

图6-36　安装程序标题

（7）确定安装程序的标题，就是在安装背景上显示的文字。然后单击“下一步”，如图 6-37 所示。

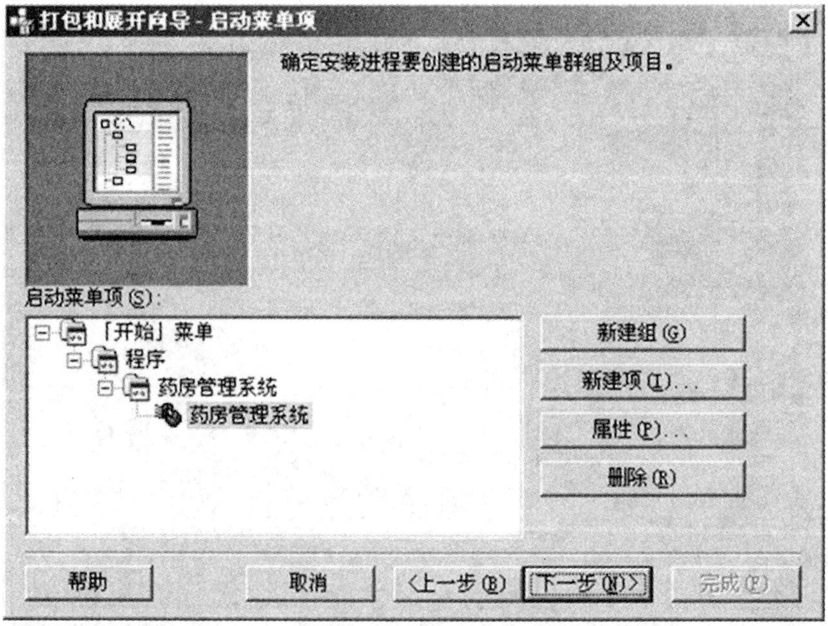

图6-37　启动菜单项

（8）启动菜单项后，可以设置在“开始菜单”中显示哪些项目，比如可以加卸载程序项，可以选择“新建项”按钮，然后在“目标”栏中输入 $（WinPath）\st6unst.exe -n “$（AppPath）\ST6UNST.LOG”,包括双引号。在“开始”项目中选择“$（WinPath）”，不包括双引号。然后点击“确定“，如图 6–38 所示。

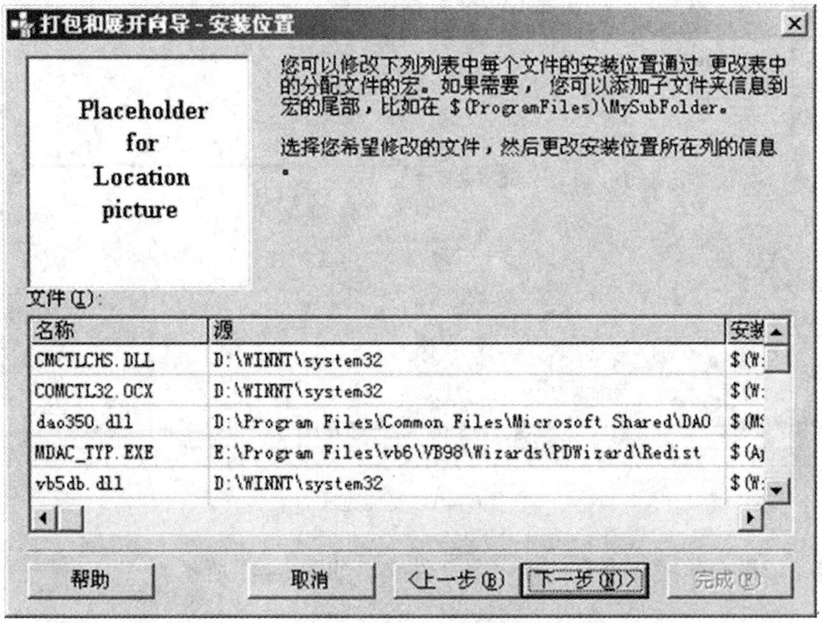

图6–38　安装位置

（9）在此可以更改文件夹的安装位置，然后点击“下一步”，如图 6–39 所示。

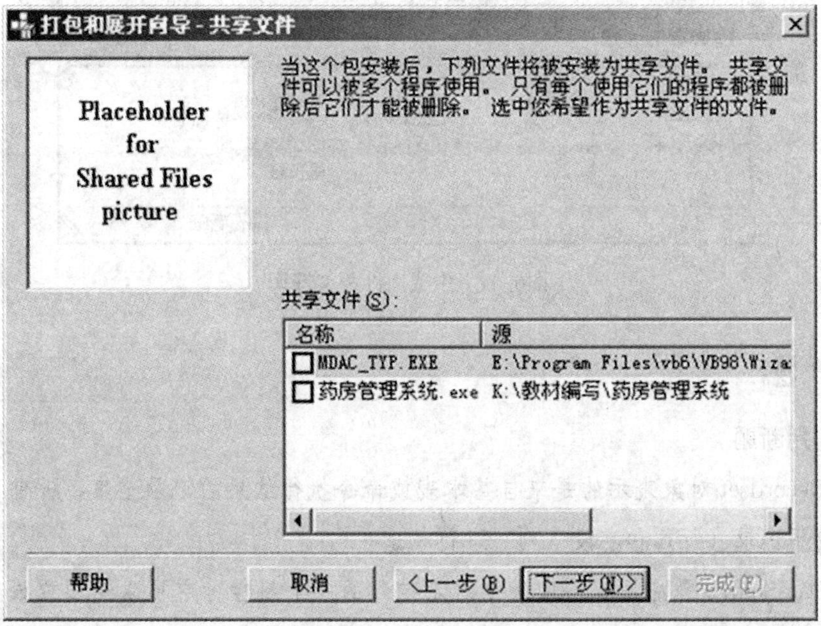

图6–39　共享文件

（10）可以将文件设置为共享（即文件可以被多个程序使用）。到此为止安装制作完成，如图 6–40 所示。

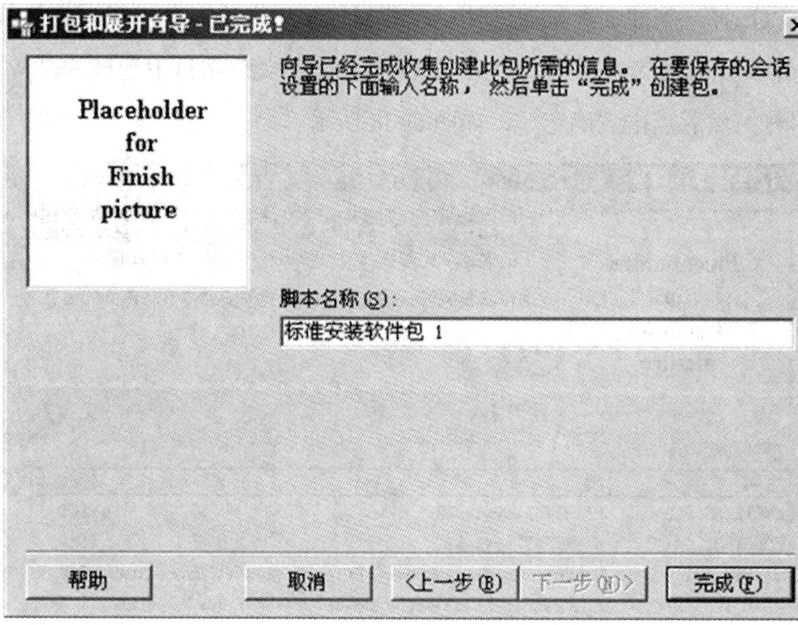

图6-40 安装完成

安装完成后会生成3个文件和1个文件夹，如图6-41所示。

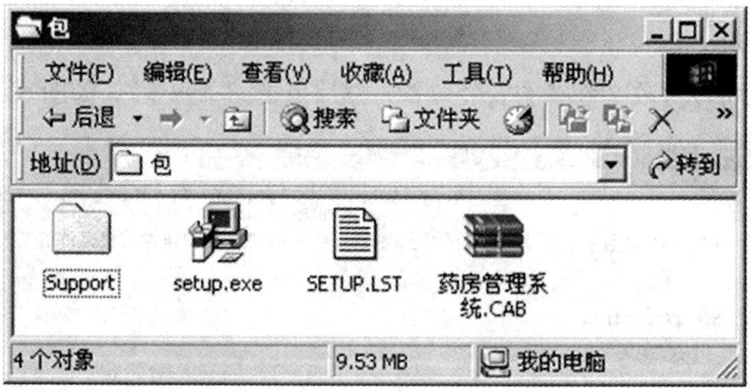

图6-41 生成文件和文件夹

习 题

一、判断题

1. Recordset对象表示的是来自基本表或命令执行结果的记录全集。所有Recordset对象均使用记录（行）和字段（列）进行构造。(　　)

2. DataSource是应用程序中数据绑定控件的一个属性，它可以返回或设置一个数据源。(　　)

3. 所有数据访问控件（Data控件、Remote Data控件和Ado Data控件），既能在设计时也能在运行时设置绑定控件的DataSource属性。(　　)

4．如果数据库是使用Microsoft Access 2000创建的，在当前VB环境中不能使用。(　　)

5．将数据控件的Visible属性设置为True，则数据绑定控件无法绑定到该数据控件上。(　　)

6．ADO Data控件与内部Data控件以及Remote Data控件功能和使用方法完全相同。(　　)

7．数据控件的记录集属性EOF和BOF用于测试记录集的记录指针是否指到了有效记录范围之外。(　　)

8．ADO Data控件并不属于Visual Basic的标准内部控件，所以不在原有的工具箱中。(　　)

9．ADO控件可以使用的数据绑定控件有：Label、TextBox、CheckBox、OLE以及DBList、DBCombo和MSFlexGrid。(　　)

10．Data控件可以使用的数据绑定控件有：Label、TextBox、CheckBox以及DataList、DataCombo、DataGrid和MSHFlexGrid。(　　)

二、单选题

1．数据库、数据库系统、数据库管理系统三者之间的关系是________。

A．数据库系统包括数据库和数据库管理系统

B．数据库管理系统包括数据库和数据库系统

C．数据库包括数据库系统和数据库管理系统

D．数据库系统就是数据库，也就是数据库管理系统

2．数据库系统和文件系统的主要区别是________。

A．数据库系统复杂，而文件系统简单

B．文件系统管理的数据量较少，而数据系统可以管理庞大的数据量

C．文件系统只能管理程序文件，而数据库系统能够管理各种类型的文件

D．文件系统不能解决数据冗余和数据独立性问题，而数据库系统可以解决

3．Microsoft Access 97/2000是一种关系型数据库管理系统，所谓关系是指______。

A．各条记录中的数据彼此有一定的关系

B．两个表文件之间有一定的关系

C．数据模型是满足一定条件的二维表格式

D．表中各个字段之间彼此有一定的关系

4．关系数据库的任何检索操作都是由3种基本运算组合而成的，这3种运算不包括________。

A．联接　　B．索引　　C．选择　　D．投影

5．数据库系统的核心是________。

A．数据库　B．操作系统　C．数据库管理系统　D．数据文件

6．Microsoft Access 97/2000 数据库文件的扩展名为________。

A．.mdb　B．.bas　C．.vbp　D．.frm

7．以下 4 个控件中，不属于数据绑定控件的是________。

A．Text 控件　B．OLE 控件　C．Option 控件　D．Label 控件

8．标准 SQL 语言本身不提供的功能是________。

A．数据表定义　B．查询

C．修改、删除　D．绑定到数据库

9．下列 4 个选项中不能使用 Refresh 方法的是________。

A．数据控件　B．DataGrid 控件　C．窗体　D．Timer 控件

10．将数据控件（Data 控件）连接数据库时，在下列属性中，无须使用属性________。

A．RecordSource　B．DatabaseName

C．EOFAction　D．Connect

三、问答题

1．如果需要用 Adodc 控件绑定连接数据库其中一个表数据，操作步骤是什么？

2．如何配置 Datagrid 控件显示数据表数据？

3．如果要删除“课程”表中的某门课程记录，经用户确认后，需要将“成绩”表中待删除课程的信息一并删除，如果要实现这个功能，应该如何设计？

第二部分

实验操作指导

实验操作指导一　计算机与医学影像技术

一、实验目的

1. 掌握网络检索医学影像方面知识的相关技能。

2. 掌握对知识的获取、整理、提炼、分析与运用的自主学习能力。

3. 掌握医学影像方面综述论文的撰写能力。

4. 掌握组建医院 PACS 系统的需求与基本方法步骤等的实施能力。

二、实验要求

1. 医学影像发展前沿技术检索，如：医学影像新技术、新设备发展的方向等，写出综述论文并制作演示文稿。

2. 医学图像后处理软件下载、应用并写出软件功能说明。

3. 检索国际知名影像设备生产厂商的资料，对四大类医学影像设备（X 线、CT、超声、核磁）性能指标、设备功能、使用状况等情况进行对比，写出综述论文并制作演示文稿。

4. 检索 PACS、RIS 系统相关资料，针对其技术特点、医院应用状况、新技术进展等，写出综述论文并制作演示文稿。

三、实验内容与步骤

（一）资料检索与整理

1. 要求上网检索并根据下载的信息资料分别整理出满足下列要求的相关资料，以 WORD 文档方式存入论文支撑材料文件夹中。

2. 要求每个检索的题目资料出处不少于 4 个网站（要求写出详细网址、作者姓名、发表日期），并且比较它们的异同。

（1）根据下载的信息资料整理出我国最新的医学影像新技术、新设备发展方向与状况的资料。

（2）根据下载的信息资料整理出国外最新的医学影像新技术、新设备发展方向与状况的资料。

（3）根据下载的信息资料整理出我国最新的 PACS 系统发展状况的资料。

（4）根据下载的信息资料整理出国外最新的 PACS 系统发展状况的资料。

（5）根据下载的信息资料整理出我国最新的 RIS 系统发展状况的资料。

（6）根据下载的信息资料整理出国外最新的 RIS 系统发展状况的资料。

3. 资料下载时要注重表格、图片资料的获取，这些资料会使论文更有说服力，起到锦上添花的作用。表格数据与图片要加具体说明，为以后进一步应用做准备。

（二）论文编写

1. 根据上述资料并结合你自己了解的实际情况，用 WORD 格式写出 2000 字的论文（其中包含医学影像发展前沿技术、PACS 系统发展状况等相关内容的综述）。

2. 书写论文题目及相关内容可以自行拟定，可参考如下方向的题目。

（1）X 线影像技术方面；

（2）CT 影像技术方面；

（3）MRI 影像技术方面；

（4）ECT 影像技术方面；

（5）医学超声诊断系统方面；

（6）红外影像、医用内窥镜方面；

（7）三维数字图像重建方面；

（8）数字虚拟人方面；

（9）基于影像的计算机辅助外科方面；

（10）基于医学影像的计算机辅助诊断方面；

（11）医学影像的融合方面；

（12）医学影像系统 PACS 方面。

（三）PACS 或数字化医学影像设备综述幻灯片制作

1. 要求上网下载最新的 CT、X 光、MR、超声等 4 种主要的影像设备资料（包括设备图片、名称、型号、主要技术指标），其中每种设备分别来自 4 个不同的厂家，如 GE 公司、飞利浦、富士通及西门子公司等。

2. 综述案例幻灯片。

检索国际与国内知名影像设备生产厂商的资料，要求对每类设备的性能指标、设备功能、使用状况等情况进行对比，将对比结果以表格及图表的形式出现并制作成演示文稿。部分学生制作示例如实验图 1–1 所示。

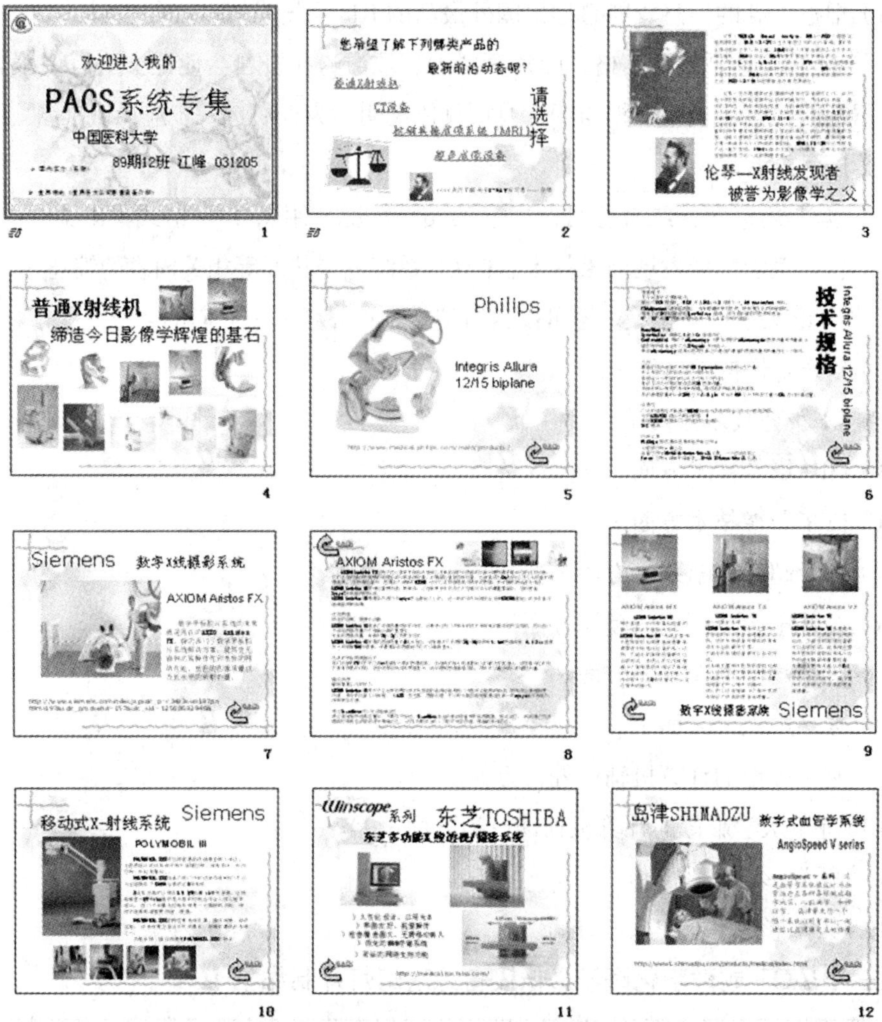

实验图1-1　学生综述案例幻灯片参考实例

（四）下载医学图像后处理软件，并写出软件功能说明

1. 要求学生上网检索并下载较新的医学图像后处理软件，国际与国内的均可，将其安装在计算机上后熟悉该软件的使用方法与功能，以达到对本门课教材第 2 章的进一步理解与掌握的目的。

2. 医学图像后处理软件案例参考

（1）便携式医学图像浏览器，如实验图 1-2 所示。

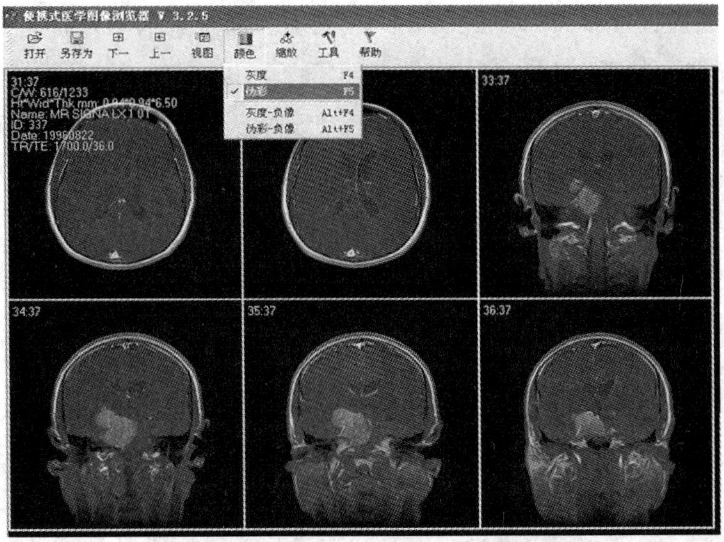

实验图1-2　学生图像后处理软件参考实例

便携式医学图像浏览器操作界面简单，主要菜单功能如下：

打开——导入选中的文件；

另存为——保存已经处理过的图片；

上一——浏览上一张图片；

下一——浏览下一张图片；

试图——试图工具效果的操作；

颜色——灰度、伪彩及二者的负像；

缩放——按一定比例缩放图像；

工具——提供一些试图变换工具。

（2）超声影像系统的使用　本软件中部分使用说明简介如下。

1）启动软件后，单击实验图 1–3 中“导入图片”按钮弹出实验图 1–4，选中要打开的文件导入患者图片区（可多张图片一起导入）。

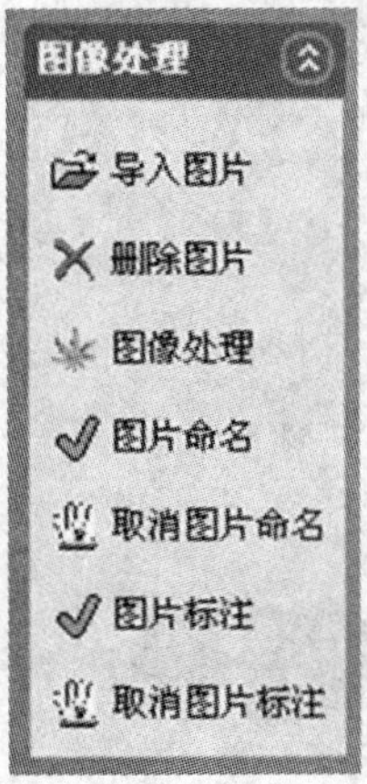

实验图1–3　启动软件

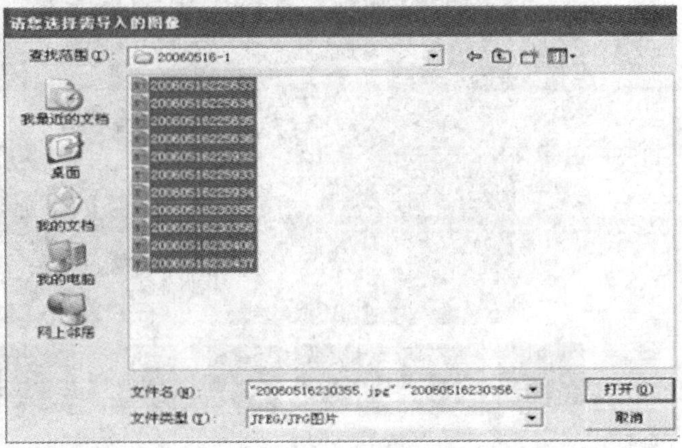

实验图1–4　导入图片

2）单击实验图 1–3 中“删除图片”可删除当前患者的图片，选中的图片边框为红色，可多张一起删除；注意：图片一经删除不可以恢复。

3）图像处理功能包含：图像缩放（放大、矩形放大、恢复大小）、选取对象（矩形、多边形、圆形、魔棒、套索）、测量（面积、周长、长度、角度）、插入对象（直线、矩形、圆形、图像、文字）、对图像伪彩处理、亮度、对比度的调节等，具体操作如下。

① 选中要处理的图片（选中边框为红色）可多张选中一起进入到图像处理模块来处理，然后点击图像处理进入处理模块，如实验图 1–5 所示。

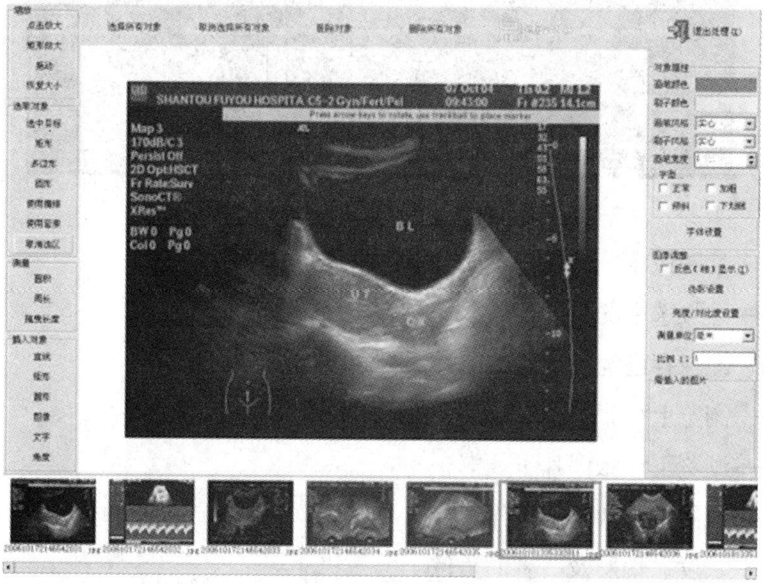

实验图1–5　选中图像

② 单击“点击放大”来设置放大整张图片的大小，如实验图 1–6。

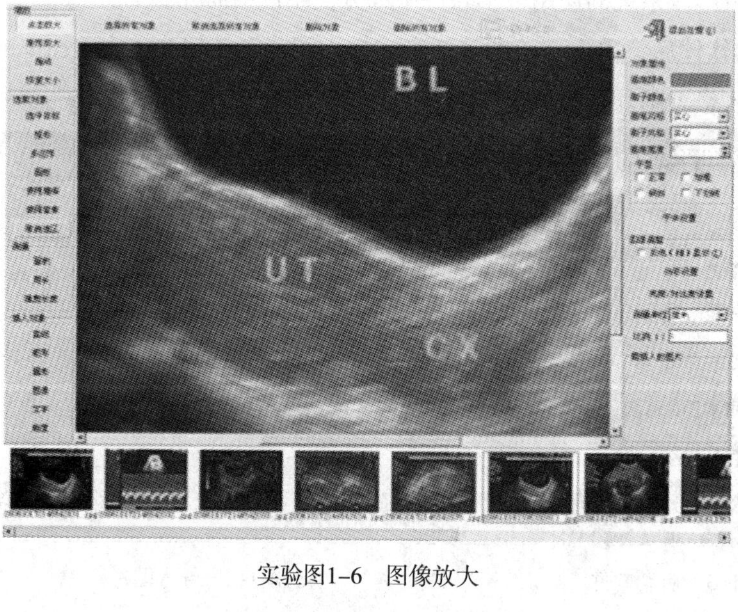

实验图1–6　图像放大

③ 单击“矩形放大”可以将选取图片的一部分放大，如实验图 1–7。

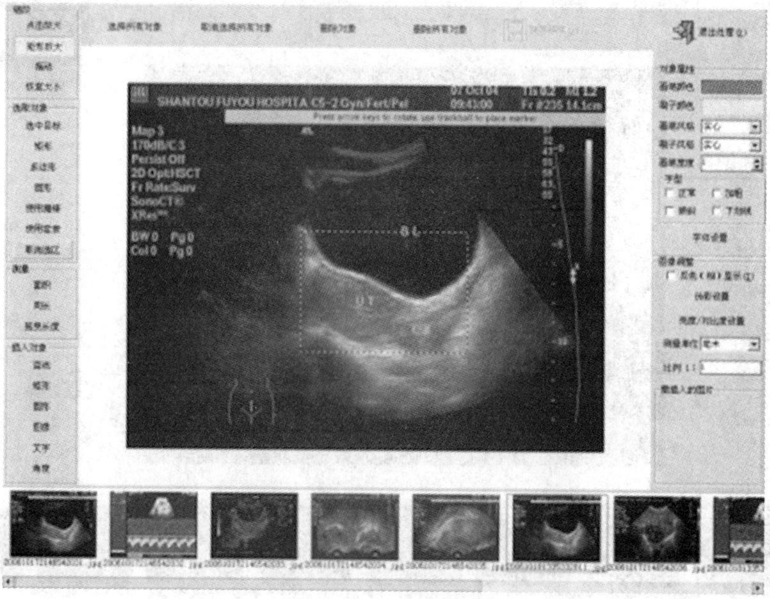

实验图1–7　矩形放大

④ 测量面积，点击“矩形”，然后再点击面积就可测量矩形的面积，测量多边形、圆形的面积方法同上，如图实验 1–8 所示。

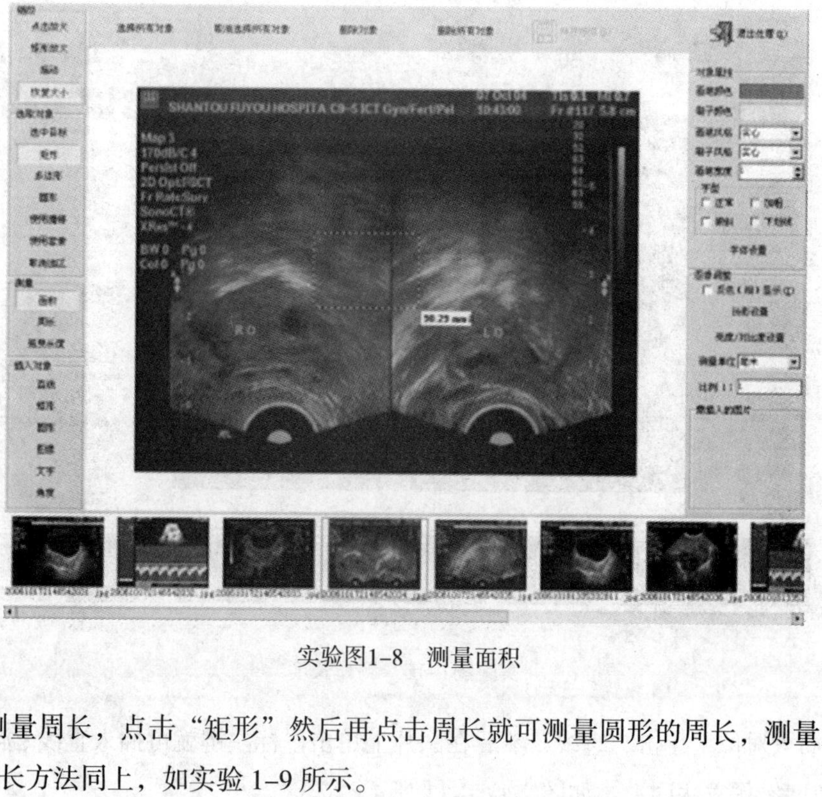

实验图1–8　测量面积

⑤ 测量周长，点击“矩形”然后再点击周长就可测量圆形的周长，测量多边形、矩形的周长方法同上，如实验 1–9 所示。

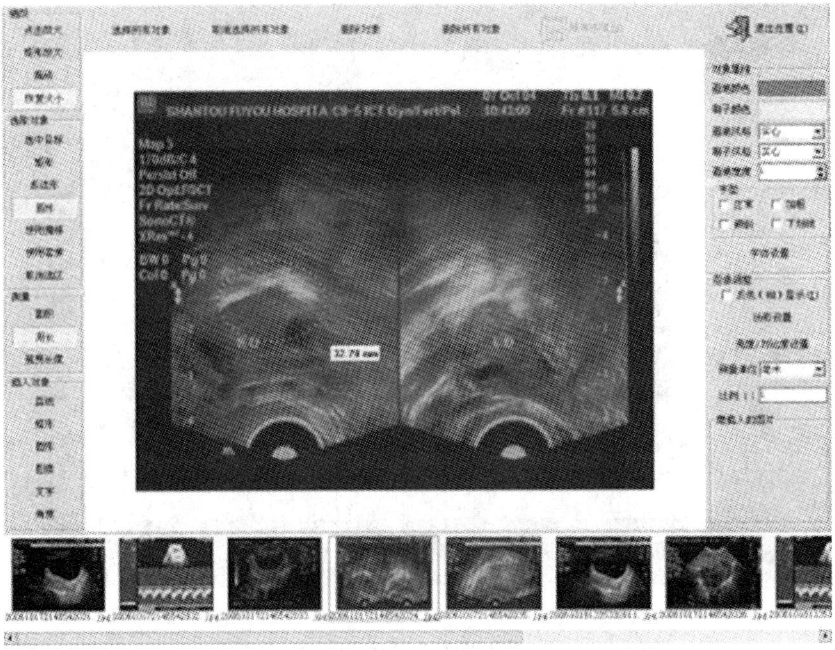

实验图1-9　测量周长

⑥ 测量长度，点击“拖曳长度”在图片上单击鼠标左键来测量长度，如图实验 1-10 所示。

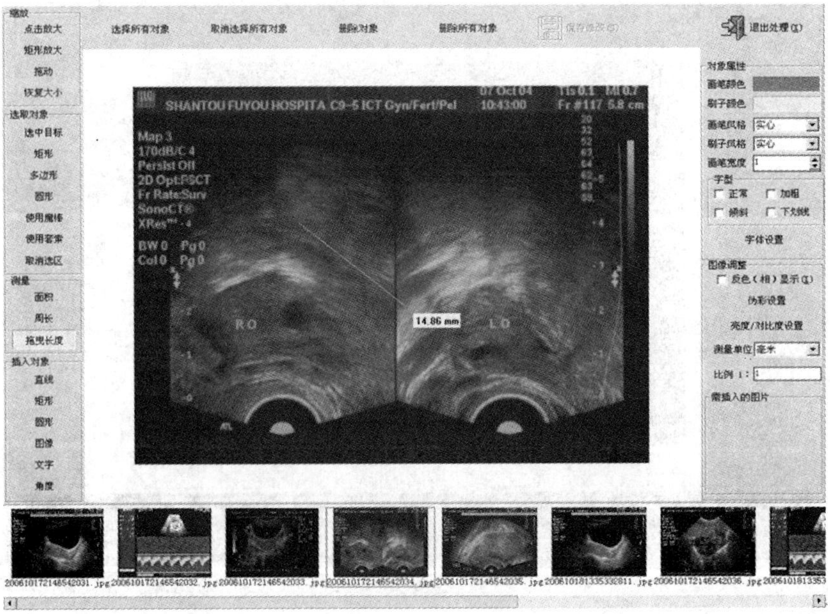

实验图1-10　测量长度

⑦ 插入对像，点击“直线”然后在图片上单击鼠标左键就可插入直线；插入圆形、矩形、角度操作方法同上，如图实验 1-11 所示。

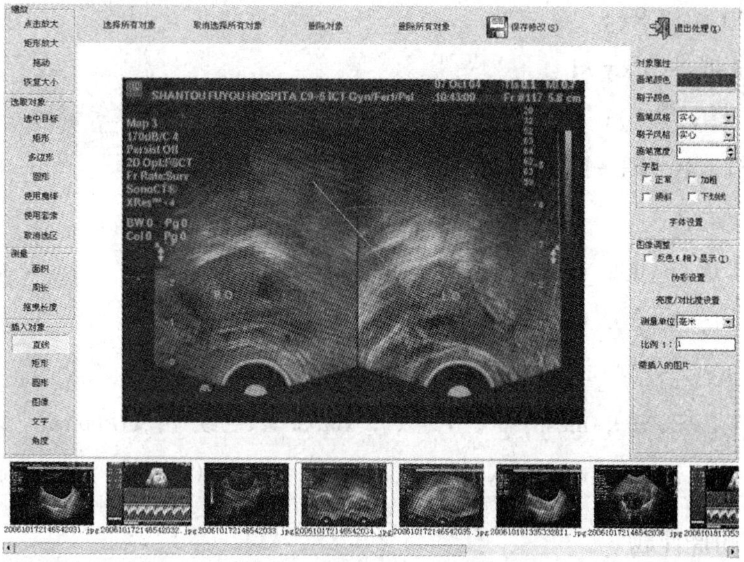

实验图1-11　插入对象

⑧ 插入文字，点“文字”然后在图片上拖出文字输入框，在输入框插入要插入的文字，如实验图 1-12 所示。

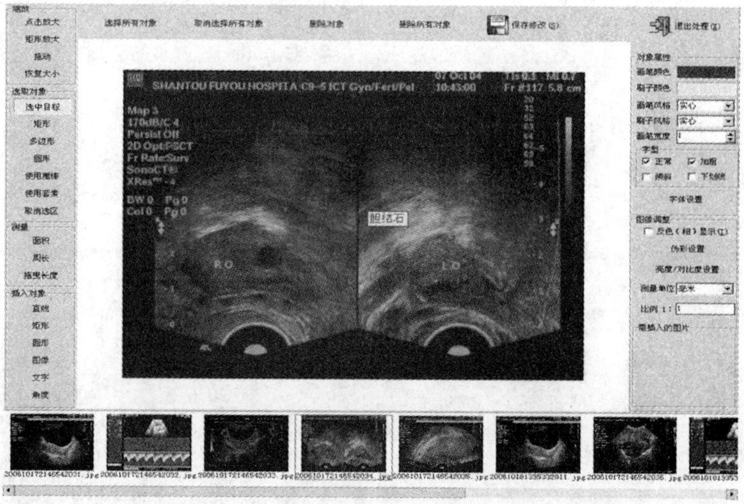

实验图1-12　插入文字

（五）对图像 simulation.bmp 进行傅立叶变换

傅立叶变换是线性系统分析的一个有力的工具。它在图像处理，特别是在图像增强、复原和压缩中，扮演着非常重要的作用。实际中一般采用一种叫作快速傅立叶变换（FFT）的方法，MATLAB 中的 fft2 指令用于得到二维 FFT 的结果，ifft2 指令用于得到二维 FFT 逆变换的结果。

可以使用近似冲击函数的二维快速傅立叶变换（FFT），可参考程序：

```
x=1：99；y=1：99；
[X,Y]=meshgrid（x,y）;
A=zeros（99，99）;
A（49:51，49:51）=1；
B=fft2（A）;
subplot（1，2，1），imshow（A），xlabel（'空域图象'）;
subplot（1，2，2），imshow（B），xlabel（'时域图象'）;
figure
subplot（1，2，1），mesh（X，Y，A），xlabel（'空域'），grid on；
subplot（1，2，2），mesh（X，Y，abs（B）），xlabel（'时域'），grid on；
```

四、上机操作题

1. 上网检索并下载有关计算机在医学影像方面应用的资料，并结合学生本人了解的实际情况，用 WORD 格式写出 2000 字的综述论文。

2. 上网检索并下载有关医学影像融合技术方面的资料，并结合学生本人了解的实际情况，用 WORD 格式写出 2000 字的综述论文。

实验操作指导二　数据库基础

实验一　用E-R图设计数据库

一、实验目的

1. 熟悉 E-R 模型的基本概念和图形的表示方法。
2. 掌握将现实世界的事物转化成 E-R 图的基本技巧。
3. 熟悉关系数据模型的基本概念。
4. 掌握将 E-R 图转化成关系表的基本技巧。

二、实验内容

1. 根据要求确定实体、属性和联系。
2. 将实体、属性和联系转化为 E-R 图。
3. 将 E-R 图转化为表。

三、实验步骤

1. 设计能够表示出班级与学生关系的数据库。

（1）确定班级实体和学生实体的属性。

班级：班级名称、班级人数、班级号。

学生：姓名、学号、性别、年龄。

（2）确定班级和学生之间的联系，给联系命名并指出联系的类型（学生属于班级）。

（3）确定联系本身的属性。一个学生对应一个班级，一个班级对应多个学生。

（4）画出班级与学生关系的 E-R 图，见实验图 2-1。

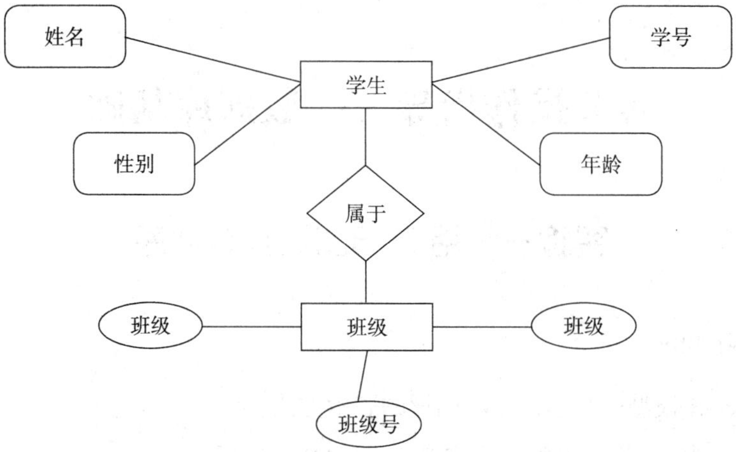

实验图2-1　班级与学生关系E-R图

（5）将 E-R 图转化为表，写出表的关系模式并标明各自的主码或外码。

2. 设计能够表示出顾客与商品关系的数据库。

（1）确定顾客实体和商品实体的属性。

顾客：姓名、性别、年龄。

商品：名称、生产日期、保质期、价格。

（2）确定顾客和商品之间的联系，给联系命名并指出联系的类型。当顾客购买商品时，商品属于顾客。

（3）确定联系本身的属性。一个顾客可以购买多种商品，一种商品可以让多个顾客购买。

（4）画出顾客与商品关系的 E-R 图，见实验图 2-2。

（5）将 E-R 图转化为表，写出表的关系模式并标明各自的主码或外码。

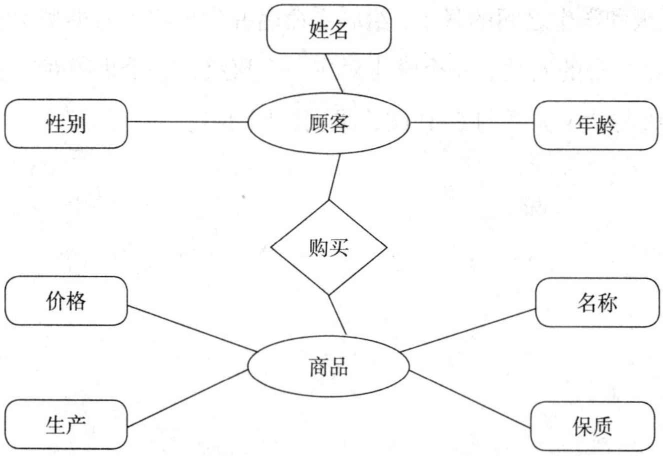

实验图2-2　顾客与商品关系的E-R图

3. 设计能够表示出房地产交易中客户，业务员和合同三者之间关系的数据库。

（1）确定客户实体，业务员实体和合同实体的属性。

客户实体：姓名、年龄、性别。

业务实体：姓名、年龄、性别。

合同实体：日期、内容。

（2）确定客户、业务员和合同三者之间的联系，给联系命名并指出联系的类型。业务员与客户签订合同

（3）确定联系本身的属性（接待、签订）。业务员接待客户，并和客户签订合同。

（4）画出客户、业务员和合同三者关系 E–R 图，见实验图 2–3。

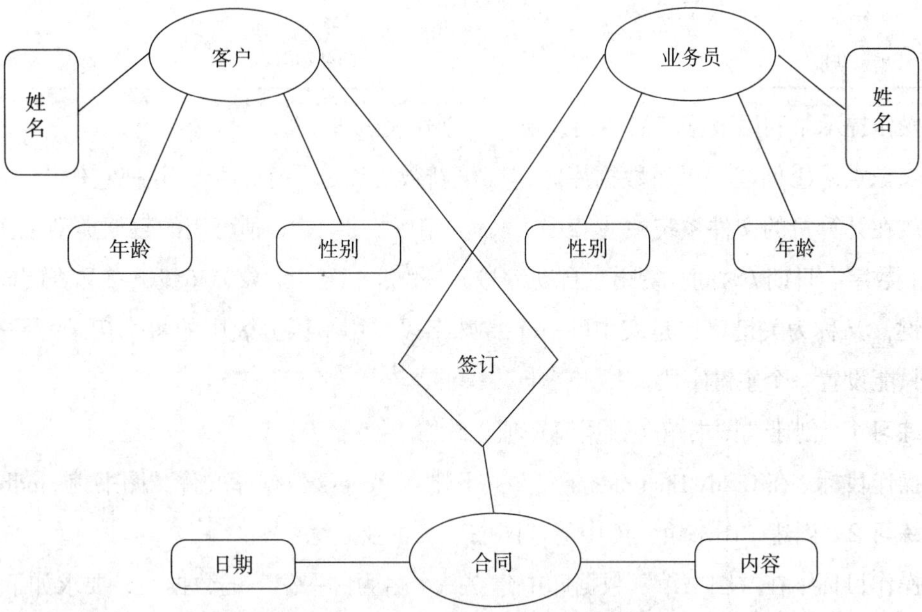

实验图2–3　客户、业务员和合同三者关系E–R图

（5）将 E–R 图转化为表，写出表的关系模式并标明各自的主码或外码。

实验二　创建数据库和表

一、实验目的

熟练创建 Access 数据库和表。

二、实验要求

1. 熟练掌握创建 Access 数据库的方法。

2. 掌握创建表的方法和输入修改数据。

三、实验步骤

1. 创建“人事”数据库和“人员”数据表

操作目标：在“我的文档”文件夹中创建数据库文件“人事.mdb”，然后在该数据库中创建“人员”数据表。“人员”表的结构如实验表2–1所示。

实验表2–1　“人员”表

字段名	数据类型	字段名	数据数型
姓名	文本	职称	文本
出生年月	日期/时间	基本工资	货币
性别	文本	工龄	数字
婚姻状况	是/否	部门编号	文本

操作提示：利用数据表的“设计视图”创建表。

知识点：①创建一个新数据库时，要给新数据库起一个名字，并把它作为一个文件存放在计算机的文件系统中。②Access为字段提供了10种可用的数据类型：文本、备注、数字、日期/时间、货币、自动编号、是/否、OLE对象、超级链接和查阅向导。③主键，又称为关键字，是表中的一个特殊字段，用来区分表中的每个记录。一个数据表只能设置一个主键字段。

练习1　创建“图书馆”数据库（独立练习）。

操作目标：在C:\My Documents文件夹下建立Access数据库文件“图书馆.mdb”。

练习2　创建“图书馆”库中的“图书”表（独立练习）。

操作目标：在“图书馆”数据库中建立一个名为“图书”的数据表，要求如下：

（1）字段定义如表实验2–2所示。

（2）设置“编号”字段为表的关键字。

实验表2–2　字段定义

字段名	数据类型	字段名	数据类型
编号	文本	单价	货币
书名	文本	数量	货币
购买人工号	文本	出版社	文本
购买日期	日期/时间	管理编号	文本

操作提示：通过设计视图创建数据表。

使用工具栏上的“主键”按钮设置主键字段。

2. 创建“人事”库中的“部门”表

操作目标：在“人事”数据库中创建“部门”数据表，结构如实验表2–3所示。

实验表2–3　“部门”表

字段名称	数据类型
部门编号	文本
部门名称	文本

操作提示：用“创建表向导”来建立“部门”表。

知识点：① Access 数据库是多表的集合。表又称为“数据表”，是实际存储数据的数据库对象，因此是数据库中的基本对象。

练习 1　创建“人事”数据库中的“部门 2”表。

操作目标：在“人事”数据库中创建“部门 2”表，其结构与“部门”表相同，数据内容如实验表 2–4 所示。完成后以此表取代“部门”表。

实验表2–4　“部门2”表

部门编号	部门名称	部门编号	部门名称
001	工程技术部	003	财务中心
002	计算中心	004	销售部

操作提示：利用“通过输入数据创建表”方式来建立“部门 2”表 。

练习 2　创建“图书馆”库中的“管理员”表（独立练习）。

操作目标：在“图书馆”数据库中创建“管理员”表，要求如下。

（1）表结构和数据分别见实验表 2–5 和实验表 2–6。

（2）将“管理员编号”字段设置为关键字。

实验表2–5　“管理员”结构表

管理员编号	管理员姓名	部门
001	李莉	技术部
002	顾晓明	计算中心
003	王芳	资料室
004	姚晓华	工程部

实验表2–6“管理员”数据表

字段名称	数据类型
管理员编号	文本
管理员姓名	文本
部门	文本

操作提示：用向导方式创建“管理员”表后检查一下，若有问题再重新创建，直到正确；若无问题，将它删除，然后再用输入数据的方式创建。

查看刚创建的“图书”和“管理员”表

3. 在“人事”库的“人员”表中添加数据记录

操作目标：在“人员”表中添加数据记录，内容如实验表 2–7 所示。

实验表2–7 “人员”表内容

序号	姓名	出生年月	性别	婚姻状况	职称	基本工资	工龄	部门编号
1	毕 叶	74–3–17	男	否	技术员	¥810.00	2	001
2	蒋唯一	50–4–8	男	是	高级工程师	¥1，830.00	24	002
3	李倩	69–9–10	女	否	会计员	¥1，232.00	8	003
4	刘枫	46–7–9	女	是	高级工程师	¥1，930.00	28	001
5	罗瑞明	67–8–12	女	否	技术员	¥950.00	6	004
6	秦基业	63–11–12	男	是	助理工程师	¥1，556.00	12	001
7	史美琳	60–10–10	女	是	工程师	¥1，688.00	15	004
8	苏丽娜	58–3–18	女	是	工程师	¥1，768.00	16	001
9	王大伟	65–7–15	男	是	助理会计师	¥1，456.00	10	003
10	张志钧	63–1–31	男	是	会计师	¥1，586.00	12	003
11	魏力军	73–10–9	女	否	技术员	¥712.00	3	001
12	谢明	50–1–12	男	是	高级工程师	¥1，789.00	25	002
13	叶韵清	55–3–20	女	是	高级会计师	¥1，815.00	20	003
14	张益民	73–3–5	男	否	技术员	¥860.00	5	002

知识点：表将数据以“行”和“列”的形式组织在一起。在 Access 中，“行”被称为“记录”，“列”被称为“字段”。对字段的定义决定了表的结构。

练习 向“图书馆”库的“图书”表输入数据（独立练习）。

操作目标：将实验表 2–8 中的数据输入到“图书”表。

实验表2–8 “图书”表数据

编号	书名	购买人	购买日期	单价	数量	出版社	管理员
DBM005	Access数据库	001	1997–1–13	22	2	电子工业出版社	003
JSJ009	计算机文化基础	035	1999–6–2	35	15	交通大学出版社	002
BGZ023	办公自动化	075	1997–3–5	38	10	复旦大学出版社	001
WLT091	网络通讯	094	1997–3–8	36	3	复旦大学出版社	002
JSJ021	计算机应用基础	086	1998–9–12	19	20	复旦大学出版社	001
OAN031	OFFICE新貌	073	1998–3–19	23	3	交通大学出版社	003
SNT090	机顶盒使用手册	105	1998–3–6	25	2	交通大学出版社	002
FOX001	FoxPro参考大全	176	1997–12–2	38	2	科学技术出版社	001
WIN020	Flash应用教程	194	1999–6–30	30	25	人民邮电出版社	003
EHG078	新英汉通信词典	201	1997–8–5	50	3	清华大学出版社	001

操作提示：在数据表视图中输入数据。

查看输入数据后的“图书”表。

4. 修改“人事”库中“人员”表的结构

操作目标：按下面的要求修改“人员”表的结构。

（1）将“ID”字段的名称改为“编号”。

（2）修改字段的大小：“姓名”字段改为 8；“性别”字段改为 2；“职称”字段改为 10；“部门编号”字段改为 3。

（3）在“工龄”字段前添加字段：“进入本公司工龄”字段，类型为“数字”；“计算机程度”字段，类型为“文本”。

（4）删除“工龄”字段。

（5）将“性别”字段移动到“出生年月”字段前。

操作提示：在表的“设计视图”中进行这些操作。

知识点：Access 为用户提供两种访问数据表的视图：数据表视图和设计视图。设计视图用于定义或修改表的结构；数据表视图用于显示和修改数据。

练习 1　修改“图书馆”库中“图书”表的结构（独立练习）。

操作目标：按下面的要求修改“图书”表的结构。

（1）修改字段的大小：“图书编号”字段改为 10；“书名”字段改为 30；“出版社”字段改为 20；“管理员编号”字段改为 3。

（2）将“编号”字段的字段名改为“图书编号”;将“数量”字段改为“数字”类型；

（3）删除“购买人工号”字段；

（4）将“购买日期”字段移到“数量”字段和“出版社”字段之间。

操作提示：在表的“设计视图”中进行这些操作。

练习 2　修改“图书馆”库中“管理员”表的结构（独立练习）。

操作目标：按下面的要求修改“管理员”表的结构及数据。

（1）在“部门”字段前添加“电话分机号码”字段，文本类型，大小为 4。

（2）在各记录对应的“电话分机号码”字段中分别输入：“3018”、“4020”、“2009”和“2024”。

操作提示：在设计视图中修改结构；在数据表视图中输入数据。

在设计视图中查看被修改过结构的“图书”表和“管理员”表。

5. 显示“人事”库中的人员信息

操作目标：显示并打印“人事”数据库的“人员”表数据，要求如下。

（1）按“基本工资”字段升序排列表中的记录。

（2）冻结“姓名”和“性别”列。

（3）隐藏“出生年月”和“婚姻状态”列。

（4）合适的行高和列宽。

操作提示：在表的“数据表视图”中进行上述操作。

知识点：数据表视图用于显示和修改表中的数据。

练习 显示“图书馆”库中的图书信息（独立练习）。

操作目标：显示“图书馆”数据库的“图书”表数据。要求如下。

（1）按“数量”字段的升序排列表中的记录。

（2）冻结“图书编号”和“书名”列。

（3）隐藏“数量”和“出版社”列。

（4）打印所显示的数据。

操作提示：在表的“数据表视图”中进行操作。每个操作目标完成后，应创造条件证实操作的结果。如冻结“图书编号”和“书名”字段后，应将“图书”表的窗口缩小一倍，然后使用水平滚动条移动表中的记录数据，观察表中数据变化的情况。

6. 编辑“人事”库中的人员信息

操作目标：按下列要求修改“人事”数据库中的“人员”表数据。

（1）删除最后两条记录。

（2）将每条记录的“进入本公司工龄”加 1。

（3）史美琳升为“高级工程师”。

（4）所有“部门编号”为“002”的员工都调至部门“004”。

操作提示：操作在表的“数据表视图”中进行。

练习 编辑“图书馆”库中的图书信息（独立练习）。

操作目标：按下列要求修改“图书馆”数据库中的“图书”表数据。

（1）删除“编号”为“SNT090”的记录。

（2）交通大学出版社的每种图书增加 10 本。

（3）新购入下列图书：书名《新英汉计算机词典》、编号 EGN080、数量 15 本、价格 30 元、购买日期 2003-3-15、清华大学出版社、管理员编号 002；书名《计算机应用技术中级》、编号 JSJ100、数量 20 本、价格 40 元、购买日期 2003-2-3、上海大学出版社、管理员编号 003。

操作提示：在表的“数据表视图”中进行操作。未给出信息的字段为空。

查看被修改过记录数据的“图书”表。

实验三　查询数据库

一、实验目的

熟练表的数据查询

二、实验要求

1．熟练掌握表的选择查询、添加准则查询方法。

2．掌握将查询结果进行排序。

三、实验步骤

1. 创建基于“人员”表的选择查询

操作目标：创建一个基于“人员”表的选择查询，要求查询结果包含“人员”表中的“姓名”、“职称”、“基本工资”字段，以“职称和基本工资”命名查询。

操作提示：从 Access 数据库窗口中选择“查询”标签，在查询的“设计视图”中创建查询。

知识点：利用 Access 的查询，用户可以从数据库中获取所需要的信息。

例如在已建立的“人员”表中通过选择字段可以查看指定的字段数据。

查询有两种视图：“数据表视图”和“设计视图”，“数据表视图”用来显示查询执行的结果数据；“设计视图”用于设计、显示查询的条件。查询结果由原始表中存在的数据构成，如果修改了原始表中的数据，那么查询结果会随着基表中数据的改变而变化，查询反映表当前的实际情况。

练习　创建基于“图书”表的选择查询（独立练习）。

操作目标：创建并执行一个基于“图书”表的选择查询“书名与单价”，查询结果的要求如下。

（1）列出字段：图书编号、书名、数量、单价、出版社。

（2）查看刚创建的查询“书名与单价”。

2. 在查询中添加准则

操作目标：按下面的要求在“人事”数据库的查询中添加准则。

（1）要求查询结果只显示职称为“工程师”的记录。

（2）要求查询结果显示“人员”表中“张”姓的所有人员。

（3）要求查询结果显示“基本工资”大于 1200 元的人员记录。

（4）要求查询结果显示编号为“001”，并且“来本公司工作已多于 5 年”的人员的记录。

（5）要求查询结果显示部门编号为“001”，或者“来本公司工作已大多于 5 年”

的人员的记录。

操作提示：在查询的“设计视图”窗口执行操作。

知识点：通过设置准则可以搜索出符合某些条件的记录，如果一个查询条件不能满足要求，可以采用多个查询条件。

准则是查询中用来选择特定记录的限制条件，在查询中可以设置含通配符（“*”和“？”）的准则；可以设置含比较操作符的准则；还可以设置组合（“与”、“或”）准则。

练习 1 为“图书”表创建筛选图书的查询（独立练习）。

操作目标：基于“图书”表创建查询“计算机图书”，查询结果的要求如下。

（1）列出字段：图书编号、书名、数量、单价、出版社

（2）含有记录：书名以“计算机”开始的记录

查看刚创建的查询“计算机图书”

练习 2 创建含“或”准则的查询（独立练习）。

操作目标：基于“图书”表创建查询“电子－复旦出版社”，查询结果的要求如下。

（1）列出字段：图书编号、书名、数量、单价、出版社

（2）含有记录：由“电子工业出版社”或“复旦大学出版社”出版的书

查看刚创建的查询“电子－复旦出版社”

练习 3 创建含“与”准则的查询（独立练习）。

操作目标：基于“图书”表创建查询“复旦出版社”，查询结果的要求如下。

（1）列出字段：图书编号、书名、数量、单价、出版社

（2）含有记录：由“复旦大学出版社”出版并且数量大于等于 10 的图书记录

查看刚创建的查询“复旦出版社”。

3. 排序查询结果

操作目标：按下面的要求在“人事”数据库的查询中排序记录。

（1）查询结果按“进入本公司工龄”升序排列。

（2）查询结果先按“部门编号”的升序排列，再按“进入本公司工龄”降序排列。

（3）将“性别”字段与“部门编号”字段交换位置。

（4）隐藏“部门编号”字段。

操作提示：在查询“设计视图”中执行操作目标。

知识点：①可以在查询中加入排序要求，让查询后的记录以指定的顺序出现。②查询后的记录按递增排列被称为升序；反之则被称为降序。③用来排序的字段被称为排序关键字，在查询中可以设置多个关键字，其中最重要的排序字段被称为排序主关键字，其他的则为排序次关键字。④在网格设计区，排序主关键字必须被放置在排序次关键字的左边。⑤ Access 在查询时对网络设计区中出现的多个排序关键字按从左到右的顺

序依次排序查询结果。

练习　修改“书名与单价”查询的显示效果（独立练习）。

操作目标：按下面的要求在“图书馆.mdb”数据库中修改“书名与单价”查询。

（1）使查询结果按“出版社”的升序排列和“数量”的降序排列。

（2）使查询结果的列按“书名”、“图书编号”、“出版社”、“数量”、“单价”次序排列。

（3）使查询结果列出“图书”表中全部由“交通大学出版社”出版的书，但查询结果不包含“出版社”字段。

操作提示：在查询“设计视图”中执行实验目标，每完成一个实验目标检查一下正确与否，然后再执行下一个实验目标。

实验操作指导三　管理信息系统设计入门

实验一　Visual Basic程序设计基础

一、实验目的

1. 掌握启动与退出 Visual Basic 的方法。

2. 掌握建立、编辑、运行和保存一个简单的 Visual Basic 应用程序的全过程。

3. 掌握表达式、赋值语句的正确书写规则和常用函数的使用。

4. 掌握 InputBox 与 MsgBox 的使用。

5. 掌握各种选择语句的使用及其区别。

6. 掌握各种循环语句的使用及其区别，掌握如何控制循环条件，防止死循环或不循环。

二、实验内容

1. 建立第一个 VB 应用程序。程序界面如实验图 3-1,要求当按“显示内容”按钮时，文本框中出现红色的“Hello，Visual Basic！”的文字，按“清屏”按钮时，文本框中文字消失，按“结束”按钮后，程序结束。

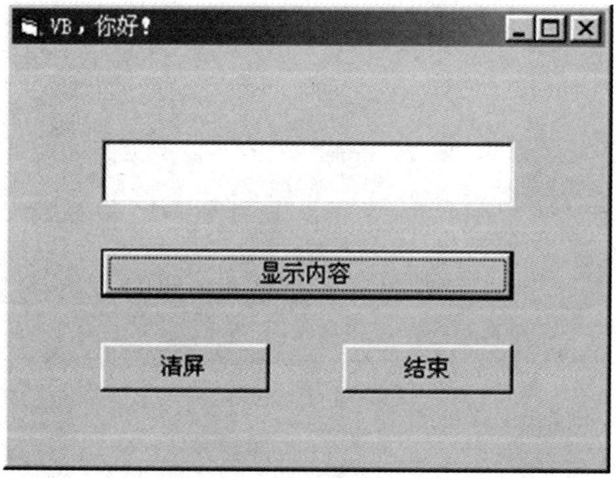

实验图3-1　第1题运行界面

程序中有一个窗体，一个文本框和 3 个按钮，各控件对象属性设置如实验表 3–1 所示。

实验表3–1　对象属性设置

对象名称	属性	属性值
窗体	（名称）Caption	Form1 VB，你好！
文本框	（名称）Text	Text1
	Alignment	2
	Font	粗体，14号
	ForeColor	红色
命令按钮	（名称）Caption	Command1显示内容
命令按钮	（名称）Caption	Command2清屏
命令按钮	（名称）Caption	Command3结束

2. 按实验图 3–2 所示界面设计一个留言簿。要求单击“提交”按钮后，上面的文本框内容复制到下面的文本框中，且下面文本框中的内容不能修改。单击“清除”按钮则清除两个文本框中的内容。

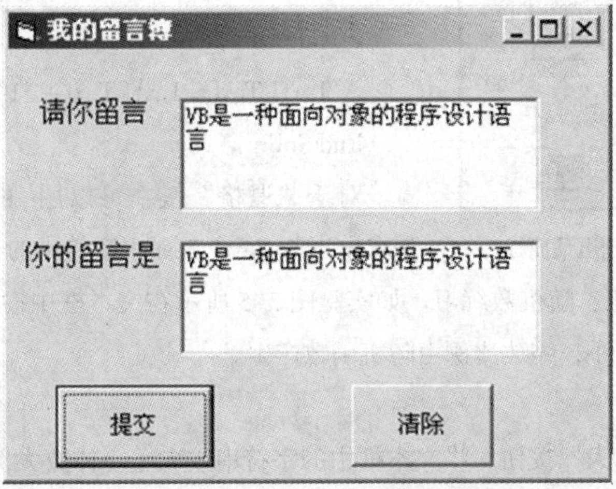

实验图3–2　第2题留言簿运行界面

操作提示：

（1）要让文本框的内容多行显示，需要设置 MultiLine 属性为 True。

（2）要求下面文本框的内容不能修改，只需要设置其 Locked 属性为 True 即可。

3. 建立 4 个文本框。完成功能：在起始文本框中输入起始位置，长度文本框中输入截取长度，单击“确认”按钮后，截取的内容放入文本框 2 中。如实验图 3–3 所示。

操作提示：文本框中选定内容可以使用文本框的属性 SelText（选定文本内容）、SelStart（选定文本起始点）、SelLength（选定文本长度）读取或设置。

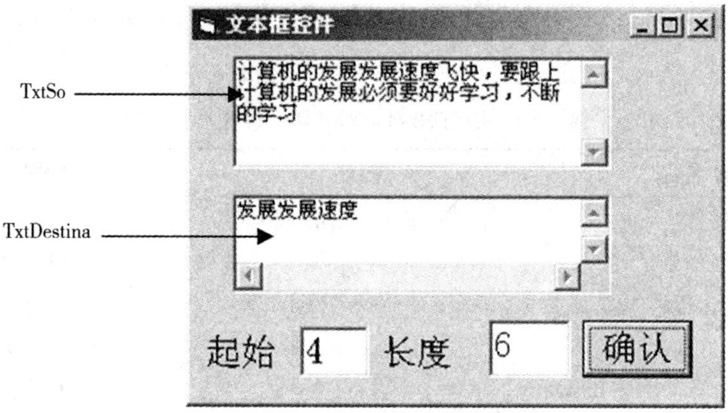

实验图3-3　第3题运行界面

4. 设计一个简单的模拟拨号器面板，如实验图 3-4 所示。模仿打电话的过程，按"退格"键可清除键入的数字，按"清屏"清除全部号码。

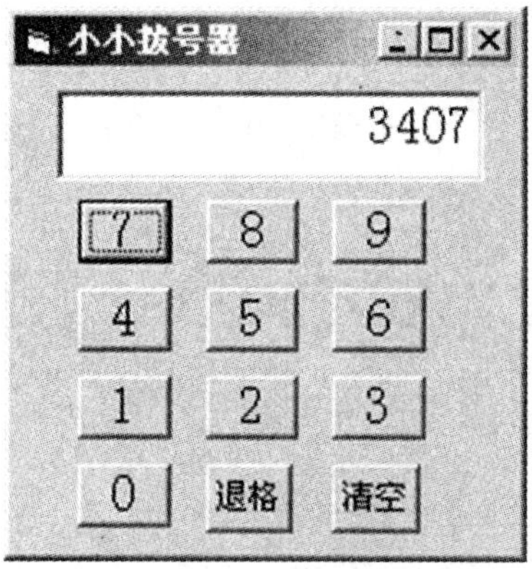

实验图3-4　第4题电话面板

操作提示：在窗体上添加"Command1"、"Command2"…"Command12"共 12 个按钮，然后分别设置对应"Caption"为"1"、"2"…"退格"、"清空"。最后再编写每个命令按钮对应的 Click 事件过程，如：

```
Private Sub Command1_Click ( )
   Text1.Text = Text1.Text + "1"
End Sub
```

对于"退格"键，可以用 Left 函数求得。关键是求出当前 Text1.Text 内字符串的长度。

5. 字号、按钮、随机数练习。如实验图 3-5 所示在文本框中输入一串字符串，对字号进行放大和缩小，缩放比例由随机函数产生。

操作目标：

（1）单击"放大"按钮，将文本框中的字符串放大（字体放大），放大的倍数大小通过随机函数产生（Rnd），范围在 1 ~ 3 倍之间，表达式为：Int（ Rnd *3 + 1）。

（2）单击"缩小"按钮，将文本框中的字符串缩小。

（3）在放大和缩小操作时，为了防止程序运行时错误（字体过大或过小），不应该连续进行放大或缩小操作。也就是对已执行放大或缩小操作后，命令按钮不可用。

（4）单击"还原"按钮，字体大小恢复成初始状态，"放大"、"缩小"按钮也改变成可操作状态。

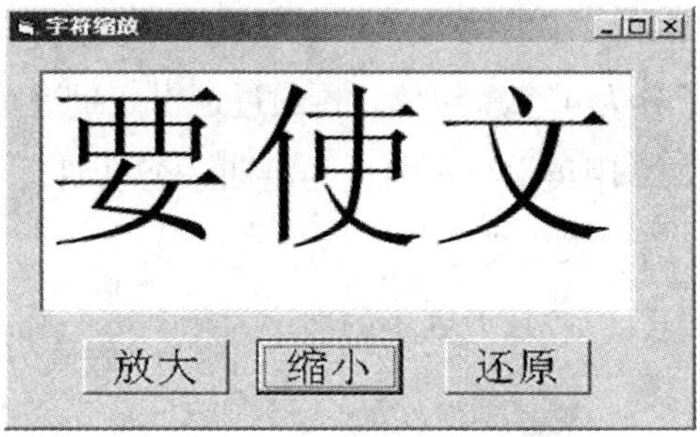

实验图3–5　第5题运行界面

6. 编一个华氏温度与摄氏温度转换程序，运行界面如实验图 3–6 所示。

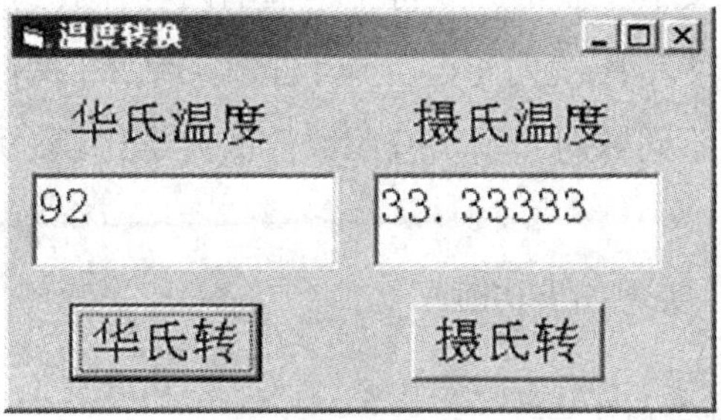

实验图3–6　第6题运行界面

操作提示：

要使用的转换公式是：

$F=\frac{9}{5}C+32$ ‘摄氏温度转换为华氏温度，F 为华氏温度

$C=\frac{5}{9}(F-32)$ ‘华氏温度转换为摄氏温度，C 为摄氏温度

7. 编写程序根据范围计算价钱，计算方法如下：在购买某物品时，若所花的钱 x 在下述范围内，所付钱 y 按对应折扣支付。

$$y=\begin{cases} x & x<1000 \\ 0.9x & 1000\leqslant x<2000 \\ 0.8x & 2000\leqslant x<3000 \\ 0.7x & x\geqslant 3000 \end{cases}$$

操作提示：用多分支实现，注意计算公式和条件表达式的正确写法。

8. 编写程序，计算某个学生奖学金的等级（假定只考虑一等奖），以 3 门功课成绩 m1、m2、m3 为评奖依据，奖学金一等奖评定标准为（满足下列条件之一者）：平均分大于 95 分者；有两门成绩是 100 分，且第三门功课成绩不低于 80 分者。

操作提示：

（1）求 3 门课的总分或平均分，必须先输入 3 门课程成绩（可通过文本框或 Inputbox（ ）函数），然后转换成数值型 m1、m2、m3，再计算总分和平均分。

（2）一等奖获得者实际有 4 种情况，造成逻辑表达式得书写为长句子，为了程序的可读性，应该将长句子分为 4 个短句子，再通过逻辑变量进行逻辑或算术运算得到。

9. 输入数字（1 ~ 7），用英文显示对应的星期一至星期天。

操作提示：用 Select 语句来实现。

10. 输入 x、y、z 3 个数，按从大到小的次序显示。

操作提示：

（1）x，y，z 3 个数的输入可以通过文本框 TextBox 或 InputBox（ ）函数实现。比较大小可通过 3 个单分支 If 语句,也可以通过一个单分支 If 语句和一个嵌套 If 语句实现。

（2）若 3 个数通过文本框获得必须将文本框的内容存放到数值型的变量中，否则直接通过 3 个文本框比较大小,有时将会得到不正确的结果(例如" 34" >" 234" >" 1234"的情况，即三个数位数不同数时，不是按照数值的大小比较，而是按照字符串从左到右的规则比较）。

11. 利用循环结构，实现如下功能：

（1）$S=\sum_{i=1}^{10}(i+1)(2i+1)$

（2）分别统计 1~100 中，满足 3 的倍数 .7 的倍数个数为多少个?

（3）对输入的任意字符串以反序显示。例如:输入“ABCDEFG”,显示“GFEDCBA”。

操作提示：只需用循环从输入的字符串中最后一位开始取字符并连接起来就可以实现反序。

12. 用单循环显示有规律图形，如实验图 3-7 所示。

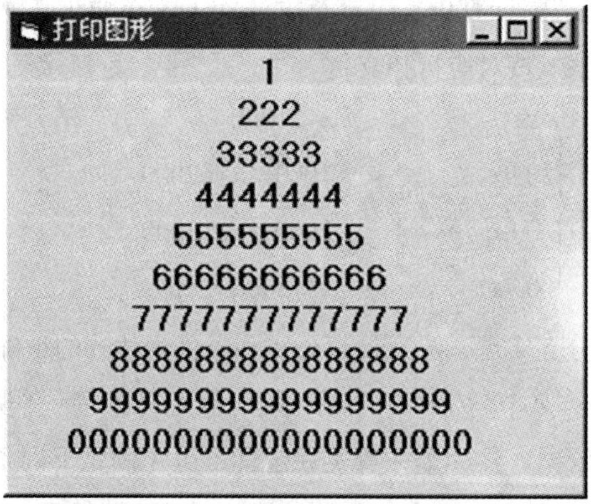

实验图3-7　第12题（显示有规律图形）

操作提示：

（1）循环体内显示用 String 函数来实现，找出循环控制变量与 Sting 函数内个数的关系，即 String（j，Trim（str（i）））。

（2）Trim（ ）去空格函数是去掉字符串两边的空格。因为将数值 I 转换成字符串的时候，系统会自动在数字前面加符号位，正数为空格，负数为“-”；而 String 函数只取字符串中的首字符，这里是空格，因此要利用 Trim 函数先去掉空格。

（3）为了使最后一行的 0 显示，若按照上面的通式，则最后一行显示的是 1，则要对公式进行修改，即 String（j，Right（str（i）））。

13. 编写一程序，显示所有的水仙花数。所谓水仙花数是指一个 3 位数，其各位数字立方和等于该数字本身。如实验图 3 -8 所示的数均是水仙花数。

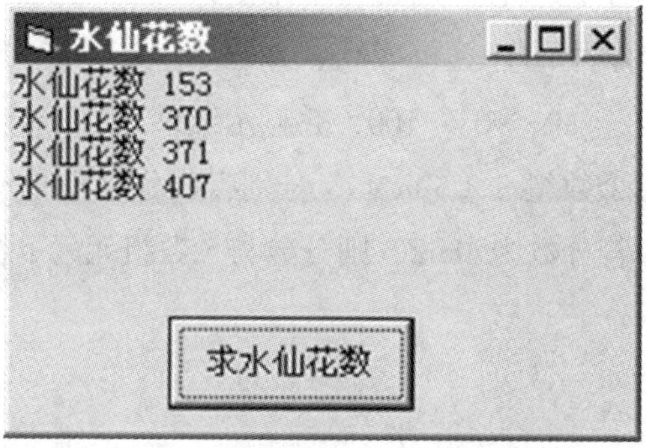

实验图3-8　第13题（显示水仙花数）

实验二　Visual Basic数组和过程

一、实验目的

1. 掌握数组的声明，数组元素的引用。
2. 掌握静态数组和动态数组的使用及其区别。
3. 掌握自定义函数过程和子过程的定义和调用方法。
4. 掌握变量、函数和过程的作用域。

二、实验内容

1. 如实验图 3 - 9 所示，随机产生 20 个 0 到 100 的整数，按每行 5 个元素输出。

操作提示：只需要定义一个含 20 个元素的数组，数组的赋值由随机函数产生。另外，要按每行 5 个元素输出，只需要判断产生的随机数个数 I 是否能被 5 整除，若刚好整除，则换行（Print）。

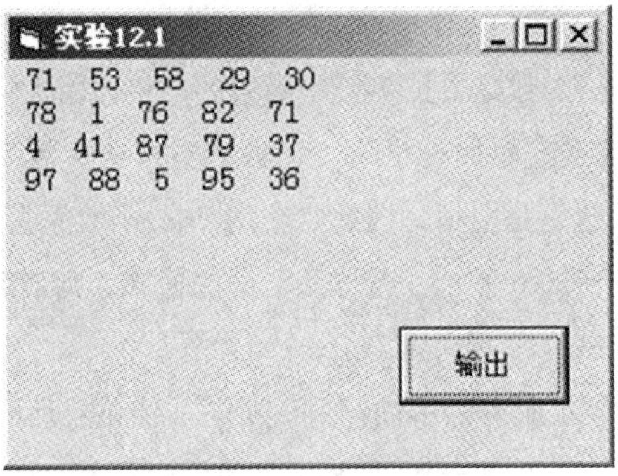

实验图3-9　第1题运行界面

2. 随机产生 20 个学生的计算机成绩，并显示。统计各分数段人数，即 0 ~ 59、60 ~ 69、70 ~ 79、80 ~ 89、90 ~ 100，并显示结果 。

操作提示：声明一个数组 S （5 to 9），分别存放分数段的人数，并且确定分数与 S 数组元素下标的关系，若分数为 Mark，则分数与 S 数组元素下标的关系为：

```
j = Mark \ 10
Select Case j
 Case 0 To 5
   S（5）= s（5）+ 1
 Case 9 To 10
   S（9）= s（9）+ 1
 Case 6 To 8
   S（j）= s（j）+ 1
End Select
```

3. 随机产生 15 个不重复的 A~Z（包括 A~Z）的大写字母，存放在字符数组中。

操作提示：

（1）要产生 A~Z 的字母，可通过调用函数 Chr（ ）.Int（ ）.Rnd（ ）及找出字母对应的 Ascii 码值的关系获得，即 c = Chr（Int（Rnd * 26 + 65））。

（2）要产生不重复的字母，每产生一个，在数组中查找已产生的字母，若找到，刚产生的字母作废，重新产生；若找不到，则产生的字母放入数组中，下标加 1 。

4. 在列表框中利用随机函数产生 20 个 50~100 范围内的随机数，并显示它们的最大值 . 最小值和平均值。

5. 某次比赛，共有 5 个评委打分。选手的最后得分由去掉一个最高分，去掉一个最低分后求平均分得到。编程实现计算选手的最后得分。

6.（选做题）编写一函数过程（IsH），对于已知正整数，判断该数是否是回文数，函数类型是布尔型。主调程序每输入一个数，调用 IsH 函数过程，然后在图形框显示对应的数，对于是回文数显示一个“★”。

操作提示：

（1）所谓回文数是指顺读和倒读数字相同，即最高位与最低位相同，次高位与次低位相同，依次类推。当只有 1 位数时，也认为是回文数。

（2）回文数的求法，只要对输入的数转换成字符串类型处理，利用 MID 函数从两边往中间比较，若不相同，则不是回文数。

7.（选做题）编写一个函数过程 FuncMin，求一维数组 a 中的最小值。主调程序随机产生 10 个 -300~-400 之间的整数，调用 FuncMin 函数过程，显示最小值。

实验三　Visual Basic常用控件和界面设计

一、实验目的

1. 掌握常用控件的重要属性 . 方法和事件。
2. 初步掌握创建基于图形用户界面应用程序的过程。
3. 学会使用通用对话框进行编程。
4. 掌握窗口菜单、弹出式菜单和实时菜单的设计方法。
5. 综合应该所学知识，编制具有可视化界面的应用程序。

二、实验内容

1. 设计一个运行界面如实验图 3 -10 所示。当用户在“操作选项”框架中选定操作后,文本框发生相应的变化,同时在“操作说明”框架中的标签上显示有关的操作说明。

操作提示：

（1）在文本框中移动光标和选定内容是通过设置 SelStart 和 SelLength 属性实现。

（2）文本框中的内容分行显示是因为插入了回车换行符 VbCrlf。

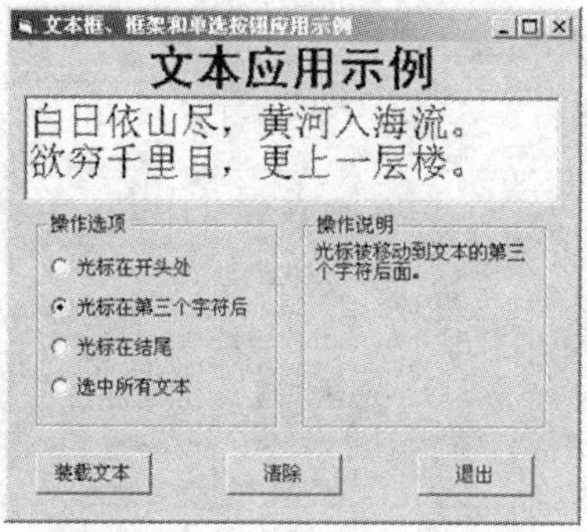

实验图3-10　第1题运行界面

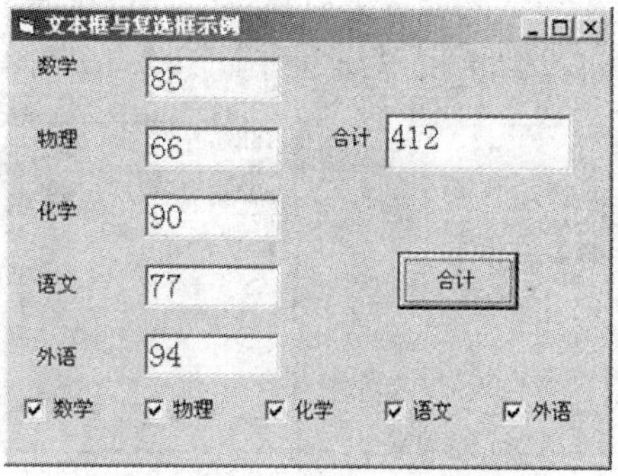

实验图3-11　第2题运行界面

2. 设计一个运行界面如实验图 3 –11 所示的成绩录入程序。要求利用文本框的 LostFocus 事件过程对输入的成绩进行合法性检查，如果录入的成绩介于 0~100 之间则可以继续输入，否则清除原数据，并要求重新输入。底部的 5 个复选框用来设置参加合计的课程成绩。

3. 设计一个运行界面如实验图 3 –12 所示的应用程序。当用户按下“OK”按钮后，在右边的文本框中显示所选择的信息。

操作提示：要在右边的文本框多行显示所选择的信息，必须设置 MultiLine 属性值为 True，同时，使用 VbCrlf 实现回车换行显示。

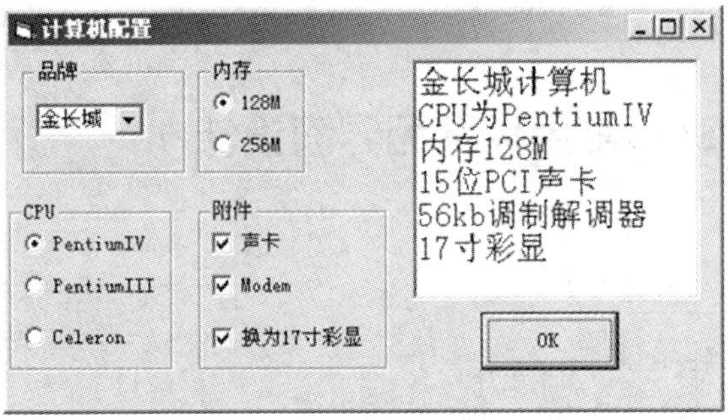

图3–12　第3题运行界面

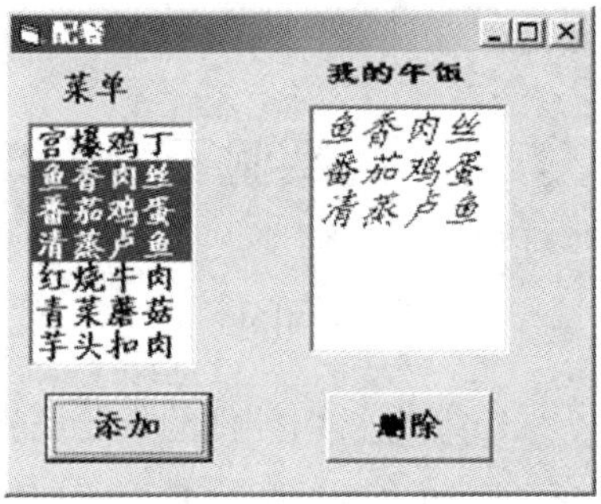

图3–13　第4题运行界面

4. 编写一个运行界面如实验图 4–13 所示的程序。用户能从“菜单”把选定的“菜”添加到“我的午饭”的列表框中（要求：“菜单”列表框支持多项选择）。“菜单”列表框要求支持多项选择，需要设计其 MultiSelect 属性应设为 1 或 2。

5. 设计一个运行界面如实验图 3 –14 所示的应用程序，其包含 2 个列表框，右边列表框中项目按字母顺序升序排列。当双击某个项目时,该项目从所在的列表框中删除，添加在另一个列表框中。

6. 编写运行界面如实验图 3 –15 所示的利息计算程序当通过滚动来改变本金、月份或年利率时，能立即计算出利息及利息 + 本金。

操作提示：利息 + 本金 = 本金 × ［1+（年利率 /100）×（月份数 /12）］

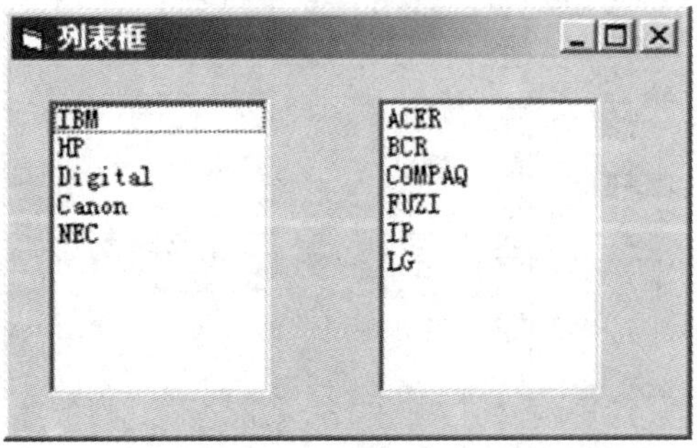

实验图3–14　第6题运行界面

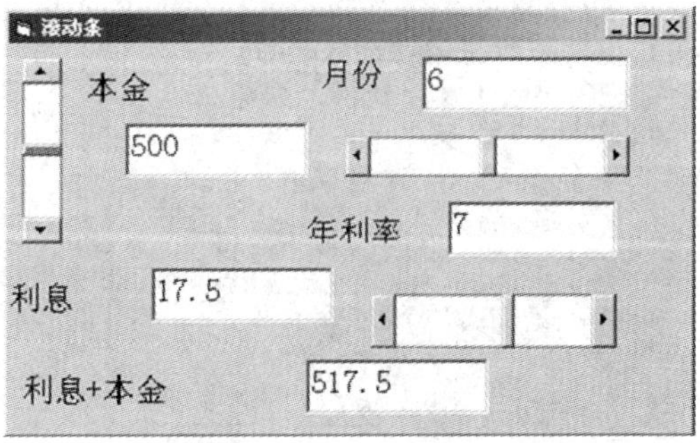

实验图3–15　第7题运行界面

实验四　Visual Basic数据库技术

一、实验目的

1. 掌握 Visual Basic 中数据库的使用方法。

2. 掌握数据库管理器的使用。

3. 掌握 Data 数据控件和 ADO 数据控件的使用。

4. 掌握数据库绑定控件的使用。

5. 使用代码操作数据库。

6. 掌握 SQL 的使用。

7. 掌握数据窗体向导的使用。

二、实验内容

1. 创建数据库 stud.mdb。

通过“Microsoft Access”和 VB6 中的“可视化数据库管理器”分别建立数据库 stud.mdb，其中有一个数据表 student，该数据表的结构见实验表 3 –2。

实验表3–2　student数据表

字段名	类型	长度
学号	String	7
班级	String	8
姓名	String	8
性别	String	2
年龄	Integer	
出生日期	Date/Time	
婚否	Boolean	
简历	备注	

在数据表中输入 3 条记录。

2. 使用控件的数据绑定技术显示、修改、添加 student 数据表中的数据。窗体界面如实验图 3–16 所示。

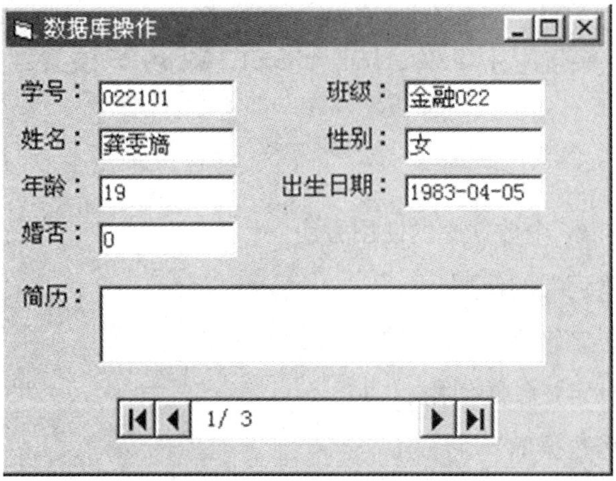

实验图3-16　第2题窗体界面

3. 利用数据库记录集的操作方法实现显示、修改、添加和删除记录的功能。程序界面如实验图 3-17 所示。

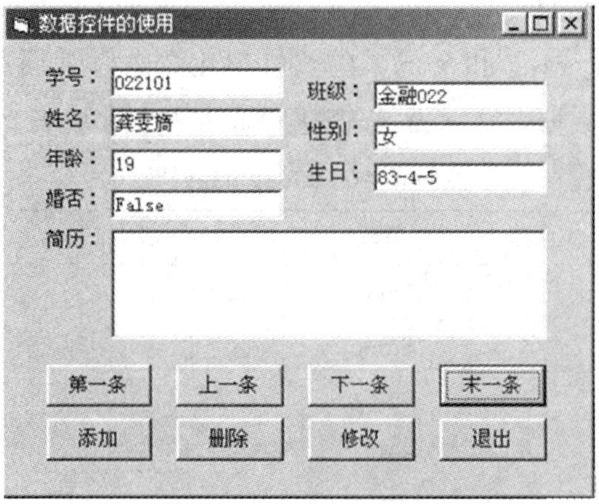

实验图3-17　第3题运行界面

4. 综合练习：建立“药房数据库”的药品信息管理程序，实现以下功能。

（1）编辑：增加、删除、修改记录。

（2）浏览：浏览药品信息表。

（3）查询：关键字为确定值的简单查询，关键字在一定范围的查询，并可作相应的数据统计。

（4）系统维护。

实验操作指导四　药房管理信息系统的开发

实验一　数据库设计

一、实验目标

1. 掌握根据系统分析的结果设计开发信息所需要的数据库。

2. 掌握使用 Microsoft Access 2000 创建和维护数据库。

3. 掌握建立表，修改表结构，建立索引，数据完整性描述。

二、实验内容

1. 使用 Microsoft Access 2000 创建和维护数据库。

2. 建立索引，数据完整性描述。

三、实验步骤

1. 数据库结构设计　药房管理系统的主要是管理药房药品的进出、库存，所以建立的数据库必须满足管理药品进出、库存的需要。设计如下面所示的数据项和数据结构。

（1）药品基本信息，包括的数据项有:药品编号、药品名称、通用名称、药品规格、药品单位、厂家代码、生产批号、备注等。

（2）厂家信息表，包括的数据项有：厂家编号、厂家名称、厂家地址、厂家电话、联系人、备注等。

（3）药品库存表，包括的数据项有：字段名称、药品编号、库存数量、生产批号、过期时间、数量预警、过期预警等。

（4）药品入库表，包括的数据项有：记录序号、药品编号、入库数量、入库时间、入库价格。

（5）药品出库表，包括的数据项有：记录序号、药品编号、出库数量、出库时间、出库价格。

（6）系统用户表，包括的数据项有：用户代号、用户姓名、用户密码、用户权限。

我们设计了名称为“药房数据库”的数据库。数据库由多个表格组成，每个表格表示在数据库中的一个表。

2. 数据库结构的实现 通过下面的步骤，读者可以根据前面数据库设计的结果，通过 Access 2000 来建立药房管理系统中所需要的数据库及其中的所有表。

（1）启动 Access 2000 后点击“文件”菜单后在选择下拉的“新建”子菜单，就可以出现选择对话框。选择“常用”-“新数据库”，然后“确定”，输入药房数据库文件名就可以。

（2）创建药房数据库文件后，开始建立各个表。包括建立药品信息表、厂商信息表、药品库存表、药品入库表、药品出库表、系统用户表，并且创建外部关键字和约束。

实验二 主界面及用户管理模块的创建

一、实验目标

1. 掌握系统开发主界面的主要方法和技巧。
2. 掌握菜单设计的方法技巧。
3. 理解系统用户管理模块的设计方法。

二、实验内容

1. 主界面状态栏的设计。
2. ADO 库和 ADODC 控件的使用。

三、实验步骤

首先创建工程项目——药房管理系统。启动 Visual Basic 后，单击“文件”-“新建工程菜单”，在过程模板中选择标准 EXE，Visual Basic 将自动产生一个 Form 窗体，属性都是缺省设置。单击“文件”-“保存工程菜单”，将这个项目命名为药房管理系统。

1. Visual Basic 设置 因为建立数据库采用的是 Access 2000，所以程序中将利用 ADO（Active Data Object）完成对数据的访问和操作，需要添加 ADO 库。同时为了让读者清楚如何使用 ADODC 控件，同时加入 ADODC 控件。

（1）选择 Visual Basic 的“工程”菜单中的“引用”，在对话框中选择“Microsoft Active Data Object 2.6 Library”。Visual Basic 提供了 ADO 的多个版本，选择其中的最高版本就可以。

（2）选择 Visual Basic 的“工程”菜单中的“部件”，在弹出的对话框中选择“Microsoft ADO Data Control 6.o（SP4）”。确定以后就可以在控件工具箱中出现 ADODC

控件供使用。

2. 创建公用模块　在项目资源管理器中为项目添加一个模块，通过下拉“工程”菜单，选择“添加模块”为VB工程添加了一个模块窗体。保存为文件“Module1.bas”。

模块代码如下：

```
Public g_DbPath As String ‘数据库存放路径
Public g_UserName As String ‘登陆系统用户名
Public g_UserPassWord As String ‘登陆用户对应密码
Public g_Userquanxuan As String ‘登陆用户对应权限
Public ConnectString As String ‘数据库连接字符串
```

3. 系统登陆界面　窗体对象属性如实验表4-1所示。

实验表4-1　窗体对象属性

对象	属性	设定值
Form	Name	frmLogin
	Caption	系统登陆
	MaxButton	False
Label	Name	Label1
	Caption	用户名：
Label	Name	Label2
	Caption	密码：
Label	Name	Label3
	Caption	药房管理信息系统
	Fontsize	二号

4. 系统主界面模块

（1）系统主界面　窗体对象属性如实验表4-2所示。

实验表4-2　窗体对象属性

对象	属性	设定值
Form	Name	frmMain
	Caption	药房管理系统
	MaxButton	False
StatusBar	Name	StatusBar
	panels	3
Label	Name	Label2
	Caption	密码：
Label	Name	Label3
	Caption	药房管理信息系统
	Fontsize	二号

（2）创建主窗体的菜单 使用菜单编辑器，创建如实验图 4–1 所示的菜单结构。

```
系统管理（A）
....用户管理
....数据库管理
....退出系统
供应商基本信息（G）
....厂商基本信息管理
药房管理（Y）
....药品信息管理
....药品入库
....药品出库
....药品盘点
信息查询（Q）
....入库查询
....出库查询
....库存查询
预警信息（J）
....库存预警
....过期预警
帮助（H）
....关于
```

实验图4–1 主窗体的菜单结构

5. 系统用户表模块 添加 frm 系统用户表窗体主要是管理使用系统的用户和相应的权限。只有系统管理员才可以使用该窗体，系统管理员可以在这里添加、删除和修改用户。通过 ADODC 控件的按钮可以实现用户记录前后滚动浏览。

实验三 厂家、药品基本消息和入库出库模块的创建

一、实验目标

1. 掌握厂家基本信息表和药品基本信息模块的创建。
2. 掌握药品入库、出库管理模块的创建方法和技巧。

二、实验内容

1. Ado 库 Connection 对象和 Recordset 对象的使用。
2. 日期时间类型数据的正确输入。

三、实验步骤

1. 创建厂家基本信息表模块，窗体对象属性如实验表 4–3 所示。

实验表4–3 窗体对象属性

对象	属性	设定值
Form	Name	frm厂家信息表

续表

对象	属性	设定值
	Caption	厂家信息表
	MaxButton	False
Label	Name	lblLabels
	Caption	厂家编号:
	index	0
Label	Name	lblLabels
	Caption	厂家名称:
	index	1
Label	Name	lblLabels
	Caption	厂家电话:
	index	2
Label	Name	lblLabels
	Caption	联系人:
	index	3
Label	Name	lblLabels
	Caption	备注:
	index	4
Textbox	Name	txtFields
	index	0
Textbox	Name	txtFields
	index	1
Textbox	Name	txtFields
	index	2
Textbox	Name	txtFields
	index	3
Textbox	Name	txtFields
	index	4
Textbox	Name	4
	index	5
CommandButton	Name	cmdAdd
	Caption	添加（&A）
CommandButton	Name	cmdDelete
	Caption	删除（&D）
CommandButton	Name	cmdRefresh
	Caption	刷新（&R）
CommandButton	Name	cmdUpdate
	Caption	更新（&U）
CommandButton	Name	cmdClose
	Caption	关闭（&C）
Adodc	Name	Adodc1

2. 创建药品基本信息表模块。

3. 创建药品入库表模块。

4. 创建药品出库表模块。

实验四 药品入库和出库查询模块的创建

一、实验目标

1. 掌握药品入库查询模块筹建方法。
2. 掌握药品出库查询模块筹建方法。

二、实验内容

1. DATAGRID 控件的数据格式化输出。
2. SQL 查询语句的使用。

三、实验步骤

1. 创建药品入库查询表。
2. 创建药品出库查询表。

程序代码如下：

```
Option Explicit '用于传递查询块
Public sQSql As String


Private Sub cboMonth_Click (Index As Integer)
If cboMonth (0)<> "" And cboMonth (1)<> "" Then
   If CInt (cboYear (0))= CInt (cboYear (1))Then
   Select Case Index
        Case 0
            If CInt (cboMonth (Index))> CInt (cboMonth (1))Then
                cboMonth (Index)= cboMonth (1)
            End If
        Case 1
            If CInt (cboMonth (Index))< CInt (cboMonth (0))Then
                cboMonth (Index)= cboMonth (0)
            End If
     End Select
   End If
End If
End Sub
```

```
Private Sub cboYear_Click（Index As Integer）
If cboYear（0）<> “” And cboYear（1）<> “” Then
Select Case Index
    Case 0
        If CInt（cboYear（Index））> CInt（cboYear（1））Then
            cboYear（Index）= cboYear（1）
        End If
    Case 1
        If CInt（cboYear（Index））< CInt（cboYear（1））Then
            cboYear（Index）= cboYear（0）
        End If
  End Select
  Call cboMonth_Click（Index）
  End If
End Sub

Private Sub chkItem_Click（Index As Integer）
  If Index = 2 Then
      cboYear（0）.SetFocus
  Else
      txtItem（Index）.SetFocus
  End If
End Sub

Private Sub cmdOK_Click（）
  Dim dBeginDate As String
  Dim dEndDateTemp As Date
  Dim dEndDate As String
  Dim HeadSQL As String
  If chkItem（0）.Value = vbChecked Then
      sQSql = “ 药品基本信息表 . 药品名称 = ’” & Trim（txtItem（0）& “ ”）& “’”
  End If
  If chkItem（1）.Value = vbChecked Then
```

```
        If Trim ( sQSql & " " ) = "" Then
            sQSql = " 药品出库表 . 药品规格 ='" & Trim ( txtItem ( 1 ) & " " ) & "'"
        Else
            sQSql = sQSql & " and 药品出库表 . 药品规格 ='" & Trim ( txtItem ( 1 ) & "
            " ) & "'"
         End If
        End If

        If chkItem ( 2 ) .Value = vbChecked Then
    dBeginDate = Format ( CDate ( cboYear ( 0 ) & "-" & cboMonth ( 0 ) & "-1" ),
"yyyy-mm-dd" )
    dEndDateTemp = DateAdd ( "d", -1, DateAdd ( "m", 1, DateSerial ( CInt ( cboYear
( 1 )), CInt ( cboMonth ( 1 )), 1 )))
    dEndDate = Format ( dEndDateTemp, "yyyy-mm-dd" )

    If Trim ( sQSql & " " ) = "" Then
        sQSql = " 药品出库表 . 出库时间 >=#" & dBeginDate & "# and 药品出库表 . 出
库时间 <=#" & dEndDate & "#"
    Else
        sQSql = sQSql & " and( 药品出库表 . 出库时间 >=#" & dBeginDate & "# and 药
品出库表 . 出库时间 <=#" & dEndDate & "# )"
    End If

End If

If Trim ( sQSql ) = "" Then
    MsgBox "请设置查询条件! ", vbOKOnly + vbExclamation, "警告"
    Exit Sub
Else
    If flagIedit Then
        Unload frmMaterIn
    End If
    HeadSQL = "select 药品基本信息表 . 药品编号, 药品基本信息表 . 药品名称, 药
```

品基本信息表．药品规格，药品基本信息表．药品单位，药品基本信息表．生产批号，"

HeadSQL = HeadSQL & "药品出库表．出库数量，药品出库表．出库价格，药品出库表．出库时间，药品出库表．备注 from 药品出库表，药品基本信息表 where"

frmMaterIn.txtSQL = HeadSQL & sQSql & " and 药品出库表．药品编号 = 药品基本信息表．药品编号"

frmMaterIn.Show

frmMaterIn.lblTitle.Caption = "出 库 药 品 信 息 列 表"

frmMaterIn.Caption = "出库药品信息列表"

End If

Me.Hide

End Sub